看護・保健系調査方法論

看護・保健系調査方法論（'25）

©2025　戸ヶ里泰典・米倉佑貴

装丁デザイン：牧野剛士
本文デザイン：畑中　猛

o-35

まえがき

　本書は放送大学大学院に入学し看護・保健系の分野で実施する研究の
うち，実験研究ではなく調査研究に焦点を合わせて修士論文を作成する
初学者に向けて執筆された書である。看護・保健系の諸学問分野が目指
す研究成果を得るために最低限必要な方法論的知識を，疫学および社会
調査方法論の双方の視点から整理した。「看護・保健系」とは，看護学
のほか，理学療法学，作業療法学，言語聴覚学などのリハビリテーショ
ン領域，管理栄養学，歯科衛生学，学校保健学，保健体育学，など人の
健康・保健を扱う研究分野を念頭に置いている。もちろん介護や保育な
ど隣接分野・他領域，他学で研究をすすめていく予定の方でも手に取り
参考としていただければ幸いである。

　看護・保健系の学問的系譜は，主に医学系・生命科学系の学域の中に
派生した分野・領域とみてよいだろう。医学系・生命科学系の主たる研
究手法は，厳密な要因統制のもとで実施される実験・試験であり，当初
の看護・保健系領域における研究も同様であった。しかし看護・保健系
は急速に学問領域としての発展を見せ，次に挙げるいくつかの理由から
医学系・生命科学系が指向する実験的方法論に加えて社会科学の理論と
方法論を吸収して展開している。

　特に，1980年代から90年代にかけ，学問・実践の両面で，健康の見
方・考え方はパラダイムシフトを迎えた。それまでに絶対的とされた，
客観的健康，生物・医学的な見地や，病因論（Pathogenesis）的な見地
は，あくまでも一つの見方なのであって，必ずしも実験的方法論のみで
は十分に明らかにならない主観的健康，心理社会的な見地，健康生成論
（Salutogenesis）的な見地もまた必要ということが明らかになってきた。
そこでこの観点の新たな知見が次々と報告されるようになった。

　また，看護学は対象を全人的に把握する必要性を主張してきた学問分
野である。したがって，人間の行動や意識・能力を扱うにあたり，生
物・医学的なアプローチだけでなく，心理学，社会学，教育学，経済学

などの社会科学系の方法論，特に社会調査方法論を取り込む必要性に迫られてきた。このことは，リハビリテーションをはじめとする看護・保健系を構成する各分野でも特に2000年代以降は同様の傾向がみられるようになった。

　他方，医学がそうであるように，看護・保健系の各分野も，市民・クライアント・患者など実践の対象に存在する問題の解決志向性が強い。問題解決にあたっては問題の原因とともにその因果関係を明らかにし，原因を操作していくことが必要となる。ミクロからメゾ—マクロの視点で原因・結果をとらえ，生理学的な研究のみならず行動変容やエンパワメントを志向する研究も多く行われるようになってきた。

　人を対象とした研究における因果関係の明確化という作業は，医学系では疫学（epidemiology）という領域で方法論的に確立されてきた。COVID−19の流行でエピデミックという用語をご存じの方が多いかもしれないが，エピデミックとはある地域の人々に何らかの疾患あるいは事態が流行した状態を指す。疫学は文字通りエピデミックの学問であり，人間集団における疾患や現象の発生分布を観察しその原因を解明し，解決法を志向する。したがって疫学は統計学を道具としつつ，様々な条件の統制を図る研究デザインの元で，生命・健康に関わる因果関係を正確に検証する方法論として医学研究において活用され，看護・保健系各分野の基礎教育においても必修の知識となっている。

　こうして看護・保健系の各分野では，問題・事象の原因と結果にかかる因果関係の明確化の観点で疫学の重要性も強調され，社会科学的な理論や方法論も強調されるという傾向にある。その特徴としていえることは，原因と結果の両者の関係だけでなく，その間のプロセス・メカニズムに関心を寄せる点にあるといえる。看護・保健系の実践において全人的にかかわるということは，治療によって問題の原因やその背景要因を排除するのみではなく，多様な要因から複雑なメカニズムを経て結果に至る経路全体を把握し，プロセスに働きかける。さらに，問題を排除するだけではなく，環境への適応を促すかかわりを持つことが期待される。

どのようなメカニズムで，どのようなプロセスをたどって，諸要因から結果に至っているのかを描き出すように明らかにしていく研究は，必ずしも問題解決のため厳密・緻密に因果に迫る疫学方法論のみでは成立できない。社会科学における課題発見の志向に基づく丹念で柔軟に研究対象に接近する方法なくしては成立しえないだろう。

本書では以上の観点で，看護・保健系における調査研究法のエッセンスを整理・解説したものである。執筆にあたっては，疫学，看護学，社会学と，バックグラウンドは多岐に渡りつつも看護・保健系の調査研究に深く関わってきた方々にご協力を賜ることができた。15章という紙幅の制限上，多くの解説は概要にとどまり，十分に説明することができていない。本書はあくまでもテキストとして研究の入り口で手に取る書であり，さらに深く研究を進めていくためには，各章の最後に文献情報を示しているので，方法論に関する専門書に次々とあたっていくことをお勧めする。

本書が看護・保健系をはじめとする研究初学者の研究実施に大きく役立ち，より優れた研究成果がより多く社会に還元されていくことを心より願ってやまない。

2025年3月
戸ヶ里　泰典

目次

まえがき　戸ヶ里泰典　3

1 | 看護・保健系領域における調査研究
| 戸ヶ里泰典　10

1. 調査と研究　10
2. リサーチクエスチョンと研究目的の立て方　18
3. 調査研究のプロセスと本授業の学び方　30

2 | 看護・保健系調査研究の倫理　| 大北全俊　36

1. 研究倫理の概説　36
2. 人を対象とする研究に求められる倫理　38
3. 倫理的に適切な研究を実施するための8原則　43
4. 公正で責任ある研究の遂行について　52
5. まとめ　56

3 | 文献レビューの方法　| 米倉佑貴　59

1. はじめに　59
2. 文献検討の概要　60
3. 文献検討の進め方　63
4. まとめ　74

4 | 看護・保健系調査研究のデザインと計画
| 戸ヶ里泰典　77

1. 調査研究のデザイン　77
2. サンプリングとバイアス　85
3. 研究計画書の作り方　91

5 | 調査研究におけるデータとは | 戸ヶ里泰典 95

1．研究とデータ　95
2．尺度水準と調査票作成　96
3．多項目尺度　103
4．自記式質問紙票作成上の注意点　108
5．質的研究におけるデータ　113

6 | 実査の方法 | 米倉佑貴, 戸ヶ里泰典 115

1．質問紙によるデータ収集　115
2．質問紙調査の実施とデータ収集　120
3．データ分析の準備　123
4．面接による調査法　127
5．面接調査の実施とトランスクリプション　132

7 | 統計解析法の基礎 | 戸ヶ里泰典 143

1．統計解析の基礎　143
2．検定の基礎と応用　148
3．サンプルサイズと検定力　160
4．推定と多変量解析　166

8 | 統計ソフトの活用と応用統計 | 米倉佑貴 171

1．統計ソフトとは　171
2．統計ソフトの使い方　174

9 | 看護・保健系領域における質的研究
山崎浩司　198

1．質的研究（法）の選択　198
2．質的研究の展開　200
3．質的データの収集　201
4．質的データの分析　206
5．分析結果のまとめ方・表し方　210
6．質的研究の質　211

10 | 質的研究法(1)　修正版グラウンデッド・セオリー・アプローチ
山崎浩司　216

1．質的研究方法論としてのM-GTA　216
2．M-GTAの基本特性　217
3．M-GTAの分析手続き　219
4．M-GTAによる研究の促進と発展　228

11 | 質的研究法(2)　エスノメソドロジー・会話分析・ワークの研究
海老田大五朗　233

1．はじめに　233
2．観察と記述　234
3．社会学者ガーフィンケル　237
4．看護・保健医療領域における
　　エスノメソドロジー・会話分析の成果　239
5．エスノメソドロジー・会話分析研究の手順　245
6．看護学や保健学，あるいは臨床実践への貢献　250
7．まとめにかえて：エスノメソドロジー・会話分析を学ぶ人
　　のために　253

目次 | **9**

12 | 混合研究法 | 亀井智子 258

1. 混合研究法とはどのような研究方法か 258
2. 混合研究法とは 261
3. 混合研究法のすすめ方 263
4. まとめ―看護・保健研究に混合研究法を活用するために

273

13 | 看護・保健系領域における介入研究
| 米倉佑貴 277

1. 介入研究，プログラム評価研究 277
2. 介入研究のデザイン 278
3. プログラム評価研究の進め方 288
4. まとめ 294

14 | 既存データによる研究法 | 米倉佑貴 297

1. はじめに 297
2. 既存データの研究での利用方法 298
3. 保健医療系の研究で使用できる既存データ 299
4. システマティックレビュー，メタアナリシスの実施 303
5. 二次分析研究の進め方 308
6. おわりに 309

15 | 研究成果の公表と共有 | 戸ヶ里泰典 312

1. 学術論文の基礎 312
2. 論文執筆における基本的技術 314
3. 論文各部の内容 321
4. 学会 329
5. 論文投稿 332

索引 344

1 | 看護・保健系領域における調査研究

戸ヶ里　泰典

≪**学習のポイント**≫　本科目での学び方について解説をする。特に，「研究とは何か」を改めておさえた上で，保健・医療・福祉分野での調査研究について，その位置づけや方法論，流れについて概説をする。リサーチクエスチョン，研究課題へと具体化させる過程についても紹介する。
≪**キーワード**≫　調査，研究，リサーチクエスチョン

----

1. 調査と研究

（1）学問と科学

「学問」は古来より日本語にある用語で，「学文」とも記載されることもあり，漢学や仏典にはじまり，漢詩，和歌といった文芸を学び身に着ける意味で用いられていた。江戸時代に学問所といえば朱子学を学ぶ教育機関であった。しかし明治維新後，福澤諭吉は『学問のすゝめ』（青空文庫）の中で，「学問とは，ただむずかしき字を知り，解し難き古文を読み，和歌を楽しみ，詩を作るなど，世上に実のなき文学をいうにあらず。（中略）されば今，かかる実なき学問はまず次にし，もっぱら勤むべきは人間普通日用に近き実学なり」と述べた。実学とは，生活や社会に直接役に立つ学問という意味で，江戸時代中頃から朱子学を批判する学者の間で用いられるようになった用語である。福澤はこれを当時欧米で発展していた実証主義・実証科学の考え方と結びつけたともいえる。以降，現代にいたるまで学問の意味の中には科学を含めるようになっていった。

したがって，私たちが大学院において学問と呼ぶ場合は，科学の意味が含まれている。学問分野，という場合は，科学の分野，という意味と

ほぼ同義である。ではその科学とは何であろうか。

（２）科学・研究・エビデンス

　科学（science）は，もともとは自然現象を解明し理解し，知識の体系化を目指す営みとして近世にかけてヨーロッパを中心に発展してきた。英語"science"の語源はラテン語で知識を意味する"scientia"と言われている。近代に入り，フランス革命をはじめ，社会制度が既存の体制から次々変革していく中，人間の行動や社会現象もその対象に組み込んだ社会科学という領域が生じるようになった。さらに，研究（research）というプロセスを経て知識が発見され，自然科学や社会科学は，研究を通じて発見した知識をその体系の中に組み込んで発展していくことになる。

　研究とは，臨床実践や生活者としての実践経験の中で生じた問題について，様々な文献を探して解決するもの，と考える初学者が多いかもしれない。しかしこれは，いわば自己の「研鑽」の拡大解釈と言っても良いだろう。研鑽は自身の知識を補い増やすことを意味する。他方，研究は，自身のみならず社会全体あるいは人類全体が有している知識を拡大させること，とも整理できるだろう。当然大学における研究とは後者の立場である。したがって，一般的な意味と学問・学術の世界における意味と分けて定義を整理する必要がある。学問・学術の世界における研究とは，「問いに答えたり，あるいは問題を解決するために学問的な方法を用いる系統的な探究」[1]を指す。

　看護・保健系の学問領域はその元となっている医学も含めて，学術研究の上で成り立っている。しかし古くは伝統や習慣，経験や直観に基づいて実践されてきた。つまり，効率的かつ患者の負担を少なくケアをし，患者のわずかな変化や異常を発見する技術は，時間をかけ経験を積むことで身につく技として理解されてきた。しかし，慢性疾患の増加など疾病構造が多様化し，また病院内だけでなく病院外においても看護・保健系の実践が行われるようになった昨今では，急速に高度化する治療を補助し，事故や感染症・褥瘡発生などの予防，セルフケアや健康習慣

の獲得などにつながる健康教育・ヘルスプロモーションも役割として含められてきた。こうした多様で高度な知識の獲得は，習慣や経験だけでは追いつかない。誰でも身につけることができる研究による専門的知識が必要である。こうした知識のことを科学的根拠(エビデンス)と呼び，科学的根拠に基づいて実践することが期待されている。つまり，（科学的）根拠に基づく医学（Evidence Based Medicine；EBM），保健活動（Evidence Based Health Care；EBHC），看護実践（Evidence Based Nursing）が重要視されている（表1−1）。

　看護・保健系の学問分野，ひいてはその元ともいえる医学は，自然科学と社会科学の両者が含まれる分野であるといえる。例えば，看護行為が人の神経生理学的機能に及ぼす影響を検討する場合は，自然科学的な研究により知見を得るが，患者の能力や行動の背景や実態を明らかにする場合は，社会科学的な研究が進められることが多いだろう。

（3）科学の方法としての調査

　研究を進める方法には古くから観察と実験の二つが言われている。これについて，フランスの生理学者クロード・ベルナール（Claude Bernard, 1813-1878）の一酸化炭素（CO）中毒に関する実験研究を踏まえてみていこう。実験内容を Box1-1 に示した。

表1-1　エビデンス・レベル

	レベル	内容
高い レベル	I	システマティックレビュー／メタアナリシス
	II	一つ以上のランダム化比較試験
	III	非ランダム化比較試験
低い レベル	IV	分析疫学的研究
	V	記述的研究（症例報告や症例集積）
	VI	個人データに基づかない，専門委員会や専門家個人の意見

米国医療政策研究局（Agency for Health Care Policy and Research）に基づき著者作成

ここでは，大きく4つの段階を踏んでいる。(1)CO中毒になると，あらゆる動物において，血液が緋赤色となるという事実を把握した。(2)観察で得られた事実の原因を含めた仮説を構築した。最初の仮説は組織に

Box1-1　クロード・ベルナールの一酸化炭素中毒に関する実験研究（1856年）

① 　一酸化炭素（CO）中毒の病理を明らかにする目的で，イヌに一酸化炭素を吸わせて死亡後に解剖を行い静脈血が動脈血と同様に緋赤色であることを発見した。ウサギ，トリ，カエルでも同様であった。つまり一酸化炭素は，血液を緋赤色にすることがわかった。

② 　なぜ血液が緋赤色になるのかを考えたところ，静脈血においても動脈同様に酸素が含まれているからではないか，と推論した。つまり，組織において酸素と二酸化炭素の交換ができないことが原因になるのではないかという仮説を立てた。

③ 　CO中毒者の静脈血に酸素が含まれるかどうかを調べることを目的とした。ここに水素を通したところ，通常の動脈血では酸素が移動するが，CO中毒者の静脈血では酸素の移動が認められなかった。つまり仮説は支持されなかった。

④ 　CO中毒者の動脈血について調べたところ，こちらも酸素の移動が認められなかった。

⑤ 　静脈血に酸素が含まれるという仮説を見直す必要が出た。そこで，一酸化炭素が酸素に置き換わり血液中の酸素を追い出したのではないかという仮説を立てた。

⑥ 　この仮説を検証するために，健康体の動脈血を一酸化炭素を含んだ試験管に封入し，外気と遮断した上で震盪したところ，血液中の酸素が一酸化炭素と置き換わることがわかった。

⑦ 　動脈血中の物質（ヘモグロビン）は酸素よりも一酸化炭素と容易に結合することがわかり，CO中毒では，酸素の供給が止まるために，生体に死がもたらされることが明らかになった。

　　澤瀉久敬『医学概論：第一部　科学について』誠信書房：東京，2016より

おける酸素と二酸化炭素の置換が阻害されるというものであった。(3)仮説の内容が正しいかどうかを条件を統制した下で確かめる作業を行った。最初の組織における酸素交換の阻害にかかる仮説は否定されたが，次に挙げた血液中の酸素が一酸化炭素と入れ替わったという仮説が支持される結果となった。(4)その仮説は実証され，学説となった。この(1)が観察のプロセスであり，(3)が実験のプロセスとなる。なお，観察に基づいて得た知見を踏まえて仮説を構築しそれを検証する，という研究の流れは経験科学，または，実証研究と呼ばれる研究の立場である。実証研究についてはこの後の節で解説する。

　クロード・ベルナールの研究における観察は，動物を CO 中毒にするといういわゆる動物実験を通じて発見された作業で，動物研究倫理上現代ではこのままの実施は難しい可能性はある。しかし，医学をはじめ看護・保健系の研究における観察のプロセスの多くは，対象になんら介入せずに自然の状態のままを観察することが多い。こうした観察を目的とした研究を観察研究という。

　実験は主として，対象に対して治療法や予防法，行動変容，習慣化，知識の供与など「介入」を与えその効果を検証する目的で実施される。対象が何らかの介入を受ける研究を実験研究または介入研究と呼ぶ。さらに実験室など様々な要因を統制した環境を人為的に作成し，純粋に介入と効果の関係を見る場合は狭義の実験研究と呼び，薬剤や治療法の効果など，人を対象に，病棟や家庭など生活をしている対象に対して介入の効果を見る場合は臨床試験（clinical trial）と呼ばれることもある。

　観察の方法として機器や装置を用いて測定する方法もあり，特に人為的に条件を創り出した環境下で測定を行う場合は実験的測定とも呼ばれる。もう一つの方法が調査である。調査とは「人間や社会集団，あるいは人々の意識や行動，さらには生活習慣とか社会規範といった社会や文化的事象を対象とし，それを客観的・科学的に把握するための取り組みであり，方法である」[2]。調査を通じて対象における心理的，社会的，文化的な人々の生活や営みを客観的に科学的に測定するためには，調査方法論を修めることが必要である。

（4）方法論と認識論

　看護・保健系研究を進めるうえで参照する調査方法論として，社会調査方法論，疫学の両者がある。両者は科学的な方法を志向し，研究デザイン，プロセス，データ収集方法についてはかなり類似している部分もある。異なる点は大きく2点あるだろう。疫学調査は，疾患の原因と疾患の発生の因果関係を明らかにするという大きな目的であるのに対して，社会調査は社会現象を対象とし，その解明を目的としており，必ずしも因果関係の検証を目的としない点であろう。もう1点が，疫学調査は主に量的研究・量的調査と呼ばれる実証科学・経験科学の立場からの研究が中心である。また，生命・生存にかかわる知見を導く研究であるからバイアス（偏り），交絡など，結果を攪乱する要因の除去にきわめて厳密に対処する手続きを備えた方法論となっている。その一方で，社会調査は哲学的に（存在論・認識論的に）きわめて柔軟かつ幅広く，経験科学的な量的な研究のみならず，質的な研究もその方法論の中に含まれている点である。

　ここで，実証科学・経験科学と存在論・認識論について抑えておくこととする。実証科学の基礎になっている哲学的立場は実証主義（positivism）である。実証主義は，19世紀のオーギュスト・コント（Auguste Conte, 1798-1857）により確立した。コントはフランスの哲学者で，フランス革命直後に生まれ，その後のウィーン体制や1848年の二月革命など，彼の生きた時代は激動の時代であった。その中で社会秩序を立て直すことが求められており，その要求に応じて実証主義という考え方は生まれたといわれている[3]。また，社会現象を科学の対象として組み込むことを提案し，社会学（sociology）という用語も彼により初めて提唱された。

　実証主義の立場の前提には，客観的実在がある。客観的実在とは，私たちが知っていようがいまいが，自然界や社会の中に真実が独立して存在していることを意味している。この立場では，客観性を重んじ，バイアスを排して，綿密な思考や観察，経験の記述を通じて，真実に到達できるとする立場である。この立場での研究は実証研究，実証科学と呼ば

れている。実証主義的立場での研究は，物理学，化学，生物学をはじめ，医学や社会学も巻き込み強力な科学研究の立場として現在に至っている。看護・保健系の学問領域でもこのアプローチでの研究が多い。先に挙げたクロード・ベルナールの研究は，この実証主義的立場での実証研究である。実証研究は，測定可能性，客観性，再現性，標準化が重んじられ，再現性の高い研究手続きの下で得られた知見が受け入れられることになる。また，実証研究は経験的事実・証拠に基づいて解明されていくことから経験科学とも呼ばれる。

その一方で，現実は社会的に構築されており，ある事象は唯一の真実ではなく，人々の解釈に基づいて多様に存在しうると考える立場がある。これは構築主義，または解釈主義と呼ばれている[4,5]。構築主義の考え方では，自然科学的な実証研究では人間社会を理解することができないとされ，人間の社会的行動の主体的な意味を把握する手法が重視される[5]。実証研究では対象を客観的に把握するためにバイアスを排除した研究デザインを構築し，推測統計を用いることが多いが，構築主義的な立場ではそもそも客観的，中立的に検討することは不可能と考える。つまり，研究者は自身が置かれた文脈により主観的に見ることしかできないため，研究者と研究対象者の関係性に左右される。研究者と研究対象者は同じ世界にあり相互に影響を及ぼしていること，つまり，研究者や研究実施自体が対象者に何らかの影響を与えている一方で，研究者も研究を通じて見方や考え方が変化しうることに留意しながら研究を進めていく必要がある。実証主義のもとの研究では，因果関係を明らかにしていくことに目的をおくが，構築主義の元での研究は，「社会で営まれる行為の主観的な意味の探究」に目的をおくことになる。

この真実や現実のありかについて，客観的に実在しうると考えるか，客観的には実在し得ないと考えるか，に関する哲学領域を存在論（ontology）と呼ぶ。また，真実や現実をどのようにして獲得できるか，に関する哲学領域を認識論（epistemology）と呼ぶ。看護・保健系の研究の場合は，おおむね実証主義の立場と構築主義（constructivism）または解釈主義（interpretism）の立場とがあり，存在論と密接に関係して

いる。

20世紀の半ば頃までは実証主義の立場からの研究が中心であった。自然科学における知識は，実証研究の積み重ねにより蓄積され体系化されていったといっても過言ではない。社会科学においても同様であったが，人間社会や社会的行動を実証主義的に把握することに対して異論が唱えられるようになってきた。こうした態度や行動は文脈により左右される部分が大きいが，実証主義的な研究者は，これを様々な方法で統制して真の関連性を明らかにすることができると考える。他方，実証研究の俎上に載せた場合に，こうした複雑な要因を十分には統制することができないのではないか，という疑いが生じてきた。こうしてこの30年の間に，構築主義または解釈主義という実証主義とは異なる新たな認識論の下での研究の重要性を感じる研究者が急増してきた。

実証主義的な研究で採用される研究は量的研究と呼ばれる，数値データを扱い，推測統計学的方法でサンプルから母集団を推定する研究がなされる。他方，構築主義的な研究では，質的研究と呼ばれる，計量し得ない，人々が発する言葉や観察されたストーリーを扱い，そこから意味を解釈し捉えていく研究がなされる。これらは，リサーチクエスチョン（研究上の問い）と研究の目的に基づいて選択をすることになる。何に関心を持ち，何を明らかにしたいのか，が重要である。例えば，数学が苦手であるとか，文字を追いかけていくのが苦手であるとか，研究者側の都合で方法論を選択していくことはあってはならない。

近年では，実証主義でもなく構築主義でもないプラグマティズム（pragmatism：実用主義）という考え方を支持する研究者が増えてきている。プラグマティズムは，現実は自然的物理的な存在だけでなく，心理社会的な実在としても存在するという考え方に立脚する。知識は構築されたものであると同時に私たちの経験にも根ざすものとされる。知識は生み出されるものと考え，その前提には，様々な存在論や認識論を許容する立場である。実用していくという目的のもと，柔軟に様々なアプローチを用いていく研究が行われる。したがって，プラグマティズムに基づく場合は，リサーチクエスチョンや研究目的によって，量的研究，

質的研究，およびその双方といった，柔軟な形で研究が進められること
になる。

（5）ここまでのまとめ

　看護・保健系においては，研究は科学的根拠の下での実践を進めてい
くための知識構築をしていく意味で重要である。さらに研究は科学的な
方法論の下で進めていくことが必要である。科学研究の方法には，大き
く観察と実験（介入）があり，観察の方法の一つとして調査が挙げられ
る。その一方で研究が立脚する哲学的立場として旧来の実証主義と，
1960年代以降に提唱された構築主義がある。近年ではさらにプラグマテ
ィズムによる方法も提唱されている。これらはリサーチクエスチョンや
研究の目的に応じて選択がなされていくことになる。

2. リサーチクエスチョンと研究目的の立て方

（1）研究テーマと研究上の問題

　研究を実施する際には，テーマの設定が必要である。研究テーマは論
文や学会発表のタイトルとは異なる。最初は仮のテーマを立て，研究計
画を練ったり，進めたりしていく中で少しずつ洗練させていくことにな
るだろう。研究を始める際に行うことは，何が問題で，何を明らかにし
たいのかを文字で表現することである。その際にはそれを知ることによ
り何の役に立つのか，ということをふまえる必要がある。

　テーマの設定にあたり重要な作業は，その研究を実施し発見を得るこ
とを通じて解決に近づく問題のありかを明確にすることにある。これ
は，動機に相当し，何を研究するのか，したいのかという出発点にあた
る作業になる。ここではまず，誰を研究の対象とするのか，対象を明確
にすることが必要であろう。例えば，一般住民，糖尿病患者，特定機能
病院のICU看護師，看護学生，といった，大枠の対象である。また，
何に問題があるのか，問題のありかを明確にする。例えば，HIV陽性者
への差別意識が強いこと，内服忘れが多いこと，ストレス度が高いこ
と，コミュニケーション力が低いこと，など状態や状況を上げることに

なる。ここで,「高いこと」,とか,「低いこと」,というような程度表現で問題を掲げる場合には,何に比べて高いのか,低いのか,個人的な感覚ではなく,何らかの基準(先行研究や統計データなど)を踏まえた上で,研究すべき問題を見つけ出す必要があるだろう。

臨床医が臨床研究をする場合に,PICOあるいはPECOと呼ばれる標語でこの問題を整理することがある。Pは患者patient,Iは介入intervention,Eは曝露exposure,Cは比較comparison,Oは結果outcomeの英語の頭文字である。看護・保健系の研究分野では,患者だけでなく,クライアントや市民,労働者を対象にすることが多いため,必ずしもこの標語を使用しなければいけないわけではない。しかし,誰を対象として(P),何に問題があるのか(IまたはE),何に比較して問題なのか(C),何が問題なのか(O)という整理の仕方は,問題を慎重に見極めるうえで役に立つことも多い。特定機能病院のICU看護師におけるストレス度の高さを問題にする場合は,P:特定機能病院のICU(集中治療室)看護師,E:ストレス度,C:一般病棟看護師,O:高いこと,というように整理することができる。なお,PICOあるいはPECOは,研究方法を明確化するときにも用いられることがある。

看護・保健系の研究領域の場合,研究テーマの設定と研究上の問題の明確化の作業は,頭の中だけで観念的に進めることは難しい。実際に現場で働きながら問題を明確化していくケースが多いだろう。自身の仕事と関わりのないテーマを進めたい場合は,フィールドに出て,アルバイトやボランティア活動をしながら,あるいは,テーマにしたい対象に直接ヒアリングをする,といったことを通じて何が問題になっているのかを抽出していくことが重要であろう。

研究を始めるときには,まず研究ノートを準備する。ノートは大学ノートでも電子ファイルでも構わないが,テーマの整理,研究問題の整理を行う際に,ノートに記載していきながら詰めていく。さらに,この後説明するリサーチクエスチョンも記載する。研究実施には,研究計画書や論文の形で他者に見られる書類もあるが,計画書作成や調査実施,分析作業,論文執筆には直接現れない思索のプロセスが多い。その時何を

考え，何をしようとしたのか，どのように修正したのか，など，研究ノートには日付とともに些細なことでもメモをする癖をつけていくとよいだろう。テーマ，関心のある問題，リサーチクエスチョンは，正解はない。何度も後戻りして修正を繰り返しながら洗練させていく作業が重要である。ノート作成の際は，美しさよりも，取り消し線が多くみられるような修正プロセスの明確さのほうが重要かもしれない。

（2）リサーチクエスチョンとは

　リサーチクエスチョンとは，研究疑問，研究上の問い，とも訳され，研究の結果明らかにしたいことが回答となる疑問文である。リサーチクエスチョンは英語で言うところの5W1Hを活用したオープンクエスチョンで，現在形で表記される。研究を実施していく間，常に抱いている問いであり，研究過程で洗練していくことも必要である。

　慢性腎不全患者の透析疲労感と生活ストレスとの関係に関する研究を例にリサーチクエスチョンの生成を追ってみよう。

①研究上の問題からリサーチクエスチョンを作る

　研究上の問題として，「維持血液透析患者において，透析後疲労感の強さを訴える人が一定数いる」を取り上げた。この問題を取り上げるためには，自分の身内で慢性腎不全の人がおり，透析後疲労のつらさをよく聞かされていた，とか，透析室で長年勤務している，とか，透析後疲労という概念に学問的に関心がある，とか，個人的であったり，家族や勤務先などの小規模な集団で課題とされていたり，初期の段階では私的な動機が掲げられる場合が多いかもしれない。この問題を疑問文の形にすると，

　「維持血液透析患者において，透析後疲労感を訴える人と訴えない人の違いは何か。どのようにして透析後疲労感が生じるのか。」というような形になるだろう。これがリサーチクエスチョンのひな型ともいえる疑問文である。

　ただし，この問題と問いは，私的なものであり，この動機だけでは研究にはならず，勉強や学習の動機の範囲である。これを私的なものから

公的なもの，つまり，多くの維持透析患者のため，あるいは，患者を支援する医療従事者のためとなる動機に昇華させていくことが必要になる。しかし，無の状態から研究計画という有の状態を作り上げるうえで，リサーチクエスチョンのひな型を立て，今後の計画立案の指針にすることは大いなる助けとなる。

②リサーチクエスチョンを鍛えていく

　次に，先行研究のレビューを行う（文献レビューの方法は第3章参照）。ここで，先に立てたリサーチクエスチョンのひな型が大きく役立つ。つまり，自分と同様の関心をもって研究をしている人がどのくらいいるのか，という観点で見ていくことになる。「自分と同様の」は，全く同じリサーチクエスチョン，ということではなく，自分が掲げたリサーチクエスチョンの中に登場するキーワードを用いて研究を行っているという意味である。

　検索の結果，先行研究が次々ヒットしたとする。日本語論文では少ないが，英語論文で多く出ていることもある。その場合はたいてい，システマティックレビューとか，スコーピングレビューというジャンルの論文で，先行研究をまとめている論文もあることが多い。こうしたレビュー論文を活用すると現段階の研究の到達点が見えてきやすいだろう。レビュー論文は PubMed など国際誌データベースを活用すると見つけやすい。

　検索作業で研究が全く見つからなかった場合，まずは自分自身が掲げているキーワードが正しい表現となっていないかを見直す必要があるだろう。文献検索を行うキーワードは学術用語である必要があり，日常用語とは異なる。英語論文の検索では MeSH（Medical Subject Headings）という米国医学図書館が作成する用語集のキーワードを用いるとよい。

　学術用語として成立しているが，期待する検索結果が出てこない，という場合は，そのテーマ・関心がある研究者がいない，ということである。このことは自分自身の発想がきわめて独創的で，大発見につながるテーマであった，とはあまり思わないほうが良い。逆で，研究しても意味や意義がないことであるので誰も手を付けようとしていないテーマな

のかもしれない，と謙虚に受け止めたほうが良い。その場合は，今一度リサーチクエスチョンを立て直すところから始める。

維持血液透析患者の透析後疲労に関する研究例を見ていこう。例えば，いくつかの研究で透析後疲労の要因がわかっており，日常で体重変動が多い人で，生活ストレッサーを感じている人で，周囲の人からの支援（ソーシャルサポート）が十分でない人に多い，という報告があったとしよう。例えば，ここで用いている「透析後疲労」をどのように測っているのかという観点で見て，もし，評価尺度がまちまちで，決定的な尺度がないというようであれば，そもそも透析後疲労の評価尺度から作成するという研究にリサーチクエスチョンを修正していく必要があるだろう。ほとんどすべての研究で信頼性と妥当性のある尺度で評価しているようであれば，透析後疲労の要因のほうに目を向けていく。

初めに自分が掲げたリサーチクエスチョンではどのような要因であるのかは明確にしていなかったが，先行研究ではある程度明確になっている可能性がある。その場合は，これまでわかっていない違う要因に着眼する必要があるかというと，必ずしもそうではない。研究は類似研究の積み重ねが重要と考えるほうが良い。例えば，ソーシャルサポートと言っても様々な観点からのサポートがある。さらにどのようなソーシャルサポートがどのように透析後疲労につながるのか，そうしたメカニズムを明らかにしていく，という形でリサーチクエスチョンを修正していくこともできるだろう。

先行研究の中で登場した新たな変数名，概念についても，どのような内容で，どのように測定され，どのような意味をもってくるのか，貪欲に調べていくことも必要であろう。当初はストレッサーには関心はなかったが，先行研究を調べる中で透析後疲労を左右する有力な要因ということが分かったのであれば，ストレッサーとは何か，どのように測定されるのか，あえて着眼することでどのような意義が生じるのかを改めて整理していく必要があるだろう。

生活ストレッサーによるストレスを透析後疲労の要因としている研究が散見された場合，その研究の対象が定年退職後の高齢者の研究であっ

たとしよう。しかし勤労者世代で維持血液透析をしている人に関心をもっている，という場合は，家庭生活ストレスだけでなく労働職場ストレスも関係する可能性がある。そこで，労働職場ストレスに関心を寄せて，どのような労働職場ストレスが，どのように透析後疲労に影響していくのか，というような形で修正をしていくこともできるだろう。

　国内外から続々と研究が出ており，これら三つが決定的な要素である，というコンセンサスが出来上がっているとしよう。実証研究は"replication（再現性）"の検討の積み重ねが必要である。先行研究以上の研究デザインを組んで研究ができるのならばあえて同じようなテーマで，より精緻な研究デザイン・分析方法で研究を実施し，明らかになった結果も重要な知見になりうる。しかし，次の段階の研究に進んでもよいだろう。つまり，維持血液透析患者に対してストレスマネジメントプログラムを実施することで，透析後疲労度を改善することができるのではないか，と考える。つまり，介入研究のリサーチクエスチョンに発展させて，介入研究を実施する方向で研究を計画していくことも視野に入れる。

③リサーチクエスチョンと理論

　先行研究のレビューと併せて，対象の心理や行動，社会関係など，目に見えない心理社会的な要因に絡む研究をする場合は，理論に目を向けることが多い。理論とは，「相互関係を持つ概念から成るステートメント（言明）のことで，事象や状況に系統的な見方を与え，解釈や予測を可能とすることを目的とするもので，一般化可能性，検証可能性が，その重要な要件となる」[6]。ここで，概念（concept）とは，物質として存在するものではない，共通する特徴を用語として示したものを指す。例えば，「ソーシャルサポート」は客観的に物質として存在しているものではなく，例えば，情緒的に支えになったり，手助けをしたり，役立つ情報を提供することをまとめて表現した概念である。つまり理論とは学術的な裏付けの下で提示された概念と概念の関係性に関する説明のことを指す。理論に取り込まれた概念は，その理論における構成概念（construct）とも称される。

看護系の研究領域では理論の抽象度を問題にすることが多い。看護理論と呼ばれている，看護実践の大家による抽象的で哲学的な法則を看護基礎教育において学習することになっており，看護実践の指針として用いられる場合が多いためである。しかし研究を進めていくうえでは，抽象度が高く必ずしも対象や状況が限定された場面で参考になるとは限らない。むしろ，実証研究レビューを通じた理論構築や，グラウンデッド・セオリーなどの質的研究によってデータに基づいて構築され，抽象度を下げ，適用範囲も限定された理論が，研究実施，新たな実践方法の開発において活用されやすい。こうした理論は中範囲理論とも呼ばれている。

　理論を具体的に図や数式などで表現したものがモデルである。看護・保健系研究領域で扱うモデルは概念と概念の関係を矢印で結んだ図で示されていることが多く，視覚的に把握しやすいものである。特に患者やクライアント，市民を対象に研究をする場合には健康行動理論をモデル化したものを参照することが多い。健康行動理論については，別書『健康行動理論による研究と実践』（医学書院刊，2019）を参照されたい。

　リサーチクエスチョンを洗練させていく過程で，心理社会的要因を扱う場合はレビューのほかに，理論やモデルを参照する。なお，生物学的要因を扱う場合は物質を扱うことから，理論ではなく，解剖学，生理学，生化学など，基礎医学における知見を活用する。透析後疲労の研究例で考えてみよう。ここでは，心理学者コーエン（Cohen, S.）による，ストレスプロセスモデルというモデルと，社会心理学者ハウス（House, J.）によるソーシャルサポートに関する理論を参照してみよう。

　ストレスプロセスモデルでは，ストレッサーと呼ばれるストレス要因により，ストレス状態に陥り，ストレス状態から行動的あるいは生理学的プロセスを経て身体疾患や精神疾患を発症するというモデルである。このモデルをふまえると，今回関心をもった勤労者の労働職場ストレッサーが，ストレス状態を導き，ストレス状態下で，透析治療をすることを通じて，何らかの生理学的な影響が生じ，透析後疲労が生じるのではないか，場合によっては，ストレス状態により水分量管理がうまくでき

ず，それによって疲労が生じるのではないか，などとメカニズムを推察することが可能になる。

　また，ソーシャルサポートの理論では，ソーシャルサポートのストレス緩衝効果が言われている。つまり，ストレッサーが強くなると，一般にはストレス反応が高まりストレス状態に陥るが，ソーシャルサポートを多く受け取っている人は，ストレッサーが強くなってもストレス状態には至らない，というモデルである。これを今回の透析後疲労の研究に援用するのであれば，リサーチクエスチョンは，労働職場ストレッサーの透析後疲労への影響を，ソーシャルサポートによって緩衝する効果があるのではないか，という表現になるかもしれない。つまり，モデルや理論を援用する研究の段階に至ると，「効果があるのか？」，というようなクローズドクエスチョンの形にならざるを得ず，これは，仮説として提示されることになる。

　理論やモデルは援用しなくてもよく，部分的に援用することもありうる。完全に援用する場合は仮説を検証する形の研究となることが多い。適切な理論が見つからない場合は，理論やモデルを探索する形の研究となる。グラウンデッド・セオリーアプローチを使った理論形成やモデル生成を目的とする方針も考えられるだろう。

④リサーチクエスチョンと研究目的

　文献レビューを進め，リサーチクエスチョンを洗練させていくと，それが研究目的につながってくる。雑誌に掲載された論文では，リサーチクエスチョンについて明記した論文は多くないだろう。実証研究の場合はリサーチクエスチョンを抱きつつ研究を進めていくことは重要であるが，あくまでも研究者の頭の中や研究ノートの中で洗練させていくことが多い。

　論文上に明示されるのは研究目的である場合が多い。そこで，洗練させたリサーチクエスチョンを踏まえて研究目的を明確に示していく。研究目的は，その研究で何をするのかを文章にしたものである。研究方法に関するテキストによっては，目的（purpose）と，ねらい（aim），目標（objective）を分けているケースもある[7]。日本語では「目的」と一

言で表現されてしまうが，"purpose" は大目的，"aim" や "objective" が小目的に相当するだろう。いずれにせよ実証研究の場合，研究目的は明確に，かつ階層的に具体的に示すことが求められる。

維持血液透析患者の透析後疲労に関する研究例を見ていこう。文献レビューを経て，

「勤労者の維持血液透析患者においてどのようなメカニズムで透析後疲労が生じているのだろうか。」

という上位のリサーチクエスチョン（グランド・リサーチクエスチョンと呼ばれる）に整理された。さらに，

1）どのような属性や身体状態，病歴が透析後疲労の高低を左右するのだろうか。

2）どのような労働職場ストレスがどのように透析後疲労に関連するのだろうか。

3）どのような労働職場ストレスによって体重管理をはじめとするセルフマネジメントにどのように関連し，どのようなセルフマネジメント状況が透析後疲労に関連するのだろうか。

4）どのようなソーシャルサポートがセルフマネジメントおよび透析後疲労にどのように影響するのだろうか。

などの下位のリサーチクエスチョン（サブ・リサーチクエスチョン）の記述をすることになる。

ここまでくると，研究目的とリサーチクエスチョンが重なってくるだろう。つまり，研究目的（purpose）は，「維持血液透析治療を受療中の勤労者を対象として，透析後疲労の高低を左右する要因とそのメカニズムを明らかにすることを目的とする。」というような記載となり，具体的な下位目的としては，*「具体的には，下記の四点を明らかにすることを目的とした。第一に，社会人口学的特性および社会経済的地位，透析歴や合併症の有無，eGFR値と透析後疲労との関連性を明らかにすること，第二に，各労働職場ストレッサーと透析後疲労との関連を明らかにすること，第三に，労働職場ストレッサーおよびセルフマネジメントと透析後疲労との関連性を明らかにすること，第四に，各ソーシャルサポ*

ートとセルフマネジメント状態と透析後疲労との関連性を明らかにすること」となる。

⑤リサーチクエスチョンから研究目的に至るプロセスの整理

　以上までの研究のプロセスを図にしたものが図1-1である。研究のプロセスをおさらいしてみよう。はじめに，問題の観察から始まり，テーマ，研究上の問題を抽出する作業を行う。ここでは，普段の生活，職業生活，あるいは個人的な関心から始まって良いが，研究的に意義がある可能性がある問題である必要があるだろう。何と比較して高いことが問題なのか，何を基準に悪いと言っているのか，については慎重に整理する。場合によっては，一般住民のスコアと比較したり，先行研究でのデータと比較したりするなどして，問題であることを説明できるようにする。

　次に，リサーチクエスチョンを設定する。この段階ではまだ仮のものと考えてよい。このプロセスは，研究書によっても様々であり，この段階ではリサーチクエスチョンを掲げず，研究目的を設定した後に掲げると指示する教科書もあるかもしれない（質的研究の場合のリサーチクエスチョンは後述する）。本書ではリサーチクエスチョンとは，研究者が研究を始める段階から，研究を終える段階まで常に抱いている問い，という意味で用いている。そして，リサーチクエスチョンは常に傍らに抱きつつ研究を進めていくことの重要性を主張したい。

　次に，文献のレビューを行う。文献検索は，国内外幅広く行う。レビューを通じて二つのことを行う。一つは現在掲げているテーマやリサーチクエスチョンの下で進めていく研究に意義があるのか，ないのか，という検討である。意味がないという結論になった場合は，今一度テーマ設定から修正することが必要になる。意味がありそうだ，という場合は，二つ目にはリサーチクエスチョンを洗練させていく作業を行う。リサーチクエスチョンの洗練とは，当初の問いのもとで，先行研究において明らかになってきている概念や変数を知ることを通じて，さらに何を明らかにしていく必要があるか，当初のリサーチクエスチョンに追加修正をするという作業である。リサーチクエスチョンの回答を得ることを

現実に生じている問題の観察
勤務している中での気づき、個人的な関心等を整理する。

テーマ設定、研究上の問題を抽出
誰を対象とするのか、何をもって問題とするか、文章で記載。PICO・PECOの活用。どういう点で問題なのかは先行研究や統計資料なども活用して整理する。

リサーチクエスチョンの設定
たたき台のリサーチクエスチョンを立てる。
オープンクエスチョンの形にすることは共通

先行研究と援用する理論があるかの探索
文献レビューを実施
　今回掲げたリサーチクエスチョンに基づく研究に意味があるのか、リサーチクエスチョンを鍛え、洗練化する。
　心理社会的な要因を扱う場合は先行研究で打ち出された理論を探索し援用できるかどうかも検討する。

先行研究の状況（全く見つからない、すでにわかっていることが多すぎるなど）によりテーマを見直す。

リサーチクエスチョンの固定
　どのような概念・変数に着眼をするべきかが定まってくるので、リサーチクエスチョンもより具体化してくる。
　リサーチクエスチョンは、上位（グランドクエスチョン）と下位（サブクエスチョン）と階層化させて表現

研究目的の確定
　確立したリサーチクエスチョンを踏まえ目的の文章を作る。上位の目的（purpose）と下位の目的（aim/objective）と階層化させて、何を明らかにしていくのか具体的に表現

図1-1　リサーチクエスチョンから研究目的の設定に至るプロセスの整理

通じて，新たに何が付け加わり，研究的に意義が出てくるのかを考える。この作業はきわめて重要かつ，初学者にとっては手間のかかる作業となるだろう。初学者の場合は，大学院ゼミや研究会などで，指導教員

など研究の経験者からコメントをもらいながら洗練化させていくことが必要になるかもしれない。

　最後に洗練されたリサーチクエスチョンを踏まえて，研究の目的を記載していく。研究の目的は，具体性をもって記載することが必要である。上位の目的と下位の目的を分け，階層化させて，より具体的な目的を記載することが必要である。

（3）研究上の概念の明確化

　看護系研究領域の研究書の中には，操作的定義（operational definition）という用語を用いているケースがある。これは概念の定義のことを指す。概念は，先行研究や理論を紹介している論文や研究書の中で定義づけられている。概念を測定する場合には，多項目尺度を用いて測定されることが多い（第5章参照）。その際には当然のことながらその概念を紹介している論文や研究書にある定義に基づき忠実に尺度が開発される必要がある。しかし，概念名称が独り歩きし，一意ではなく様々な研究者により様々な定義がなされるケースもある。尺度を新たに開発する場合には，操作的な定義を定めて，その定義の下で測定が行われることになる。このように測定や評価の際に用いられる概念定義のことを操作的定義と呼ぶ[7]。これは，理論と測定結果とを結びつける意味の定義であり，研究者が恣意的に定めるものではない。測定において用いられている定義のことを指すことに注意する必要がある。

　先行研究のレビューの際に概念名称が出てくることが多いが，その概念の意味はどのような論文や研究者によって提唱されているのかを慎重に見極める必要がある。リサーチクエスチョンが洗練され，目的が設定されていく過程で用いた概念の定義と，その後研究を進めていく中で変数として測定する概念と，乖離がないようにすることが重要である。変数の測定にあたっては，その尺度がどのような定義の下で作成されているのか，改めて変数の説明の部分で記載することが必要であろう。

（4）質的研究における研究目的とリサーチクエスチョン

　ここまで記載した研究のプロセスは，実証主義的なアプローチの元での量的研究を念頭に置いてきた。質的研究の場合も量的研究と同様にリサーチクエスチョンは重要であり，始めから最後までリサーチクエスチョンを抱きながら研究を進める。量的研究の場合は，目的設定と大きく関係していたが，質的研究の場合は，サンプリングからデータ収集，分析，結果記述に至るまで，量的研究以上にリサーチクエスチョンとともに研究が進められていくと考えてよいだろう。

　質的研究では掲げた研究目的とデータ収集における問いをリサーチクエスチョンが媒介する[8]。特にインタビュー調査を行う研究の場合は，リサーチクエスチョンから，インタビューガイドにおいて，具体的に対象者から聞きたい質問に落とし込んでいくことが行われていく。質的研究での研究目的の設定とリサーチクエスチョンについては，第9章ならびに専門書にあたることをお勧めする。

3. 調査研究のプロセスと本授業の学び方

　本授業では，この調査方法論に焦点を当てて，初学者向けに解説を試みる。主に調査研究実施におけるプロセスに沿って本書の構成を紹介する。

（1）研究倫理

　看護・保健系に限らず日本国憲法で学問の自由が保証されているように，学問・研究の実施は理由なく妨げられるものではない。しかし，データの改ざんや剽窃，盗用といった，問題のある行為は研究者の倫理観から許容できるものではない。また，看護・保健系の研究は人を対象とすることがほとんどである。調査研究の場合も同様に研究参加者・対象者に対する倫理が必要になる。さらに，研究者が所属する機関の研究倫理委員会で審査を受け承認が得られた場合に調査開始をすることができる。こうした研究にかかわる倫理の基礎を第2章で解説していく。

（2）文献のレビュー

　リサーチクエスチョンの洗練化の部分で述べてきたように，先行研究のレビューはきわめて重要な作業である。レビューの方法として，キーワードを用いた研究データベースの検索の作業があり一定の知識と技術が必要である。第3章ではこの方法について解説していく。

（3）研究デザインとリクルーティング

　リサーチクエスチョンを洗練したのちに，量的調査研究を実施する場合は，研究デザインと研究方法を明確にする。研究目的を達成するためにはどのような研究デザインを選択するのか，サンプル（標本）を用いる調査の場合は対象者をどのように集めるのかが問題になる。この詳細について第4章で解説をする。

（4）調査票の策定と実査

　自記式の質問紙調査やオンライン調査を行う場合，調査票・質問紙の策定が必要である。この段階では，研究目的を達成するために何をどのように測定するのか明確にする必要がある。科学的に調査研究を進めていくうえでは，調査票を厳密に作成していく技術もまた必要である。さらに，その後統計解析を行っていくうえでも尺度水準に関する知識を備えたうえで調査票を構成することも必要である。他方，質的研究を実施する場合は，面接（インタビュー）調査を使用していくことがある。インタビュー調査を行う場合には，インタビューガイドの作成が必要になる。調査票の作成，インタビューガイドの作成について第5章で紹介する。また，調査票を用いた調査実施にあたっての注意点，インタビュー調査を行う場合のデータセットの作成方法などの技術は第6章で解説する。

（5）集計と分析

　データを収集したのちに，量的研究では推測統計を使用してサンプルから母集団の状況を推測する。基本的な統計解析法については第7章

で，統計解析において使用されることが多い統計パッケージソフトの使用方法については第8章で解説する。

（6）質的研究

　近年では様々な領域で質的研究による成果が増えてきている。質的研究には様々な多様な方法論がある。まず，看護・保健系研究領域において質的研究の意味や意義について整理するとともに，質的研究がもつ可能性や多様性について解説をする（第9章）。看護・保健系の研究において比較的多く用いられる質的研究の手法としてグラウンデッド・セオリーアプローチ（GTA）がある。ここではGTAをより柔軟に分析し，問題意識に沿った結果を導きやすく改変された修正版グラウンデッド・セオリーアプローチについて紹介する（第10章）。また，近年医療コミュニケーション研究の領域で注目されているエスノメソドロジー（第11章）についてその概要を解説する。

（7）さらに研究を深めていくために

　近年では，質的研究と量的研究の双方の方法論を用いてアプローチする混合研究法にも注目が集まっている。その意義および概要について解説をする（第12章）。また，臨床における介入研究と言えば，薬剤や医薬品関係の効果の検証が中心であったが，近年では，教育プログラムによる介入とその評価を行う介入研究が増えてきている。看護・保健系研究領域において実施されることも増えている。介入研究デザインについて，第13章で解説を行う。調査研究は，新たに実査を実施しデータを収集するだけでなく，既存のデータを用いて分析をすることもある。二次分析は，過去に実施された調査データを活用して分析結果を出す方法である。また，すでに研究成果として公表された結果を統合するシステマティックレビュー，さらには統合のための統計解析法であるメタアナリシスを用いた研究もある。これらについては，第14章で紹介する。最後に調査研究は公表して初めて意義が生じる。公表の意義や公表の方法について，第15章で解説する。

第1章　看護・保健系領域における調査研究 ｜ **33**

（8）本授業の学び方

　本印刷教材では，15章にわたり調査研究の方法論を解説し，主に修士論文にこれから取り組む初学者向けに構成されたものである。研究を進めていくうえで方法論は強い武器となっていく。方法論を修めることを通じて，研究を通じて明らかにできる道筋が立つことから，より意義深く魅力のあるリサーチクエスチョンや研究目的の設定につながることにもなるだろう。

　本書は研究実施のステップに沿って幅広くトピックを取り上げている一方で，解説は概要にとどまり，本質的な部分までは到達しておらず，他著に譲るケースもあるだろう。調査研究の方法論書はきわめて多く出版されていることから，関心をもった場合には各章で引用文献や参考文献として紹介されている図書にあたり，さらに方法論を深めていくことを勧めたい。

🔋 学習の課題 —————————————————————————

1．自分自身がこれから始める研究の，テーマ・研究上の問題・リサーチクエスチョンを立ててみよう。

2．自分が取り組みたい研究テーマの認識論的立場はどれになるか考えてみよう。

3．自分自身のリサーチクエスチョンを文献レビューを通じて洗練化させてみよう。

引用文献

1) Polit DF, Beck CT. Nursing research, principles and method 7th eds. Lippincott Williams & Wilkins, Philadelphia, 2004.（近藤潤子監訳　看護研究　原理と方法　医学書院　2010）

2) 園田恭一．意味と意義．東京大学医学部保健社会学教室（編）『保健・医療・看護調査ハンドブック．東京大学出版会：東京，1998.

3) 澤瀉久敬『医学概論：第一部　科学について』誠信書房：東京，2016.

4) 野村康『社会科学の考え方：認識論，リサーチデザイン，手法』名古屋大学出版会：名古屋，2017.

5) Liamputtong P.（木原雅子・木原正博　訳）言葉の科学と数字の科学：エビデンスに基づく実践としての研究方法．Liamputtong P（編）『現代の医学的研究方法：質的・量的方法，ミクストメソッド，EBP』メディカル・サイエンス・インターナショナル：東京，2012.

6) Granz K, Rimer BK, Viswanath K. Theory, research, and practice : interrelationship. Granz K, Rimer BK, Viswanath K.（eds.）Health behavior : theory, research, and practice. Jossey-bass : San Frabcisco, 2015.

7) Gray JR, Grove SK.（黒田裕子・逸見功・佐藤冨美子監訳）『バーンズ＆グローブ看護研究入門：評価・統合・エビデンスの生成（第9版）』エルゼビア・ジャパン：東京，2023.

8) ジョン・W・クレスウェル，ジョアンナ・クレスウェル・バイアス（廣瀬眞理子訳）『質的研究を始めるための30の基礎スキル』新曜社：東京，2022.

参考文献

- 北川由紀彦・山口恵子『社会調査の基礎』放送大学教育振興会：東京，2019.
- 井上洋士（編著）『改訂版ヘルスリサーチの方法論―研究実践のための基本ガイド―』放送大学教育振興会：東京，2019.
- Gray JR, Grove SK.（黒田裕子・逸見功・佐藤冨美子監訳）『バーンズ＆グローブ看護研究入門：評価・統合・エビデンスの生成（第9版）』エルゼビア・ジャパン：東京，2023.
- 野村康『社会科学の考え方：認識論，リサーチデザイン，手法』名古屋大学出版会：名古屋，2017.
- Liamputtong P（編）（木原雅子・木原正博　訳）『現代の医学的研究方法：質的・量的方法，ミクストメソッド，EBP』メディカル・サイエンス・インターナショナル：東京，2012.
- S. B. メリアム・E. L. シンプソン（堀薫夫監訳）『調査研究法ガイドブック：教育における調査のデザインと実施・報告』ミネルヴァ書房：京都，2010.
- 轟亮・杉野勇（編）『入門・社会調査法：2ステップで基礎から学ぶ（第4版）』法律文化社：京都，2022.
- 一般社団法人日本健康教育学会（編）『健康行動理論による研究と実践』医学書院：東京，2019.

2 | 看護・保健系調査研究の倫理

大北　全俊

≪**学習のポイント**≫　看護・保健系領域で研究するにあたって求められる倫理について，人を対象とする研究に求められる原則と，公正で責任ある研究を実施するために求められる事項について確認する。
≪**キーワード**≫　研究公正，人を対象とする研究倫理

---

1. 研究倫理の概説

(1) 研究倫理とは

　本章ではひとまず「研究倫理」とは，人が研究するにあたりどのように研究を進めるべきであるか，研究するものに求められる規範・ルールというように考えておこう。

　このテキスト全体で看護・保健系の調査研究について論じられていることは，実はそのまま研究倫理でもある。先行研究をふまえて研究するに値する問いを明確にすること，そして科学的に妥当な方法で研究を遂行するということ，これらは研究するものに求められる本質的なルールである。では，わざわざ「研究倫理」という名前で付け足すべきルールとは何だろうか。

　例えば，アンケート調査をする場合，なるべく回収率を上げるように工夫すること，これは質の高い研究を実施するためには必要な努力である。しかし，回収率をアップするためには何をしてもいいだろうか。研究者が自分の受けもつ学生たちにアンケートに回答するよう求める。さらに名簿で誰が回答して誰が回答しなかったかわかるようにする。そう

すれば確かにアンケートの回収率は確保されるだろう。しかし，このような研究に何か問題はないだろうか。

（2）2種類の「研究倫理」

「研究倫理」という言葉で議論されているルール・規範は二つの種類に区別することができる。

一つは，「研究公正」「研究における誠実性」「責任ある研究活動」などといった名称で議論されているもので，データの捏造や改ざん，盗用といった研究不正に関するものである。世間でも「ディオバン事件」や「STAP細胞」をめぐる事件として大きく報道されてきた。もう一つは主に医学系研究の分野で議論が重ねられてきた「臨床研究倫理」などと呼ばれるものである。例えば新薬など新しい医療技術を開発する時には，最終的に人を対象として研究せざるを得ない。その際に求められる「被験者保護」に関する議論である。もちろん，両者とも全く別のものというわけではなく，お互いに密接に関連する議論である。なお，看護・保健系の調査研究は新薬の候補になる薬剤を試すといった「介入研究」「臨床研究」よりもインタビュー調査やアンケート調査などいわゆる「観察研究」が多いと思われるが，これらも概ね人を対象とする医学系研究に含まれる。

以下，第2節で「人を対象とする研究に求められる倫理」について確認し，続いて第3節で「研究不正」や好ましくないとされている研究行為について確認する。用語についてであるが，人を対象とする研究の場合，研究の対象とされる人を「被験者」「研究対象者」「研究参加者」「研究協力者」などと呼ぶことが多い。また，研究を規定するルールについて，法律として位置付けられるものや法的拘束力のないものなど混在しており，文脈に合わせて「ガイドライン」「レギュレーション」などと記述している。本章ではいずれも類似した対象を意味するものとして使用する。

2. 人を対象とする研究に求められる倫理

（1）改めて「研究」とは何か

　研究倫理の視点から見た場合，研究とは何か，例えば以下のような記述がある。

　「研究の目的は，健康とヘルスケアを改善するために利用されうる一般化可能な知識を得るところにある。研究の参加者は，この知識を得るための必要不可欠な手段である。そのため，参加者は，研究のプロセスにおいて他者の利益のために利用され，搾取されるリスクにさらされている」【EJ Emanuel et al., 2008】[1]。

　例えば新しい薬を開発すること，これは人々の健康とヘルスケアを改善するためには不可欠で重要な営みである。しかし，開発途上の薬剤はその有効性や安全性は未知数である。そのため，薬として社会に出回る前に，開発途上の段階で人に飲んでもらって試すしかない。その結果，有効性も安全性も認められて薬剤として認可されるかもしれないが，有効性に乏しく認可されないかもしれない，あるいは重大な副作用が発生するかもしれない。このように研究に参加する人は，およそ自分自身の利益は不確かな，あるいは副作用で苦しむかもしれないというリスクまで負って，薬の開発という社会的な利益のために研究に協力することになる。他の人々の利益のためにある人たちが不当に不利益を被ることを「搾取」と呼ぶことができるが，そのような事態が発生する可能性が人を対象とした医学系研究にはある。

　以上のように研究を捉えた場合，研究倫理の根本的な目的は，臨床研究における搾取の可能性を最小化することである，とエマニュエルらは位置づける【EJ Emanuel et al., 2008】[1]。

　もっとも，新薬の開発ほどのリスクを研究参加者に負わせるような研究ばかりがヘルスケアに関わる研究ではない。インタビューや参与観察，アンケート調査，カルテ情報の閲覧といった，研究参加者への負担やリスクがそれほど大きくないように思われる研究も多い。看護・保健系の研究の多くも後者に該当することが多いだろう。しかし，研究参加

者の身体に直接負担をかけることがないような研究であっても検討するべき負担とリスクはあり，研究参加者をいわば手段として科学的な知識を得ようとする「搾取の可能性」についても同様に残されている。

（2）国内外の研究倫理のガイドラインとその歴史的経緯
①国際的なガイドラインの策定の歩み

被験者の人権を損なうような研究が行われ，それが事件やスキャンダルとなり，社会的な対応が求められるようになって研究倫理に関するガイドラインが形成されてきた。

その嚆矢とされるのが「ニュルンベルク綱領」（1947年）である。ニュルンベルク綱領は，第二次世界大戦中にナチス・ドイツ政権下で実施された非人道的な人体実験について，戦争犯罪を裁くニュルンベルク裁判の中で明示された。その第1項に，被験者の自発的同意は絶対に不可欠であると規定された。

その後，より実際の医学研究に沿ったものとして世界医師会が策定した研究倫理の規範が「ヘルシンキ宣言」（1964年）である。ヘルシンキ宣言は，その後の医学研究を取り巻く状況の変化に応えて数多くの改訂がなされ，2013年ブラジル・フォルタレザで開催された世界医師会総会での改訂までに9回改訂がなされている。2013年改訂時点のヘルシンキ宣言の項目は表の通りである（表2-1）。ヘルシンキ宣言は，日本を含め世界的な研究倫理のガイドラインとして評価されており，看護・保健系を含む医学系研究（以下に医学系研究と記載するときは看護・保健系を含む）に携わるものとして一読しておく必要がある。

②米国でのガイドラインの策定の歩み

米国でも研究参加者の保護という点で問題の大きい研究が行われていた。中でも研究倫理規制のあり方に大きな変更を迫ることになったものとしてタスキギー事件が挙げられる（1932〜1972年）。梅毒に感染していたアフリカ系アメリカ人を対象として米国公衆衛生総局によって実施された梅毒の観察研究である。試験薬を投与するというような介入研究ではなかったが，それが研究であるという説明がなされることはなく，

表2-1　ヘルシンキ宣言（2013年改訂版）項目

- 序文（第1～2条）
- 一般原則（第3～15条）
- リスク，負担，利益（第16～18条）
- 社会的弱者グループおよび個人（第19～20条）
- 科学的要件と研究計画書（第21～22条）
- 研究倫理委員会（第23条）
- プライバシーと秘密保持（第24条）
- インフォームド・コンセント（第25～32条）
- プラセボの使用（第33条）
- 研究終了後条項（第34条）
- 研究登録と結果の刊行および普及（第35～36条）
- 臨床診療における未実証の治療（第37条）

世界医師会（日本医師会訳）『ヘルシンキ宣言』，2013年
http://www.med.or.jp/wma/helsinki.html

腰椎穿刺などの侵襲性の高い検査まで受けさせ，さらにペニシリンといった梅毒の治療法が開発された後も，有効な治療を受けさせず研究を継続していた。事件を受け医学系研究に対する国家としての対応が求められることとなり，「国家研究法」（1974年）が成立，法に基づく「生物医学・行動学研究の被験者保護のための米国委員会」によって，「ベルモント・レポート：被験者保護のための倫理的な原則およびガイドライン」（1979年）が策定された（表2-2）。ベルモント・レポートは米国のガイドラインではあるが，研究倫理の本質を簡潔に提示したものとして高く評価されており，ヘルシンキ宣言の改訂にも大きく影響を与えた。

③日本のガイドラインの策定の歩み

　続いて日本の動向を確認する。「731部隊」による中国人捕虜を対象とした非人道的な人体実験の実施や「九州帝国大学生体解剖事件」などがあったが，731部隊については米国との取引によりその研究結果を米国に引き渡す代わりに裁判にかけられることを免れたとされており【常石，2022】[2)]，戦後すぐの研究倫理ガイドライン策定には至っていない。

　日本での公的な研究倫理ガイドラインの策定は，医薬品の承認に関す

第2章　看護・保健系調査研究の倫理 | **41**

表2-2　ベルモント・レポート

❖ 「ベルモント・レポート：研究対象者の保護のための倫理的な原則およびガイドライン
The Belmont Report: Ethical Principles and Guidelines for the Protection of Human Subjects of Research」（1979年）
• 人を対象とする研究のための倫理的な原則およびガイドライン
• Part A：診療と研究の境界
• Part B：基本的な倫理原則 ― 人格の尊重，恩恵，正義
• Part C：応用 ― インフォームド・コンセント，リスクと利益のアセスメント，被験者の選択

生物医学・行動学研究の被験者保護のための米国委員会（筆者訳）『ベルモント・レポート』，1979
https://www.hhs.gov/ohrp/regulations-and-policy/belmont-report/read-the-belmont-report/index.html

る海外の基準と合致させることを主な目的として裁定された「医薬品の臨床試験の実施の基準に関する省令（GCP省令）」（1997年）以降となる。2000年前後に無断遺伝子解析研究の実施が問題化されたことなどを受けて「ヒトゲノム・遺伝子解析研究に関する倫理指針」（2001年）が策定された。その後「疫学研究に関する倫理指針」（2002年）「臨床研究に関する倫理指針」（2003年）が策定され，両者は2014年に「人を対象とする医学系研究に関する倫理指針」に統合されたが，さらに2021年に「ヒトゲノム・遺伝子解析研究に関する倫理指針」と統合し「人を対象とする生命科学・医学系研究に関する倫理指針」（以下，生命・医学系指針）となった。また，「ディオバン事件」などへの対応の必要性から，特定の臨床研究を強制力と罰則を伴う法律によって規定する「臨床研究法」が2017年に成立した。

このように，日本国内で実施する人を対象とする医学系研究は，その種別ごとに規定するレギュレーションや審査する委員会が異なる。「医薬品，医療機器等の品質，有効性及び安全性の確保等に関する法律」（2014年に薬事法から改正され薬機法と呼ばれる）に基づき市販化の承認申請を目的とする治験を規定する「GCP省令」，臨床研究のうち「特定臨床研究」（未承認・適応外の医薬品等の臨床研究，あるいは製薬企業等から資金提供を受けた医薬品等の臨床研究）に該当するものを規定

する「臨床研究法」，それ以外の臨床研究（介入研究）や観察研究など
を規定する「生命・医学系指針」というように分類されている（表2-
3）。概ね，治験や特定臨床研究に該当しない人を対象とする医学系研
究が準拠すべきレギュレーションは，「生命・医学系指針」と考えて良
い。

　また，「生命・医学系指針」は2021年の施行後すでに一部改正が2度
行われている（2024年1月現在）。「個人情報の保護に関する法律」（個
人情報保護法）の改正（2023年4月施行）に合わせるためであるが，こ
のように医学系研究を規定するレギュレーションは少なくない頻度で改

表2-3　日本のレギュレーションの分類（2024年1月時点）

研究		レギュレーション	委員会
治験		GCP省令	治験審査委員会
「臨床研究（＊1）」≒介入研究	「特定臨床研究」 • 未承認・適応外の医薬品等の臨床研究 • 製薬企業等から資金提供を受けた医薬品等の臨床研究	臨床研究法	認定臨床研究審査委員会
	上記以外の臨床研究（＊2） • 承認薬のみを用いた公的資金に基づくものなど • 手術手技（医療機器開発除く）	人を対象とする生命科学・医学系研究に関する倫理指針（生命・医学系指針）	倫理審査委員会（＊3）
観察研究			

注記
＊1：「臨床研究」とは「医薬品等を人に対して用いることにより，当該医薬品等の有効性又は安全性を明らかにする研究」（臨床研究法　第二条）
＊2：「特定臨床研究」以外の臨床研究も努力義務として臨床研究法の基準遵守義務の対象ではある。
＊3：倫理審査委員会については機関によって呼称は異なる。

正されていることに留意していただきたい。

3. 倫理的に適切な研究を実施するための8原則

　前の節で紹介したガイドラインなどにおおよそ共通する研究倫理の原則として，エマニュエルらがまとめた8原則を下敷きに，人を対象とする研究に求められる倫理のポイントを確認する（表2-4）。「生命・医学系指針」など現行のガイドラインは随時改正されるがゆえに，基礎となる原則の理解は重要である。

　ちなみに以下の原則の順番には時系列的に意味がある。まず研究者により倫理的に妥当な研究計画が作成され（原則①〜⑤），倫理審査委員会といった第三者組織によって研究計画の倫理的妥当性が審査・承認され（原則⑥），そのうえで研究参加者を尊重した研究が遂行される（原則⑦・⑧），その各段階で配慮されるべき原則を並べている。

①研究参加者（コミュニティ）との協力的なパートナーシップ

　この原則は，研究参加者個人というよりも，研究参加者が所属するコミュニティとの協力的なパートナーシップを重視するものである。例えば，ある地域の住民を対象としたコホート研究などをイメージするとわかりやすいだろう。具体的な研究そのものは研究参加者個々人を対象に実施するとしても，研究の遂行にあたってなんらかの負担やリスクを地域やコミュニティに負わせることもある。研究の結果，対象となるコミ

表2-4　倫理的な研究を遂行するための8つの原則

①　研究参加者（コミュニティ）との協力的なパートナーシップ
②　研究の社会的価値
③　研究の科学的妥当性
④　研究参加者の公正な選択
⑤　適切なリスクと利益の評価
⑥　独立した第三者によるレビュー
⑦　インフォームド・コンセント
⑧　研究参加者の尊重

（EJ. Emanuel, D. Wendler, C Grady, An Ethical Framework for Biomedical Research, "The Oxford Textbook of Clinical Research Ethics", Oxford, 2008. pp. 123-135）をもとに著者作成

ュニティで，ある疾病の罹患リスクが高いといったことがわかった場合，その研究はコミュニティに利益をもたらす可能性もあるが，差別など社会的なスティグマにつながるリスクもある。また被災地など調査の実施自体が研究参加者のみならずその候補となる地域の住民全体の負担となることもある（調査地被害）。

　研究倫理で第一に保護の対象となるのは個人としての研究参加者ではあるが，関係するコミュニティへの負担やリスクを最小限にするよう，研究デザインを考える時点から適切な配慮をすることが望ましい。そして研究の結果得られた知見など社会的利益をなるべく対象となるコミュニティに還元するよう，結果の報告などにつとめるべきである。

　研究参加者個人のみではなく関係する集団や地域への影響に注意を向けることの重要性について，近年その意識が高まっているとも言える。例えば，看護・保健系の調査研究と方法などの点で関連する領域として社会学が挙げられるが，日本社会学会の「日本社会学会倫理綱領にもとづく研究指針」では，2023年3月改正によって，「1．研究と調査における基本的配慮事項」の「（7）結果の公表」に，新たに「ｃ．対象とした集団や地域に影響を及ぼす可能性についての自覚」が付け加えられた。そこでは，「調査の計画から結果の公表に至る全過程で，特定の集団や地域に対する偏見・差別・スティグマを生み出したり助長したりしないか慎重に検討」することが呼び掛けられている【日本社会学会，2023】[3]。また，同指針では「3．質的調査における配慮事項」に，新たに「（3）対象者の心身への影響に対する配慮」が付け加わり，そこには「対象者への身体的・心理的な影響が特に懸念される場合には，当事者団体や関連する支援団体等に調査開始前に相談し，必要な対応について十分に検討」しておくことが呼び掛けられている【日本社会学会，2023】[3]。これも研究参加者の所属するコミュニティとの協力的なパートナーシップの望ましい配慮の一つと考えられる。

②研究の社会的価値

　人を対象とした医学系研究は，研究参加者に何らかの負担をかける。時には危害を与えるリスクもある。さらに研究による直接的な利益は必

ずしも参加者自身にはない。このように人に一定の犠牲を求めるような研究が正当化されうるのも，それが社会的に価値のあるものだからともいえる。少なくとも，社会的価値なしに研究参加者に負担やリスクを負わせることは研究倫理として正当化できない。

また，研究者としては得られた結果がより社会的に有益なものとなるよう，研究結果の開示や広報に工夫するなど，社会的価値を促進することにも配慮するべきである。

③研究の科学的妥当性

仮に社会的価値があると見込まれる研究であっても，科学研究として方法が妥当ではないと，得られた結果の科学的信憑性が乏しいこととなる。この場合も無益な研究に参加させ，リスクと負担のみを参加者に負わせたこととなり研究倫理の観点からも正当化できない。冒頭にも記述したが，本書全体で論じられているような看護・保健系の調査研究の科学的に妥当な方法論にのっとって研究を遂行することは，研究倫理においても本質的な要素である。

また，科学的妥当性の原則には，研究の実施可能性も含まれている。社会的価値があり方法的に妥当であっても，研究予算や期間など環境面で無理があり研究が頓挫してしまうと，結局は有効な結果が得られない研究に参加を求めたことになってしまう。

④研究参加者の公正な選択

研究参加者の選択は，あくまで研究の科学的な理由に基づいて行われるべきであり，リクルートのしやすさといった利便性に基づいて行われるべきではない。

これまで倫理的に問題とされた研究の中には，タスキギー事件のように貧困層の教育歴に乏しい社会的に周縁化された人たちや，施設に収容されている人，精神疾患をもつ人など，研究参加への自発的な同意という点で困難を抱えている人々がターゲットとされたものがある。このような人たちを「社会的弱者」あるいは「脆弱性（vulnerability）を有する人たち」として，研究倫理では不当な搾取が行われないよう配慮することが求められる。リクルートのしやすさということで研究参加を拒否

することが難しいような人々を研究参加者として選択することは，研究のリスクを社会的に脆弱な人に負わせ，利益をより強い立場の人たちが享受するという不公平な状態を生み出すことになる。冒頭の例のように，教員が学生を対象として研究する場合も，研究の目的に基づく選択ではなく，リクルートがしやすいからという理由による場合は倫理的に正当化できない。学生も場合によって搾取されるリスクの高い脆弱な人たちとされている。

　しかしながら，ある人々を研究参加から不必要に排除するということも不公平を生み出す可能性がある。例えば，認知症をわずらう人や小児などは自発的な同意能力に限界があり脆弱な人たちとして配慮が求められる。しかしそういった人たちを全ての研究から排除してしまうと脆弱とされる人たちを対象とするヘルスケアが進展しない。脆弱性に配慮しつつも，そうした人たちへのヘルスケアの進展につながるような研究を行うということも，社会的な公平性という点で重要である。

⑤適切なリスクと利益の評価

　研究を遂行することによって得られる利益と参加者が被る負担やリスク，この両者を比較して実施が適切か否か判断する，ということが求められる。この比較の難しいところは，研究による利益は参加者というよりもむしろ社会一般が享受するが，リスクや負担は参加者が一手に負うことになるというように，利益とリスクの受け手が異なるところにある。

　よって研究遂行上可能な限りリスクを最小化するということが重要になってくる。そのためにはどのようなリスクや負担が発生するか，研究の計画段階でしっかり見極めることが求められる。まず，リスクの種類について，身体的なものばかりではなく，精神的なもの（過去のつらい経験に触れるようなインタビュー調査など）や社会的なもの（情報が漏洩した場合に社会的差別にさらされるリスクなど）にも注意を向ける必要がある。そしてリスクの起こりやすさ，起こった場合の重大さも見極め，なるべく最小化するような工夫が求められる。

　一方の利益についてであるが，改めて社会的価値や科学的妥当性に乏

しい研究は利益をもたらさず負担とリスクのみ参加者に課すこととなり，利益とリスクのバランスが取れていないことは明確である。また，利益としては研究で得られるものに限定するべきで，謝礼などは利益として考慮するべきではないとされている。謝礼を考慮するべき利益に含めてしまうと，高額の謝礼さえ用意すればリスクの高い研究が正当化されかねないこと，また経済的に困窮した人が経済的理由で参加を希望する可能性が高くなり，同意の自発性や参加者選択の公平さに問題が生じることなどが指摘されている【ロバート・J・アムダー＆エリザベス・A・バンカート，2009】[4]。

⑥独立した第三者によるレビュー：倫理審査委員会による審査・承認

　どれほど研究者自身がこれまでに列挙した原則をもとに倫理的な点に注意を向けて研究計画を作成したとしても，自分の研究に思い入れがあることは当然のことであり，研究の価値付けや利益とリスクの比較考量なども偏ったものになる可能性は否めない。また研究者は，学位の取得や研究業績への関心，予算執行の条件や期日など様々な利害関心や事情に影響を受けている。特に医療者の場合，患者やクライアントへの専門職者としての立場と，研究者としての立場といった，相異なる，場合によっては矛盾する利害関心をもつことがある（利益相反）。

　こうした研究者自身の倫理的配慮への限界や偏りを是正し，研究の倫理性を担保するためには，独立した第三者によるチェックが必須とされる。具体的には「倫理審査委員会」などと呼ばれる第三者組織による研究計画の審査が求められる（放送大学には放送大学研究倫理委員会がある）。基本的に，人を対象とする医学系研究は，研究者自身だけでは研究計画の倫理性は担保されない。倫理審査委員会による審査と承認をもってはじめて倫理的に妥当な研究計画となる。よって，倫理審査には原則として事後承認はありえず，研究実施前の事前承認を必須とする。あとは承認された研究計画にしたがって研究を遂行することが求められる。もっとも，研究を実施してみてはじめて課題に気づき，研究の方法など変更をする必要が出てくることはよくある。その場合は，その都度，研究計画の変更について倫理審査委員会の審査を受け，承認を得て

から変更後の計画に基づいて実施することが求められる。

　このような手続きについて煩わしいという声を聞くことがある。しかし，研究者自身の利益相反状態を考えれば，科学的・倫理的により質の確保された適正な研究を遂行するために不可欠な手続きであること，それゆえ研究遂行上のトラブルを予防するという利点もあること，また第三者のチェックが入った研究として社会的信頼を得ることができること（参加者に提示する説明文書などには審査・承認をした倫理審査委員会の名称を記載する）などその必要性と利点を理解してほしい。

⑦インフォームド・コンセント

　まず，インフォームド・コンセント（以下 IC）について留意するべき点について確認しておこう。IC は，informed consent という英語を見れば明らかなように，情報を提供され（informed）同意する（consent）のは研究参加者である。主体は研究参加者であり研究者ではない。次に，IC を研究参加者から取得したからといって，それはその後の研究で生じる出来事から研究者を免責するものではない。そして，IC には研究への同意だけではなく，その拒否や撤回も含まれることに留意しておこう。研究参加を拒否したり，また同意後に撤回したりしても不利益はないことを参加者に伝え，同意の自発性を確保する必要がある。

　次に倫理的に妥当な IC を得るために，目を向けるべき要素について確認する。「研究参加者の同意する能力」「説明される情報の内容」「参加者の理解」「同意の自発性」以上の 4 点である。まず研究参加者が個人で説明を理解し同意する能力のある人か否か，場合によっては代わりに同意を与える「代諾者」を必要とするか確認する必要がある。もっとも，研究実施前に研究計画の段階で代諾者を必要とする場合があること，またどのような人を代諾者として選定するかということなどを計画書に記載し，その科学的・倫理的妥当性について倫理審査委員会の承認を得る必要がある。続いて，説明される情報の内容であるが，例えばヘルスケアの現場で研究が行われる場合，参加者にとって，それが研究ではなく，自分に対する治療やケアを行っていると勘違いする可能性が高い（治療との誤解）。そのような誤解が生じないよう参加を呼びかけて

いるものがヘルスケアではなく研究であるということ，そして参加の負担やリスクを引き受けてでも参加して良いと思えるか否か判断できるような情報が求められる。例えば，研究の目的や意義，方法，参加者選択の基準，研究参加による予想される利益とリスク・負担などが挙げられる。続いて，参加者の理解については，単に一方的に説明するばかりではなく参加者が十分に理解できているか確認することが求められる。そして，研究への参加が，なんらかのプレッシャーなど強制によるものではなく自発的なものであることが求められる。例えば，冒頭の教員による学生対象のアンケート調査のように，名簿で提出が管理されていることや，教員と学生という非対称な力関係を考えると，調査への同意の自発性が担保されているとは言いがたい。

　ちなみに，IC とは異なるが，インフォームド・アセントについても確認しておく。子どもなど同意能力に限界があり，法的にも IC を取得することができない人を対象として研究を実施する場合，IC を得ることができないからといって，研究に参加する本人を全く無視して実施することは望ましくない。代諾者から IC を取得することと並行して，参加者本人の理解能力に合わせてわかりやすい説明をし，研究参加への賛意（アセント）を取得することが倫理的に望ましいとされている。「生命・医学系指針」でも努力義務として規定されている。

　それから人を対象とする研究の中には，IC 取得の段階で参加者に本当の研究目的を説明してしまうと研究実施が困難になるタイプの研究もある。主に心理学や行動科学など，人の行動を観察してデータにするタイプの研究に見られるもので，研究の本当の目的を知らせると参加者が意識して行動を変えてしまうような場合である。このような研究の場合，IC 取得の段階で真の研究目的を伏せる必要が出てくる。このような研究の倫理的な妥当性を担保するためには，そもそも研究目的を伏せるといったことが正当化されるほどの価値と必要性がある研究であるか否か検討すること，そして IC 取得の段階で研究の性質上全て開示することが難しい内容があることや事後に説明をするということを伝えておくこと，そして研究実施後に研究の真の目的等全て説明し改めて研究参

加の意思を確認すること，この段階で研究参加者が参加を拒否した場合
は，取得したデータを利用せず破棄すること，そして以上の事項を事前
に研究計画書に記載し倫理審査委員会の承認を得ること，などが指摘さ
れている【武藤，2015】[5]。

⑧研究参加者の尊重

　この原則は，研究参加の呼びかけから研究終了まで，一貫して研究参
加者の人権や尊厳を守るよう求める包括的なものである。

　まず，医学系研究は研究参加者の病歴など機密性の高い情報を収集す
ることが多い。そのような情報が漏洩しないようにすること，不必要に
第三者に口外しないよう守秘義務を遵守すること，以上の個人情報の適
正な管理が研究者に求められる。

　そして，研究参加者への尊重という点で，得られた研究成果の報告な
ど何らかの利益の還元に努めることが求められる。

　以上の研究参加者への尊重という原則は，実際に参加した人だけに限
定されない。リクルートの過程で参加を呼びかけたが参加を拒否した
人，あるいは途中で辞退した人などに対しても，その過程で取得した個
人情報の破棄を含めた適切な管理など必要な責務が研究者に課せられて
いることにも留意する必要がある。

コラム：研究計画立案と倫理的配慮の例

　例えば，施設で暮らす認知症をもつ高齢者の口腔ケアについて，調査研究の
計画を立てる場面を考えてみよう。

　まず，研究の背景や目的を明確にしながら，その社会的価値（原則2）や科
学的妥当性（原則3）を検討しつつより具体的な研究デザインを考えていくこ
とになるだろう。そこで改めて，研究の対象とするのがなぜ「施設で暮らす認
知症をもつ高齢者」であるのか，研究の目的や科学的妥当性の観点から正当化
されることが求められる。研究参加者の公正な選択（原則4）という点で，特
にこの場合は自分自身で判断することに限界がある上に施設で暮らしていると
いう点で「脆弱性を有する」人たちである。決してリクルートのしやすさとい
う点で選択がなされるべきではない。

また目的やその方法の検討において，介入研究となるのか，観察研究となるのかという点で研究デザインとともに倫理的に検討されるべき点も異なってくる。すでに日常的に行われている口腔ケアについて関係するデータを収集するという研究であるのか（観察研究），日常的には行われていない口腔ケアを研究目的で実施してデータを収集するという研究であるのか（介入研究）ということによって，検討するべきリスクと利益のポイントが異なり（原則5），またIC取得の手続きも異なってくる（原則7）。観察研究であれば口腔ケア自体は日常的に行われているものであるので，リスクについてはデータ収集に関係するリスク（アンケートやインタビューを実施する場合の参加者に与えうる負担や情報漏洩などのリスクなど）が主となるが，介入研究であれば加えて新規に研究目的で実施するケアそのものがもたらしうるリスクについて検討する必要がある。なお，利益については具体的な研究デザイン次第というところがあるが，概ね研究による一般的な知識取得のみで研究参加者自身の得る利益はないと考えられる。新規のケアがもたらすと考えられる利益はあくまでそれが利益と言えるか否かを調べるための研究であって，研究実施時にリスクとバランスを取るべき利益には位置づけがたい。

またIC取得については，対象とするのが認知症をもった高齢者であることから，代諾者をどうするか，また代諾者からICを取得するとしても参加者本人のインフォームド・アセントについてどうするかということの検討を要する。なお，IC取得の詳細な手続きについては研究実施時に参照されるべきガイドライン（2024年1月時点では「生命・医学系指針」）に準拠することが求められる。文書によるIC取得を要するか，例えば研究参加の拒否の機会を用意する「オプトアウト」が許容されるか，具体的な研究デザインによって異なってくる。

一連の研究計画の立案において，リクルートを呼びかけることになる施設や家族といった身近な人など参加者の関係者とのコミュニケーションも必須となるだろう（原則1）。求められる倫理的な配慮は研究により多様であるが，研究実施における負担だけではなく，場合によっては結果の開示によって施設など関係者に不利益を及ぼす可能性もある（例えば，実施されているケアを評価するような研究の場合に当該施設でのケアの評価が低く出た場合の開示の仕方

など）。データ収集や介入の対象となる参加者だけではなく，関係者の被る可能性のある影響などについても検討することが求められる。

　ICなど研究参加に関する同意取得の手続きのほか，情報漏洩のリスクを最小限にするよう取得データの保管の仕方をどうするかなど参加者をいかに尊重した仕方で実施するか手続きを含めて研究計画を作成したのち，それを所属する機関の倫理審査委員会に提出して審査を受ける必要がある（原則6）。そこで必要な修正に関する意見などあれば修正し，承認を得た上で（所属機関長の許可も要する）研究を実施することが求められる。事後承認は認められない。また承認を得た研究計画を変更する必要が出てきた場合は，改めて変更点についての審査・承認を得てから変更後の計画に基づいて実施することが求められる。

　以上が想定される主な倫理的検討ポイントであるが全てが網羅されているわけではもちろんない。各自の研究ごとに十分な検討が求められる。

4.　公正で責任ある研究の遂行について

（1）研究不正の背景と求められる対応

　社会的・科学的に価値があり，妥当な方法にのっとって遂行される科学研究は，その知見によって社会に利益を還元し，また科学コミュニティ内でのコミュニケーションを通じて進展し蓄積されていく。再現可能性のある公正な研究でなければならないことは論をまたないだろう。中でも医学系研究は人々の健康に関わる知見を生み出す。研究不正による影響は科学コミュニティ内部のみならず，社会的にも大きなものになりうる。例えば，ディオバン事件の与えた影響は，データ改ざんにより偽りのある論文が掲載されたということに留まらない。偽りのエビデンスの提示は，誤った（あるいは意味のない）治療選択を誘導し，患者のみならず医療費の配分という点でも重大な社会的損失を招きうる。また社会による科学研究への不信も無視できない社会的損失である。

　しかしながら，研究不正事件はあとをたたない。不正であることは明白であるような行為に，時になぜ研究者は手をつけてしまうのか。研究

者の置かれている競争的環境の拡大，研究業績に対するプレッシャー，産学連携の強化や特許競争，これらが研究不正の起こる背景にあるという指摘もある【羽田，2015】[6]。研究者の置かれている環境の改善も必要と考えられるが，やはり研究者個人に向けた啓発も必須である。

　本章では，あくまで研究者個人への介入として，どのような行為が研究の公正さを，ひいては信頼に足る科学研究の存続を危うくさせるのか，代表的なものを確認する。詳細については，文部科学大臣の決定による「研究活動における不正行為への対応等に関するガイドライン」（2014年　以下「研究不正ガイドライン」）と日本学術振興会「科学の健全な発展のために：誠実な科学者の心得」を参照していただきたい。研究不正は学生にとって決して縁遠い問題ではない。指導者にあたる教員の不正にまきこまれたり，学生自身が不正を行い学位を取り消されるという事案も発生している。

（2）研究不正や好ましくない行為について

①捏造・改ざん・盗用

　代表的な研究不正行為であり「研究不正ガイドライン」で「特定不正行為」とされているのは，捏造 Fabrication，改ざん Falsification，盗用 Plagiarism であり，英語の頭文字から FFP と呼ばれる。「研究不正ガイドライン」の定義は表2-5の通りである。

　意味するところは明確と思われるが，例えば，出典を明記せず引用してしまうということに対してそれが「盗用」にあたるという意識に乏しい人も多いのではないだろうか。

表2-5　捏造・改ざん・盗用

捏造	存在しないデータ，研究結果等を作成すること
改ざん	研究資料・機器・過程を変更する操作を行い，データ，研究活動によって得られた結果等を真正でないものに加工すること
盗用	他の研究者のアイデア，分析・解析方法，データ，研究結果，論文又は用語を当該研究者の了解又は適切な表示なく流用すること

「研究不正ガイドライン」に基づき筆者作成

②その他の好ましくない行為

　2014年に策定された「研究不正ガイドライン」では，FFPの他に，「二重投稿」「不適切なオーサーシップ」を不正行為に該当しうるものとして明記している。

　二重投稿・二重出版とは，「著者自身によってすでに公表されていることを開示することなく，同一の情報を投稿し，発表すること」とされている【日本学術振興会，2015】[7]。研究者自身の業績の水増しという点だけではなく，雑誌に複数投稿することにより，査読など他の研究者に負担をかける，また同一の研究結果が重複して公開されることで他の研究者が過剰に重視してしまうということになりかねない。博士論文の公表の場合も該当するとされており，博士論文に基づく論文を投稿する場合は，学術誌に申請する必要があるとされている。ちなみに，研究業績の水増しに関するものとしては，一つの研究を細切れに発表する「サラミ出版」も問題とされている。

　次にオーサーシップをめぐる問題がある。オーサーシップとは，論文などの著者として表示されることである。著者として名前を記載することで，研究内容について責任をもつと同時に業績として社会に認知される。論文等研究成果の発表に至るまでに一定の基準以上に寄与したもの

表2-6　国際医学雑誌編集者委員会の（医学雑誌・編集者国際委員会）の投稿統一規定（2013年）

・以下の4項目全てを満たすことがオーサーシップの条件
1．研究の構想・デザインや，データの取得・分析・解釈に実質的に寄与していること 2．論文の草稿執筆や重要な専門的内容について重要な校閲を行っていること 3．出版原稿の最終版を承認していること 4．論文の任意の箇所の正確性や誠実さについて疑義が指摘された際，調査が適正に行われ疑義が解決されることを保証するため，研究のあらゆる側面について説明できることに同意していること

日本学術振興会「科学の健全な発展のために」編集委員会編『科学の健全な発展のために：誠実な科学者の心得』丸善出版，2015

にはその資格があるが，そうでない場合はその資格はないと考えるべきである。オーサーシップの資格の基準として代表的なものに国際医学雑誌編集者委員会の投稿規定がある（表2-6）。しかし，論文の内容にほとんど関与していないにもかかわらず，研究者間の人間関係等の事情により著者となること（ギフト・オーサーシップ），逆に研究に大きく関わり著者の資格が十分あるにもかかわらず名前が載せられないこと（ゴースト・オーサーシップ）といった不適切なオーサーシップが問題とされている。

（3）利益相反

利益相反（Conflict of interest：COI）とは，主には経済的なものが想定されており，厚生労働省による「厚生労働科学研究における利益相反（Conflict of interest：COI）の管理に関する指針」では，「COIとは，具体的には，外部との経済的な利益関係等によって，公的研究で必要とされる公正かつ適正な判断が損なわれる，又は損なわれるのではないかと第三者から懸念が表明されかねない事態」とされている。例えば，研究者がある企業から研究費を寄附されていたり，株を所有していたり，あるいは役員を務めながら，その企業の製品に関する研究に従事する場合，いかに誠実な研究に努めていたとしても，社会的には当該研究が企業の利益になるよう影響を受けていると思われることは否めないだろう。

しかしながら，産学連携が推進され，研究成果の社会的還元という点からも企業をはじめとした諸団体と連携しながら研究を進めることはもはや不可避である。そこで，利益相反については，その状態にある研究者を排除するのではなく，適切に管理すること（利益相反マネジメント）が目指されている。代表的なものに，利益相反状態の開示が挙げられる。研究者が，研究にあたって何らかの経済的な関心から影響を受けている可能性があることを論文など研究成果の発表の際に開示し，読者に二次的な影響の可能性を含めて論文の価値を判断できるようにする。利益相反についても，倫理審査委員会と同様に，研究機関の長に「COI

委員会」を設置することがガイドラインで求められており，研究者は自らの「経済的な利益関係」を報告し，適切な対応など指導を受けなければならない。

5. まとめ

　研究は一人閉じたものではなく，他の研究者や社会の人々とコミュニケーションをとりながら実施し，また研究成果を発表することで新たなコミュニケーションを紡いでいく営みである。人を対象とする研究においても，研究の公正さにおいても，およそ問題となるような事案はコミュニケーションにおける不誠実さということに集約されうる。研究倫理と聞くと，ガイドラインの遵守や倫理審査など，研究者の活動を規制し制限するもののように捉える人も少なからずいるだろう。しかしながら，研究倫理は，本来，科学研究を軸としたコミュニケーションを危うくするような暴力的で不正な行為を防ぎ，科学コミュニケーションを促進する機能をもつものである。研究者に求められているのは，ガイドラインの遵守のみといった受け身の姿勢ではなく，研究参加者を尊重した公正な科学の営みを促進するよう，積極的に研究倫理の議論に参画することでもあるだろう。

🔌 学習の課題

1. 人を対象とする看護・保健系の調査研究において，研究参加者の置かれている状況やリスクについて考えてみよう。
2. 人を対象とする看護・保健系の調査研究において，倫理審査委員会の審査と承認が求められる理由について考えてみよう。
3. 研究不正や好ましくないとされている行為について，それらがなぜそのように考えられているか理由を考えてみよう。

引用文献

1) EJ. Emanuel, D. Wendler, C. Grady, An Ethical Framework for Biomedical Research, In *The Oxford Textbook of Clinical Research Ethics*, Oxford University Press, 2008.

2) 常石敬一『731部隊全史　石井機関と軍学官産共同体』高文研，2022.

3) 一般社団法人日本社会学会『日本社会学会倫理綱領にもとづく研究指針（2023年3月改正）』（https://jss-sociology.org/about/researchpolicy/）

4) ロバート・J・アムダー＆エリザベス・A・バンカート編著（栗原千絵子，斉尾武郎訳）『IRBハンドブック：臨床研究の倫理性確保，被験者保護のために　第2版』中山書店，2009.

5) 武藤香織「6　調査研究に伴う倫理的配慮」（神里彩子，武藤香織編『医学・生命科学の研究倫理ハンドブック』）東京大学出版会，2015.

6) 羽田貴史「第1章　研究倫理に関する世界の動向と日本の課題」（東北大学高度教養教育・学生支援機構編『研究倫理の確立を目指して：国際動向と日本の課題』）東北大学出版会，2015.

7) 日本学術振興会「科学の健全な発展のために」編集委員会編『科学の健全な発展のために：誠実な科学者の心得』丸善出版，2015.（https://www.jsps.go.jp/file/storage/general/j-kousei/data/rinri.pdf）

＊ガイドライン

・世界医師会（日本医師会訳）『ヘルシンキ宣言　2013年改訂』（http://www.med.or.jp/wma/helsinki.html）.

・The National Commission for the Protection of Human Subjects of Biomedical and Behavioral Research, The Belmont Report, 1979（https://www.hhs.gov/ohrp/regulations-and-policy/belmont-report/read-the-belmont-report/index.html）.

・文部科学省，厚生労働省『人を対象とする生命科学・医学系研究に関する倫理指針』（https://www.mhlw.go.jp/stf/seisakunitsuite/bunya/hokabunya/kenkyujigyou/i-kenkyu/index.html）.

・文部科学大臣決定『研究活動における不正行為への対応等に関するガイドライン』（https://www.mext.go.jp/a_menu/jinzai/fusei/index.htm）.

・厚生労働省『厚生労働科学研究における利益相反（Conflict of interest：COI）の管理に関する指針』（https://www.mhlw.go.jp/stf/seisakunitsuite/bunya/hokabunya/kenkyujigyou/i-kenkyu/index.html）.

参考文献

・香川知晶『生命倫理の成立：人体実験・臓器移植・治療停止』勁草書房，2000.
・田代志門『研究倫理とは何か：臨床医学研究と生命倫理』勁草書房，2011.
・松井健志，田代志門「疫学研究の倫理」（赤林朗，児玉聡編『入門・医療倫理Ⅲ』）勁草書房，2015.
・眞嶋俊造ほか編著『人文・社会科学のための研究倫理ガイドブック』慶應義塾大学出版会，2015.
・宮本常一，安渓遊地『調査されるという迷惑：フィールドに出る前に読んでおく本』みずのわ出版，2008.

3 | 文献レビューの方法

米倉　佑貴

≪学習のポイント≫　健康や医療，看護分野の研究を行う上で文献や論文を
探してレビューすることは不可欠である。ここでは，文献の種類や探し方を
紹介する。さらに，収集した文献を読む際には，たえず批判的な目をもつ必
要があると言われるが，その意味や，文献クリティークの視点について紹介
する。
≪キーワード≫　文献検索，論文の読み方，文献整理の方法，クリティーク

1. はじめに

　良いリサーチクエスチョン・研究テーマの条件として "FINER" とい
う基準がある[1]。F は "Feasibility" で実現可能性，I は "Interesting"
でテーマの興味深さ，N は "Novel" で新規性，E は "Ethical" で倫理
性，R は "Relevant" で必要性である。研究計画書を作成する際や研究
成果を論文や報告書としてまとめる際には，研究テーマで扱う事象や背
景についてわかりやすく説明し，そのテーマに関する既存の研究成果を
確認して，批判的に吟味し，研究の必要性や新規性を示す必要がある。

　保健医療系の研究の計画書や論文においては，その研究テーマで扱う
健康問題の発生状況，健康問題が個人や社会に与える影響の程度を統計
結果や先行研究で明らかになっていることを示すことで研究の必要性を
示す。さらに，その健康問題に関連する要因にはどのようなものがある
か，要因に対する介入や治療にはどのようなものがあるか，等について
文献を検討することにより，研究の必要性や新規性を示していく。

　本章ではこうした文献検討の進め方や文献検討をする際に有用なツー
ルなどを紹介する。

2. 文献検討の概要

（1）文献とは

　研究で扱う文献とは広義には研究を実施する上で参考になる文書や書籍等の記録物全般である。研究上最も多く参考にされる文献は学術論文や学術書のような学術文献であるが，それ以外にも政府機関や企業等から発行される報告書や統計結果，インターネット上のウェブサイトやブログも含まれる。また，ChatGPT のような生成系 AI（Artificial Intelligence）によって生成された文章も「文献」として扱い，適切に引用するためのルールを定めている学術団体もある[2,3]。

（2）学術文献の種類と役割

　学術研究の成果をまとめ，公表する学術文献は大まかに分けて，学術論文，報告書（ガイドライン，テクニカルレポート），図書がある。

　学術論文は様々な分野で発行される学術雑誌に掲載されているのが一般的である。学術論文には，著者（ら）がデータを収集し，分析等を行った結果を報告するものと，それらで報告された結果等を統合・要約したものがある。前者は「原著論文」や「研究報告」といった種類で呼ばれ，後者は「総説」や「解説」といった種類で分類されている。学術雑誌に掲載される論文の多くは査読と呼ばれるその分野の専門家による内容の批判的な検討が行われ，その研究の意義や科学的妥当性が一定水準にあるもののみが掲載される。そのため，査読を経て掲載された学術論文は査読を経ないで掲載される学術論文やその他の文献と比較して，質が担保されている可能性が高い。

　報告書は，科学研究費助成事業（科研費）や民間の財団等から助成を受けた研究の結果を報告するものや，学術団体や職能団体，業界団体がその分野の知見等をまとめて発行するガイドラインやテクニカルレポートがある。前者は学術論文でいう「原著論文」に近いものが多いが，査読を受けていないのが一般的である。この研究成果の報告書をもとにして，学術雑誌に論文を投稿し，学術論文として掲載されることも多い。

後者は分類としては総説論文に近いが，学術論文と異なりページ数の制限はないため，より広い範囲について扱われることが多い。

図書は研究プロジェクトで行われた調査等のデータを新規に分析した結果やすでに刊行された学術論文やそれに加筆する等してまとめられた論文集のようなものもあれば，特定の分野に関する知見を体系的にまとめた教科書・体系書のようなものがある。

上記のような出版形態による分類の他に，文献で報告される知見が，研究者等が調査や実験等をすることによって新たに生み出された結果か，それとも既存の文献で報告された知見を整理したものかによって一次文献，二次文献といった分類をすることもある。一次文献は前者の研究者等によって新たな知見を報告するものであり，原著論文が代表的なものである。二次文献は総説論文や解説論文，ガイドラインやテクニカルレポート，図書が主なものである。

（3）文献検討に必要な予備知識・スキル

文献検討に必要な予備知識・スキルは，これから研究を始める分野についての基礎知識，研究方法に関する知識，英文読解のスキルである。

まず，文献検討をするためには，読むべき文献を探す必要がある。しかし，初学者がいきなり文献検索を始めても効率よく文献を見つけることは難しい。なぜなら文献検索のためには，適切なキーワードを選択する必要があるためである。そのためには，その分野についての基本的な知識が必要となる。こうした知識は文献データベースで検索して見つかる個々の論文を読むよりも，解説や総説のようなレビュー論文や，体系書，教科書，ガイドラインといった，その分野の知見がまとめられたものを読む方が効率的に情報収集をすることができる。こうした文献は検索して見つける以外にも，研究テーマに関連する論文の文献リストを探すことや，同僚や先輩，指導者，指導教員などその分野の専門知識がある人に紹介してもらうことで見つけることができる。

次に，見つけた文献を読み，内容を理解するためには研究デザインやデータの測定方法，統計解析等の方法論についての知識も必要となる。

保健医療系の研究についてのこのような知識は他の章で扱っているので，必要な箇所を適宜確認するとよい。

また，文献が書かれる言語は英語が圧倒的に多い。そのため，英語の文献を避けてしまうと，情報量が大幅に制限されてしまう。近年では，日本人を対象とした研究も日本語ではなく英語で発表されることが多い。特に質の高い研究結果はまず英文誌に投稿される。したがって，日本語文献だけでは，日本での研究の状況も十分に把握することが困難である場合が多い。英文を読解するスキルは文献検討を行う上で必須のスキルと言える。

（4）文献検討の種類

文献検討はすでに発表されている研究成果を確認し，これから行う研究の新規性や必要性，興味深さを示すために必要なステップである。また，コクランレビュー[4]のように系統立った方法に基づいて行われ，それ単体で研究論文として公表されるものもある。大木[5]は一次文献の中で研究の新規性や必要性を示すために行われる文献の検討を「文献検討」，コクランレビューのようにそれ自体を一つの研究として行う文献の検討を「文献レビュー」として区別している。研究計画書や一次文献における「文献検討」では，論文全体のページ数や引用文献数の制限があるため，文献検索の方法や選択基準，文献から抽出する情報やその抽出方法等の文献検討の方法について記述することや，検討の対象となる文献の網羅性は求められないことが多い。しかしながら，系統だった方法により，網羅的に文献を検討することで，偏りなく，十分な根拠をもってこれから行う研究が必要性や新規性を示すことができるため，可能な限り系統だった方法で行うことが望ましい。

本章では大木[5]の分類の「文献検討」を念頭においてその手順を解説していく。コクランレビューのような系統立てたレビュー（システマティックレビュー）に関しては，第14章の既存データによる研究法で概説する。

3. 文献検討の進め方

　文献検討の進め方は通常の研究の進め方と類似するところが多い。通常の研究では対象者は個人や団体等であるが，文献検討はその対象は個々の「文献」である。文献検討は通常の研究と同じように，(1)文献検討の目的や問い（レビュークエスチョン）を決め，(2)必要なデータ（文献）を収集し，(3)文献（データ）の内容を分析・解釈し，(4)結果をまとめる，という流れで進めることができる。一方で通常の研究と異なるのは，データ収集に当たる文献の検索や収集は文献データベースを通じて検索することができる上，適切な方法で引用すれば同意を取得する必要もないため，人を対象とした研究よりもかかるコストや労力が低く，繰り返し行うのが比較的容易であるということである。したがって，一連の文献検討を行った時点で新たな問いが出てきたら，それについて再び文献検討を行うことや，分析途中で文献検索を再度行い，分析対象を追加するということも可能である。以下，各ステップについて解説していく。

（1）文献検討の目的を決める

　文献検討を始める際にはまず，何について調べるか，どのようなことを明らかにしたいか，文献検討の目的を決める必要がある。保健医療分野における量的研究を行う際の文献検討で確認すべき典型的な情報は先に述べた通り，研究で扱う健康問題の発生状況，健康問題が個人や社会に与える影響の程度，その健康問題に関連する要因の種類や関連の強さ，要因に対する介入や治療の方法と効果，等である。これらに関する問いを，第1章で紹介した PICO や PECO にしたがって整理すると，文献を探す時のキーワードや検索条件を決めるのに役立つ。

（2）文献を探す

①文献の選定基準を設定する

　文献を探すステップは量的研究，質的研究における対象者のリクルー

トに相当する。したがって，通常の研究と同様に，目的に合致した対象（文献）を選定して，その対象からデータを収集する必要がある。量的研究で対象者として選定する基準や除外する基準を設定するのと同様に，文献検討においても目的に合わせて選択基準と除外基準を設定する必要がある。基準を設定するポイントとしては，トピック，研究対象者の属性，文献の出版年，文献の言語，文献の種類，研究デザイン等がある（表3-1）。

選択基準，除外基準を設定できたら，検索のためにそれぞれの基準をキーワードや検索条件に落とし込んでいく。基準の中には，出版年や言語，文献の種類のように検索する文献データベースの機能で絞り込むことができるものもある。一方で研究対象者の属性等はキーワードで検索するのが難しい場合もある。そのような場合は検索したあとに抄録や本文を読み選択，除外していく。

②基準に基づいて文献を探す

文献を探す方法は，データベースや検索エンジンによって電子的に探

表3-1　文献の選択基準，除外基準の例

項目	例
トピック	・介護負担感に関連する要因についての研究 ・乳がん患者に対する意思決定支援に関する研究
研究対象者の属性	・20歳以上64歳以下の日本人を対象とした研究 ・18歳未満の者を対象としたもの ・医療機関で働く看護職を対象としたもの
出版年	・2014年4月以降に出版されたものを対象とする。
言語	・日本語および英語で書かれたものを対象とする。
文献の種類	・原著論文のみ対象とする。 ・会議録は除く。
研究デザイン	・ランダム化比較試験のみを対象とする。 ・ケースコントロール研究およびコホート研究を対象とする。 ・ランダム化が行われていない研究は除外する。

米倉（2022）[6]の表を一部改変

す方法と，これらのツールによらない方法がある。表3-2に保健医療分野で使用される主な文献データベースを示した。システマティックレビューを行う際にはこれらの文献データベースを複数組み合わせて網羅的に検索する必要がある。一方でシステマティックレビューを行うのでなければ必ずしもその必要はない。無料で利用できる CiNii や PubMed

表3-2　保健医療分野の研究で使用される主な文献データベース

データベース名	内容	URL
医中誌 web	特定非営利活動法人医学中央雑誌刊行会（略称：医中誌）が作成・運営する，国内医学論文情報のインターネット検索サービス7)	契約しないと利用できない。
CiNii Research	国立情報学研究所が運営している論文，図書，雑誌，博士論文等を収録したデータベース	https : // cir.nii.ac.jp/
PubMed	米国国立医学図書館が提供する生物医学，生命科学の文献データベース	https : // pubmed.ncbi.nlm.nih.gov/
CINAHL	看護学および隣接領域の文献データベース	契約しないと利用できない。
Cochrane Library	コクランレビュー，臨床試験等の情報を収録したデータベース	https : // www.cochranelibrary.com/
Embase	エルゼビア社が提供する生物医学系の文献データベース	契約しないと利用できない。
APA PsychInfo	アメリカ心理学会の心理学関連の文献データベース	契約しないと利用できない。

米倉（2022）6) の表を一部改変

でも多くの文献を探すことができるので，これらで検索すれば十分に必要な情報を得ることができる。放送大学で利用できるサービスやデータベースについては，附属図書館が発行しているリブナビ・リブナビプラス（https：//lib.ouj.ac.jp/libnavi.html）で詳しく解説されているので，参照するとよい。

　文献データベース，検索エンジンによらない方法としては，同僚や指導者等に紹介してもらう方法や，文献の引用文献リストから探す方法等がある。検索による方法だけでは見落としてしまう文献もあるので，両者を組み合わせて探すことで，網羅的に文献を探すことができる。また，先に述べたように，文献検討を行う分野についての知識があまりない場合は，検索による方法よりも，人に紹介してもらったり，文献リストから重要文献を探したりするほうが効率が良いこともある。

　文献データベースでの検索では，通常のキーワード検索（自然語検索）以外に，同義語・類義語等をまとめたシソーラスによる検索（主題検索）を行うことができるものもある。医中誌ウェブ（https：//login.jamas.or.jp/）の医学用語シソーラスや PubMed（https：//pubmed.ncbi.nlm.nih.gov/）で使用できる MeSH（Medical Subject Headings）ターム等がある。シソーラス検索を使用できるデータベースでは，収録されている文献にキーワードが関連付けられており，それらの文献を検索することができる。つまり，一つのキーワードで同義語・類義語を含む文献をまとめて検索できるということである。シソーラスは分野ごとに用語の抽象度に応じて階層構造に整理されており，用語間の関係やシソーラス用語（統制語）に含まれる類義語，同義語などを調べることもできる。主題検索は類義語・同義語を含む文献を一括で検索できる点は有用であるが，新しい用語や古い用語はシソーラスに含まれておらず，検索から漏れてしまうという欠点もある。そのため，自然語検索と主題検索を組み合わせてそれぞれの欠点を補うとよい。

　文献データベースで文献を検索する際は，上記の自然語やシソーラス等のキーワードを表3-3に示したような"AND"や"OR"等の論理

表3-3　文献データベースで使用できる論理演算子

論理演算子	内容
AND	前後のキーワードの両方を含むものを検索する。
OR	前後のキーワードのどちらかを含むものを検索する。
NOT	NOT のあとのキーワードを含まないものを検索する。

演算子と組み合わせた検索式を作成して検索する。

　AND は OR よりも優先されるため，類似の複数のキーワードを OR で結び，他のキーワードと AND で条件を指定する場合は OR で結んだキーワード群をカッコで囲うことで実現できる。例えば，「がん」または「腫瘍」または「悪性新生物」を含み，かつ「治療」を含むような文献を検索する場合は，以下のような検索式を作成すればよい。

（がん OR 腫瘍 OR 悪性新生物）AND 治療

③見つけた文献をスクリーニングする

　データベースでの検索では選択基準に合致しない文献，除外基準に該当する文献も検索結果も含まれてくる。また，複数のデータベースを使って検索した場合，複数のデータベースに収録されていて，重複する文献も出てくる。そのような文献を除外するのが，検索結果のスクリーニングである。検索にヒットする文献が少ない場合は，データベースの検索結果から，タイトル，抄録を読む必要がある文献を選択してもよいが，ヒットする文献が多い場合は，それでは効率が悪い。そのような場合，システマティックレビューの際に文献のスクリーニングに使用されるウェブサービスの Rayyan（レイヤン）[8] を利用するとよい。Rayyan は文献データベースの検索結果を読み取り，E メールのプレビュー画面のように（図3-1），文献のリストと抄録を見ながら必要な文献とそうでない文献を効率的に振り分けることができる。重複文献の検出，除外した際の理由やラベルによる分類，キーワード検索，複数人での共同作業等様々な機能がある。詳細な使用方法は公式のチュートリアル動画[9]（英語）や片岡[10] 等 で紹介されている。

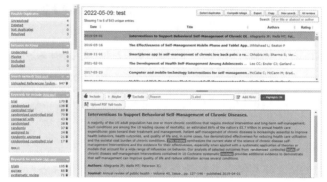

図3-1　Rayyanのインターフェース

④文献検討の対象文献を整理・管理する

　文献をスクリーニングして読むべき文献のリストができたら，文献データベースの検索結果やRayyanから文献情報をエクスポートして，文献管理ソフトに文献情報を取り込んでおくとよい。文献管理ソフトは，文献の書誌情報や本文の電子ファイルを保存できる，自分だけの文献データベースを作り管理することができるもので，多くの便利な機能がある。特に論文を執筆する際に有用なのは，ワープロソフト（Microsoft Word等）と連携して，本文中での引用や引用文献リストのスタイルを自動的に整える機能である。手作業で論文中の引用文献を管理しようとすると，書誌情報の入力ミスや引用スタイルのミスが起こりやすくなる上，バンクーバー方式のように文献を本文中での登場順に番号をつけてリストにするようなスタイルでは，本文を修正して順番が入れ替わった際に，番号や文献リストも入れ替え作業が発生し，非常に煩雑になる。また，論文を投稿して不採択になり，引用スタイルが異なる他の雑誌に投稿する際も，手作業では気の遠くなるような作業が必要になるが，文献管理ソフトを使用していればほぼ一瞬で変換することができる。表3-4に示すように，無料のソフトでも十分な機能を有しているので，導入するとよい。

第3章　文献レビューの方法 | **69**

表3-4　無料で使用できる文献管理ソフトの機能比較

		Endnote Basic	Mendeley Reference Manager	Zotero
登録可能文献数		50,000	無制限	無制限
添付ファイル保存容量		2GB	2GB*1	300MB*5
ウェブサービス		○	○	○
デスクトップアプリ		×	○	○
文献データの取り込み	エクスポートファイルから	○	○	○
	ブラウザから	○	○	○
	PDFから	×	○	○
ワープロソフトとの連携	Word	○	○	○
	Libre Office	×	×	○
	Google document	×	×	○
引用スタイル	サポートするスタイル数	21	7,000程度*2	10,000以上*4
	インポート	×	○	○
	編集・作成	×	○	○

＊1：オンライン分。有料プランあり。デスクトップアプリの添付ファイル容量はPCの保存容量まで。
＊2：https://www.mendeley.com/guides/csl-editor/（2024年2月15日参照）
＊3：オンライン分。有料プランあり。デスクトップアプリの添付ファイル容量はPCの保存容量まで。
＊4：https://www.zotero.org/styles（2024年2月15日参照）

米倉（2022）[6] の表を一部改変

（3）文献の内容を分析・解釈する

　読むべき文献を抽出できたら，文献の本文を取り寄せて読み，批判的に吟味していく。

①学術論文の構成

　学術論文は一般的に，タイトル，著者リスト，抄録，本文で構成されている。タイトルは研究の内容を端的に表したものである。著者リストにはその論文を書いた著者が論文への貢献度に応じて，並べて記載されている。抄録はその論文の内容を要約したものである。本文の構成は分野によって異なるが，保健医療系の分野ではIMRAD（Introduction, Methods, Results And Discussion）形式で構造化されていることが多い。緒言（Introduction）では，その研究で注目する課題・問題についての記述，その研究の必要性，その研究テーマに関連した先行研究のレビューや研究目的が書かれている。方法（Methods）では調査や実験，測定の方法，統計解析の方法が記述されている。結果（Results）では方法にしたがって行われた調査や実験の結果が図表や文章を用いて記述されている。考察（Discussion）では結果の要約，結果の解釈，先行研究との比較，研究の限界，今後の課題等について記述されている。最後に結論（Conclusion）として，研究の結果，わかったことがまとめられており，研究目的に対する答えが書かれている。

②学術論文の読み方

　研究を始めて日が浅く，その分野についての知識があまりない場合は，論文の緒言から結論まで通して精読をしてみよう。緒言で引用されている文献はその分野の重要文献であることが多いので，引用されている文献もさらに読むとその分野の知識が深まっていく。方法や結果の記述や図表についてもしっかりと読むことでその研究分野の基本的な記述スタイルや結果の示し方を学ぶことができる。図表での結果の示し方は自分が論文を書くときにも参考にすることができるため，わかりやすいと思った図表はメモしておくとよい。考察には先に述べたように，結果の解釈や先行研究との比較，研究の限界や今後の課題について記述する。

　ある程度その分野についての知識が身についてきたら，必要なポイントに絞って読むことで，効率よく文献検討を進めていくことができる。大まかな流れとしては，まず抄録を読んで概要を把握する。次に結果の

図表を見てどのようなことが明らかになったかを確認するとよい。これは通常論文に含まれる図表はそれを見ただけで結果がわかるように示されているためである。図表を見ただけでは詳細がわからない場合は方法の記述を確認し，どのような条件で分析等が行われているかを確認する。

③文献の批判的吟味（クリティーク）のポイント

　文献の批判的吟味については，量的研究，質的研究の違いや，研究デザインによる違いがある。CONSORT（Consolidated Standards of Reporting Trials），や STROBE（Strengthening the Reporting of Observational Studies in Epidemiology）等の研究デザインごとの報告ガイドラインのチェックポイントは文献を読む際のチェックポイントにもなるため，確認しておくとよい。様々なデザインの報告ガイドラインをまとめた"EQUATOR Network[11]"でここに示した以外にも様々なデザインの報告ガイドラインや研究計画のガイドラインを検索，ダウンロードすることができる。先に示した主要なデザインの報告ガイドラインに加え，自分が実施する予定の研究のデザインに対応するものや，読んでいる文献の研究デザインに対応したガイドラインにも目を通してみるとよい。

　研究の新規性や意義等を評価する査読とは異なり，文献検討では目的に合致した文献を収集して，その内容を統合していくため，チェックするポイントは方法の科学的厳密性やどのような結果が得られているかという点が中心となる。量的研究の論文の主なチェックポイントを Box3-1，Box3-2 に示した。

　研究方法でチェックするポイントは，研究デザイン，対象者の選定・除外の基準，標本抽出・対象者募集の方法，データの収集方法，分析の方法である（Box3-1）。

　研究デザインではどのようなデザインが選択されているか，そのデザインは研究目的を達成するために適当かといった点に注目する。実現可能な範囲でバイアスが入りにくいデザインが選択されていることが望ましい。対象者の選定・除外基準については，どのような人が対象か，選定基準・除外基準を満たしているかをどのように判断しているか，その

Box3-1　研究方法のチェックポイント

研究デザイン

- 観察研究か実験研究か。
- デザインによって見るべき点が異なる。
  - ➤ 報告ガイドライン（CONSORT，STROBE，COSMIN等）が参考になる。

対象者の選定基準・除外基準

- どのような人が対象か。
- 選定基準・除外基準を満たしているかをどのように判断しているか。

標本抽出方法

- どのような方法で抽出しているかを確認する。研究対象の偏りを評価するのに参考になる。

データの収集方法

- どのような測定用具（質問紙，測定器具）をつかっているか。
- 質問紙であれば具体的な項目，選択肢，尺度の出典，信頼性・妥当性等
- 測定器具等であれば測定条件，器具等のメーカー，測定法等

分析方法

- データの変数化の方法
  - ➤ 元の回答をそのまま使っているのか，何らかの加工をしたのか。
  - ➤ 加工をしている場合はその根拠・妥当性
  - ➤ データの収集方法の質問項目等の説明と合わせて書く場合もある。
- 統計解析
  - ➤ 検定や統計モデル等の名称，目的変数，説明変数はどの変数か。
    →研究目的や分析する変数の型に合っているかを確認する。
  - ➤ 検定を行う場合は有意水準

判断方法で偏りなく対象者を選定できるか，といった点に注目する。標本抽出・対象者募集の方法では，どのような抽出・募集方法が採用されているか，を確認する。実現可能な範囲で母集団から偏りなく対象を抽出できる方法が採用されていることが望ましい。データの収集方法で

第3章　文献レビューの方法　｜　**73**

は，どのような調査方法が選択されているか，どのような測定方法が使われており，その測定方法の信頼性や妥当性について確認する。分析方法は統計解析に用いられる変数をデータからどのように作成しているか，その方法は妥当か，使用されている検定や統計モデルが適切かどうかチェックする。

　研究結果で見る主なポイントは，分析対象者の特徴，研究目的に対応した統計解析の結果である。分析対象者の特徴では，回収率や性別や年

Box3-2　結果のチェックポイント

調査対象の特徴

* 通常論文内の最初の表（表1）に示されている。
* 各変数の分布の特徴を確認する。
* 研究結果がどのような集団・人に当てはめられるかを判断する材料になる。

研究目的に対応した統計解析の結果

* 関連性の大きさ（効果量）
  ➢ 量的変数と量的変数の関連を見る時には相関係数を見るのが一般的。
  ➢ グループ間の比較の場合にも Cohen's d（平均の差から算出）や，オッズ比，リスク比，寄与危険度等の指標が示されていることもある。
  ➢ 多変量解析では回帰係数やオッズ比の大きさ等をみる。
* 区間推定，検定の結果
  ➢ 推定・検定では母集団での様子を標本から推測するのが目的なので，母集団そのものを調査できる場合は推定・検定は行わないこともある。
  ➢ 区間推定の結果から割合，代表値，効果量の不確実性の程度がわかる。
    ✧ 推定された区間が広いほど不確実性が大きい
  ➢ 検定では母集団で平均や割合の差があると考える方が合理的か，関連性があると考える方が合理的かどうか判断するための値（P値）がわかる。
    ✧ P値が一定水準（有意水準）未満だったら差がある，関連があると判断する。

齢等の属性の分布の状況から，分析対象となった集団が母集団とどの程度ずれているかを評価する。統計解析の結果では，関連性の大きさや区間推定，検定の結果を確認する（Box3-2）。

批判的吟味による研究の質の評価とあわせて，研究の主要なポイントを比較できるように情報を抽出して整理していく。抽出すべき情報は文献検討の目的や，研究の種類によっても異なるが，量的研究であれば，研究目的，研究デザイン，対象者のリクルート方法（母集団や抽出方法），データ収集方法，使用されている変数とその測定方法，統計解析の方法，主な結果などである。

④結果をまとめる

各文献の内容が整理できたら，文献検討の目的にしたがって，結果を統合していく。統合の方法には大きく分けて，質的な統合と量的な統合がある[5]。質的な統合は，研究間の共通点や相違点を記述したり，研究をカテゴリーに分類して統合したりするものである。量的統合は研究の属性ごとに集計することや，メタアナリシスが該当する。量的な統合をする場合は，分析対象となる文献に偏りがあっては誤った結論を導いてしまうので，システマティックレビューのように網羅的に文献を収集する必要がある。

統合された結果をもとに，文献検討でどのようなことが明らかになったか，その分野の研究でどのような課題があるかを整理し，記述していく。

4. まとめ

今回は文献検討の進め方の概要を解説した。文献検討は臨床における疑問の解決や，これから行う研究の必要性，重要性，新規性を示すために重要な方法，ステップである。系統的な文献検討，文献レビューの方法は本稿で引用した大木[5]の他，参考文献に示したとおり，保健医療系の研究者や学生向けにまとめられた書籍がいくつもある。文献検討のスキルは研究を行う上で必須であるので，これらの書籍等を参考に体系的なスキルを身につけておくとよい。

学習の課題

1．関心があるテーマについて，文献データベースで論文を検索してみよう。
2．検索してヒットした文献の本文を読み，内容を批判的に吟味してみよう。

引用文献

1) 米倉佑貴. 医療職のための学び直し：研究デザインから論文報告までの生物統計学の道標（第2回）量的研究におけるリサーチクエスチョンのたて方：医療職のための統計シリーズ. 厚生の指標. 2021；68(2)：40-44.

2) How do I cite generative AI in MLA style? MLA Style Center. 2023.
https：//style.mla.org/citing-generative-ai/（2024年2月9日最終アクセス）

3) How to cite ChatGPT. https：//apastyle.apa.org.
https：//apastyle.apa.org/blog/how-to-cite-chatgpt（2024年2月9日最終アクセス）

4) About Cochrane Reviews | Cochrane Library.
https：//www.cochranelibrary.com/about/about-cochrane-reviews（2024年2月9日最終アクセス）

5) 大木秀一. 文献レビューのきほん：看護研究・看護実践の質を高める. 医歯薬出版；2013.

6) 米倉佑貴. 医療職のための学び直し：研究デザインから論文報告までの生物統計学の道標（第18回）文献検討の進め方. 厚生の指標. 2022；69(7)：43-47.

7) 医中誌 Web とは | 医中誌 Web | 医学中央雑誌刊行会.
https：//www.jamas.or.jp/service/ichu/（2024年2月9日最終アクセス）

8) Ouzzani M, Hammady H, Fedorowicz Z, Elmagarmid A. Rayyan—a web and mobile app for systematic reviews. *Systematic Reviews*. 2016；5(1)：210. doi：10.1186/s13643-016-0384-4

9) Rayyan Systematic Review Tutorial. Rayyan Help Center.
https：//help.rayyan.ai/hc/en-us/articles/4412340931345-Rayyan-Systematic-Review-Tutorial-（2024年2月9日最終アクセス）

76

10) 片岡裕貴. 日常診療で臨床疑問に出会ったとき何をすべきかがわかる本. 中外医学社；2019.

11) EQUATOR Network | Enhancing the QUAlity and Transparency Of Health Research.
https：//www.equator-network.org/（2024年2月9日最終アクセス）

参考文献

・ジュディス・ガラード著，安部陽子訳. 看護研究のための文献レビュー：マトリックス方式. 医学書院；2012.

・Booth A, Sutton A, Clowes M, Martyn-St James M. Systematic Approaches to a Successful Literature Review. 3rd ed. Sage；2021.

・Aveyard H. Doing a Literature Review in Health and Social Care：A Practical Guide. 4th ed. Open University Press；2019.

4 | 看護・保健系調査研究の
デザインと計画

戸ヶ里　泰典

≪学習のポイント≫　看護・保健系調査研究においては，患者や当事者，家族，ケアワーカーなど様々な対象に対し様々な研究デザインの元で研究が実施される。ここでは，サンプリングや研究デザインについて整理したのちに，研究計画書のまとめ方について解説する。
≪キーワード≫　量的方法，質的方法，研究計画書，横断研究，縦断研究，介入研究，症例研究

1. 調査研究のデザイン

（1）研究におけるデザインとは

「デザイン」は一般に，建築や服飾，製品などに対して実用面を考慮しつつ形状や色彩などを工夫して，人々の視覚的嗜好に合った造形の計画やプロセスを指すことが多く，日本語では「意匠」と訳されることもある。その一方で，生活をデザインする，という表現にあるように，策定する，設計する，計画する，というような意味も持っている。看護・保健系の分野で研究を行う場合に「デザイン」という用語が出てきた場合は，後者の意味の場合が多い。

さらに研究実施の際にデザインは「選択」する，という表現がなされることが多い。例えば，「あなたの研究ではどのようなデザインを選択したのですか？」「その研究を実施するためにどのデザインを選択すればよいのだろうか？」などという表現がなされる。つまり研究におけるデザインにはいくつかの種類があって，その種類の中から選ぶような概念になっている。したがって，研究におけるデザインを学ぶことは，デザインの種類について学ぶ，ということになる。

研究において用いられる「デザイン」という用語は，策定する，設計する，計画する，という意味に近い。「研究をデザインする」という動詞表現の場合はその意味で用いられていると理解してよい。しかし実際には名詞表現で，数ある種類のデザインのなかからその研究でどのデザインを選択しているのか，というような文脈で用いられるほうが多い。そしていずれも「○○研究」というような形で「研究」という用語を修飾する形式での表現になっている。次のセクションからは，研究上の主なデザインを整理してみよう。

（2）介入研究 vs 観察研究

　看護・保健系の研究で最も高次のデザインの分類といえるものが，介入研究（intervention study）と観察研究（observational study）である。両者は対立する表現であり，対象があって介入のない研究が観察研究ということになる。研究における介入の定義は「人を対象とする生命・医学系研究に関する倫理指針ガイダンス」の中に明記されているので，Box4-1 に示した。医療にせよ看護にせよ，通常の業務においては，患者やクライエントに対して何らかの介入を伴っている。医師であれば治療であり，看護師であれば看護介入や支援・援助，理学療法士であれば訓練というような名称となっている。研究は新たな知識を明らかにするために行われるので，通常の医療実践の中での介入を超えて，研究対象者の健康にかかわることに対して特別に何か手を下すことを倫理指針の中では「制御」と表現していて，これを研究における介入としている。

Box4-1　介入とは

　研究目的で，人の健康に関する様々な事象に影響を与える要因（健康の保持増進につながる行動，医療における傷病の予防，診断又は治療のための投薬，検査等を含む。）の有無又は程度を制御する行為（通常の診療を超える医療行為であって，研究目的で実施するものを含む。）をいう。

（人を対象とする生命・医学系研究に関する倫理指針ガイダンス（令和3年3月）より）

介入研究の詳細については第13章で詳しく扱うこととする。

　介入研究に対して観察研究は，研究対象者の過去から現在，未来に至るまで，経過や状態を把握することを通じて行われる研究を指す。観察研究は研究対象者には手を加えず観るだけの研究であり，病院や地域など場所を問わず臨床的な介入が役割である看護・保健系の研究分野からすると，意義や意味の面で介入研究に劣るように受け取られるかもしれない。しかし，優れた介入は，優れた観察研究の蓄積の上に成立するといっても過言ではないだろう。観察研究における基礎的な発見の蓄積がなくしては，科学的根拠に基づく実践は成立しない。一つ一つの観察結果を積み重ねることは看護・保健系の研究分野においてもきわめて重要な営みであることはよく理解することが必要だろう。

（3）縦断研究 vs 横断研究

　観察研究は，過去から現在，未来までの経過を観察して把握する研究のデザインを指す。さらにその中で，時間軸を踏まえた研究と，ある一時点の研究とが考えられる。前者のデザインを縦断研究（longitudinal study）または追跡研究（follow-up study），後者のデザインを横断研究または断面研究（cross-sectional study）という。縦断研究は時間軸を含むため，複数時点での観察・測定が行われる。横断研究は1時点だけで行われるためコストを低く抑えることができる点で利点がある。そのために，看護・保健系の研究分野では，修士論文など初学者が取り組むデザインとして大変に多く実施されている。

　縦断研究は多くの時点で調査が行われ，継続的に個人を追っていくことが必要となるためにコストが大変にかかるデザインである。しかし，このデザインから得られる知見はきわめて意義深い。時間軸を研究に含めることの意義はいくつかあるので整理してみよう。

　第一に因果関係の同定が可能になるという点である。看護・保健系分野での研究では，原因と結果が明確な知見が重要な意味をもつ。これは臨床介入をより効果的かつ効率が高くなるように向上させて研究対象者である患者あるいはクライエントの健康やQOL（quality of life）を維

持・増進することが使命となっているためである。因果関係の同定にはいくつかの基準がある[1]が，中でも「時間性」といわれる時間的因果関係は重要な要件である。原因と結果の関係は時間的に逆の関係になることはあり得ないためである。こうした点で，原因が先，結果が後，ということを検証することができる点で縦断研究デザインは有効である。

　第二は予測が可能となる点である。原因側の因子の結果に対する期間に応じた予測力を明らかにすることが可能となる。予測力がわかると予防対策などを立てることの根拠になる。例えば，有名な縦断研究デザインの研究に「フラミンガム研究」がある。1948年に心血管疾患の原因を探索するために，米国ボストン郊外のフラミンガム町において調査研究が開始された。フラミンガム町に住む30代から60代の健康な男女，約5,200人を対象として追跡した研究で，研究開始から9年後，血圧やコレステロール値が高い患者，喫煙者，運動不足の人は心血管疾患にかかりやすいことがわかった。この研究からの知見が，保健医療の専門家や政策によって非感染性疾患対策のために人々の様々な生活習慣への介入が始まるきっかけになったともいえる。フラミンガム研究は国際的に有名になり，その後も町をあげて研究が行われ，対象者を加えながら現代まで追跡研究が続いている。

　第三が，変化の把握ができる点である。時系列で状況を把握することを通じて，例えば，死亡率や疾患の発生率，QOLなどの状態，身体的あるいは心理的な特性の成長に着眼することでその推移を把握し，例えば，成長の推進要因を発見したり，死亡率を抑制する要因を発見したりすることができる。成長曲線という縦軸を成長する指標とし，横軸を時間として，グラフで示す方法は有名である。これは縦断研究によって可能になるグラフである。また，医学系の研究分野では縦軸に生存率，横軸を時間としてプロットして生命曲線という曲線を描くことがある。これは時系列分析ともいわれる方法で，古くから行われているものである。死亡や発症に限らず，寛解や退院など様々な出来事をエンドポイン

---

[1]疫学では，一致性，特異性，時間性，整合性，強固性の5つの基準が有名である。

トとして着眼して描画することで，確率の推移とその要因を把握することが可能になる。

　ほかにもスクリーニングや測定の信頼性や安定性の確認など，研究の目的に応じて縦断研究デザインが選択されることになるだろう。

（4）前向き研究 vs 後ろ向き研究

　縦断研究はさらに前向き（前方視的）研究（prospective study）と後ろ向き（後方視的）研究（retrospective study）に分けられる。前向き研究は，先述のフラミンガム研究のように1948年にスタートして，数年置きにデータを測定していくなど，スタート地点から一定時間の後に調査・測定を行っていくデザインである。前向き研究デザインの場合，研究計画の段階で，いつを出発時点とし，どの程度の期間，どの程度の間隔でデータを収集していくかについても検討し，それに基づいて調査を行っていくことが必要となる。

　後ろ向き研究デザインは，過去から現在までの間を検討する縦断研究のデザインである。過去のどの時点を出発点とするかを検討する必要があるが，例えば，震災の発生時とか，紛争開始時，といったような大きな出来事を出発点にする。また，診療録データを振り返る場合では，過去10年前のデータから，など内容的あるいは便宜的に設定することもありうる。前向き研究よりも後ろ向き研究のほうが，既存データを使用する場合は特にコストを低く抑えることができるが，研究目的に相応するデータや出来事が存在しないと研究の実施ができない。逆に後ろ向き研究はデータに依存する形で研究が行われるために，新たな発見につながる知見を得る可能性は前向き研究よりも劣るともいえる。

（5）量的研究 vs 質的研究

　量的研究と質的研究という研究方法の区別も研究デザインの分類として扱われることがある。これはデータの性質の違いによる分類である。つまり研究者が研究対象からデータを取り出し，扱う際に，データが数量化（量的データ化）されて扱われる場合が量的研究，言語や画像など

の情報（質的データ）として扱われる場合が質的研究と呼ばれる。しかし，数量化したデータを用いて科学的に知識を導き出す分析プロセスと，言語データを用いて科学的に知識を導き出す分析プロセスには，第1章で説明をしたように，哲学的背景となっている認識論の面で大きな違いがある。

　量的研究において分析し結果を出すプロセスの背景には，第1章で説明した実証主義的アプローチがあり，質的研究におけるプロセスの背景には同じく第1章で説明した構築主義的アプローチがある。また，一つの研究の中で，量的研究と質的研究のデザインの調査研究を同時に行うこともある。こうした研究デザインのことを混合研究と呼ぶ。質的研究の詳細については第9章，混合研究については第12章を参照のこと。

　ここまで紹介した研究デザインについて図4-1に整理をした。

（6）分析疫学のデザイン

　疫学分野の観察研究では，コホート（あるいはコーホート：cohort）研究，およびケースコントロール（case-control：症例対照）研究というデザインがある。コホートとは「集団」という意味である。コホート研究とは，ある特定の集団を追いかけていく研究，というイメージで理解するとよい。コホート研究には単一コホート研究と複数（多重）コホート研究とがある。単一コホート研究は，先に述べた縦断研究デザイン

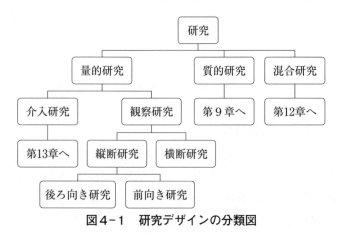

図4-1　研究デザインの分類図

と同じで，特に時間的因果関係の同定を意図している。複数コホート研究とは，同時に複数のコホート，疾患の原因への曝露群と，非曝露群（対照群）の双方を対象として縦断研究を開始するものである。例えば，喫煙群と非喫煙群の2つの群を対象として，10年間追跡し，肺がんの罹患者数を比較する，という研究が相当する。このデザインによって喫煙群の肺がんリスク（危険率）と，非喫煙群の肺がんリスクを比較することが可能となる。なお，リスクの比較には，リスクの比を見る方法（相対危険，あるいはリスク比）と，リスクの差を見る方法（寄与危険）の双方がある。

　コホート研究を実施するためには，対象集団の長期間の研究協力体制を維持するために莫大なコストがかかる。しかし，低コストで，コホート研究と比べて分析的にそれほど劣らない水準の成果を出すことができる研究デザインがケースコントロール研究である。ケースコントロール研究とは，ある疾患をもつ患者（ケース）に対して，比較対照（コントロール）を設定し，疾患の要因とそれによるリスクを統計学的に検討する方法である。例えば，肺がん患者群と非肺がん患者群（一般の対照群）を設定し，肺がん患者群および対照群の中で振り返り調査を通じて喫煙経験者と非喫煙経験者，を分けることができる（表4-1）。

　コホート研究であれば，喫煙群と非喫煙群の罹患リスク（A/A＋B）（C/C＋D）を比較することになるが，ケースコントロール研究では，当初より患者群と対照群が別なので，こうした検討はできない。ここでオッズと呼ばれる数値を用いてリスクを考えることが行われる。オッズとは「ある事象が生じる確率／ある事象が生じない確率」を指す。コホート研究の場合，例えば，「肺がんが生じる確率／肺がんが生じない確率」であって，A/B および C/D が相当し，疾患発生に関する比なので

表4-1　ケースコントロール研究の四分表例

	患者群（肺がん）	対照群（非肺がん）
曝露（喫煙）	A人	B人
非曝露（非喫煙）	C人	D人

疾患オッズとも呼ばれる。喫煙と非喫煙の疾患オッズを比較したものが
オッズ比で，A/B/C/D＝AD/BC となる。喫煙するとオッズ比倍の確率
で肺がんにかかると表現できる。

　しかし，ケースコントロール研究では，疾患オッズを出すことはでき
ない。なぜならば，当初より患者群100名，対照群200名などという形
で，患者群と対照群と別に集められたデータであるために，A と B およ
び C と D の数値を直接比較することに意味がない。むしろ患者群および
対照群の中で喫煙者がどのくらいいるのか，A/C および B/D を見るこ
とは可能である。これはどの程度喫煙に曝露していた人がいたのかに関
するオッズで，曝露オッズと呼ばれる。曝露オッズを用いてオッズ比を
出すと，A/C/B/D＝AD/BC となる。このオッズ比は，疾患オッズを用
いたときのオッズ比と同じ式である。このことから，ケースコントロー
ル研究では直接相対危険度を計算することはできないが，曝露オッズを
用いたオッズ比は，相対危険度（リスク比）の近似式として用いられ
る。

（7）探索的研究 vs 仮説検証的研究

　ここまでは，時間軸を中心に研究デザインの分類を行ってきたが，研
究目的により分類される場合もある。それが探索的（型）研究と仮説検証
的（型）研究である。探索的研究は，どのような要因があるのか，どのよ
うなモデルがあるのか，などといったリサーチクエスチョンが相当し，
明確な仮説がない研究を意味する。先行研究が極めて少ない研究では，
確固たる仮説を生成することができないため，探索的研究となる場合が
多い。

　他方，仮説検証的研究では，明確な仮説が生成され，それが収集した
データ上で検証することを目的とした研究である。なお，仮説の生成プ
ロセスでは多くの先行研究や理論を必要とする。さらに個人的な感覚や
思い込みではなく，論理的に組み立てていくことが重要である。大学院
修士課程など初学者の場合は指導教員など一定の研究経験のある者の点
検を受けながら少しずつ丁寧に仮説生成を進めていくことが望まれる。

2. サンプリングとバイアス

（1）サンプルと母集団

　量的な調査研究を行う際には，サンプル（標本）からデータの収集を行う。サンプルの元になっている集団が母集団である。研究実施計画の第一歩が母集団の確定をすること，と言っても過言ではない。例えば，糖尿病患者の食事療法の自己効力感（食事療法を遂行できる自信の程度）と適正な食事摂取状況との関連を明らかにする研究の場合を考えてみよう。糖尿病患者は約1,000万人いるとされている。本来ならば，1,000万人全員に対して，食事療法の自己効力感尺度を回答してもらい，実際の食事摂取状況について申告してもらうことを通じて，その相関関係を検討することで，関連性の強さを明らかにする作業を行うことが想定される。こうした母集団全数を対象とする調査は悉皆調査と呼ばれる。

　しかし，1,000万人全員にこうした調査を行うことはコスト，時間がかかる。そこで，推測統計の方法を用いることで，少ないサンプル（標本）から母集団全体の状況を推定することが可能であること（検定および推定と呼ばれる方法）を活用して，母集団からサンプルを取得し，サンプルからデータを収集して分析を行うことが良く行われている。このようにサンプルを用いる調査は標本調査と呼ばれている。多くの調査研究では標本調査が行われている。推測統計については，第7章で改めて解説をする。

（2）サンプリングの方法

　母集団からサンプルを抽出する方法をサンプリングと呼ぶ。少ない人数のサンプルから，膨大な人数の母集団の状況を推測するために，サンプリング作業に偏りがあると，正確な推測につながらなくなる恐れがある。現代で最も科学的なサンプリングの方法が無作為抽出法，あるいは，確率標本抽出法と呼ばれる方法である。無作為（ランダム）とは，人間の意図が関与していないことを指し，具体的には，くじ引きやサイ

コロをイメージするとよい。サイコロは，賽をふるまで出る目がわからないが，出る目はいずれも等確率で出現することがわかっている道具である。現代ではソフトウェアに乱数という数値を発生させてそれを用いる。

　実際に無作為抽出する際には名簿・台帳が必要である。日本人を無作為抽出する場合は住民基本台帳が用いられている。しかし初めから抽出するのではなく，多段抽出と呼ばれる方法を用いる。これは抽出単位を何段階かに分けていく方法で，例えば二段抽出の場合，一次抽出単位は地点（町丁字）とし，二次抽出単位を個人とする，などである。また，地点を抽出する際には，日本全国をいくつかの地域に分けて，国勢調査で明らかになっている人口規模に応じて抽出数を割り振ることで，例えば人口規模の多い地域に多くの地点が割り当てるような形に調整することが可能である。これは層化抽出という方法である。層化抽出と多段抽出は同時に行われることが多い。

　層化多段無作為抽出は，理想的なサンプリングの方法であるが，コスト以外にも，名簿の存在，事前情報（人口規模や性別・年齢構成など）の必要性など，様々なハードルがある。例えば，糖尿病患者を調査しようとする場合は，そもそも患者名簿はないので，自身の勤める医療機関の受診者を対象とするか，患者会などを通じて紹介を受けるか，インターネット上で自己申告で参加してもらうか，などで，100名を集めた，といった形で無作為抽出の形には至らないことが多い。このような方法で集められたサンプルは一般にはコンビニエントサンプル（便宜標本）と呼ばれている。

　コンビニエントサンプルの場合は，母集団と比較して，偏りが大きくなっている可能性が高い。糖尿病患者の例で行くと，東京都内のＡ私立大学病院に通院する100名の患者は，東京近辺に在住している人で，特定機能病院の患者でもあるので，合併症などを併発して重篤になって紹介されている可能性があったり，それなりに経済的にゆとりがある人が多かったり，などというように，全国1,000万人の糖尿病患者の縮図になっていないかもしれない。しかし街中で通りがかりの人を100人集め

た，というようなケースとは異なり，糖尿病患者を一定人数集めることは非常に難しい。こうしたことから，コンビニエントサンプルであっても場合によっては価値のあるサンプルともなりえる。ただし，コンビニエントサンプルを用いて母集団の推定をする際には，そのサンプルが母集団と比較してどの程度偏りがあるのかを明らかにすることが必要である。例えば，先行研究のデータと比べて，性別，年齢構成のほか，罹病期間や重症度，合併症の状況など多角的にどの程度のずれ（＝偏り）があるのかどうかを踏まえて，分析結果を解釈していくことが求められることになる。

　また，看護学生を対象として研究をする場合，A専門学校の学生だけを対象とするとどのような偏りが生じるといえるだろうか。A専門学校の所在地や，校風，学費，短大や大学の学生ではないこと，など，特殊な条件の下のサンプルとなっており，学生全体の縮図となっていない可能性がある。このような場合は，母集団として看護専門学校の学生と制限をしたうえで，別地域のB専門学校，さらにC専門学校を対象に含めるとよい。つまり，一つの学校ではなく，複数の学校を調査対象としてサンプリングし，母集団の構成に少しでも近づけることができるように努力する必要があるだろう。

（3）偶然誤差と系統誤差（バイアス）

　例えば，全国で糖尿病患者が1,000万人おり，そのうち糖尿病性腎症を合併している人は12万人（1.2%）いたことが厚生労働省の患者調査などからわかっていたとしよう。それとはかかわりなく，ある研究者が，無作為抽出とまではいかないがかなり精度の高い方法で全国50の病院に通院している1,000人の糖尿病患者を集め，その中に糖尿病性腎症の人が100人（10%）いたとしよう。この場合，このサンプルから推定される母集団の糖尿病性腎症者率（点推定）は10%ということになる。本来は1.2%であったものが，精度が高い方法で集めても10%と過大に評価されてしまった。このように，真の値（1.2%）とサンプルによる推定値（10%）に生じてしまった差（8.8%）を偶然誤差と呼ぶ。いか

に精度が高い方法を用いてもたまたま外れた形でサンプルが取得されてしまうこともありうる。こうした偶然誤差の影響を減らすためには，サンプリングの精度をさらに上げることのほか，分析の段階では，検定と区間推定の方法を用いることで定量的に示すことができるようになる。検定と推定については第7章で解説する。

　偶然誤差とは別に，真の値から系統的にずれた値となってしまう誤差を系統誤差あるいはバイアスと呼ぶ。バイアスには様々な種類があるが，研究を実施する際に重要なバイアスは大きく3つある。

　第一がサンプリングバイアスである。例えば，先に都内のA私立大学病院通院中の糖尿病患者100名をサンプルとして分析を行った場合，日本国内の糖尿病患者一般からはかなりずれた人たちである可能性が高いことを述べた。この，サンプリングに伴って生じる対象者特性のずれがサンプリングバイアスで，コンビニエントサンプルの場合，こうしたバイアスが生じていることが多く慎重な検討が必要である。

　第二が選択バイアスである。データ収集の際に対象とした群から脱落が起きてしまうことで生じる偏りである。例えば，糖尿病患者100名に外来で来院した際に質問紙を渡し，次の通院時に持参してきて院内のポストに投函してもらう，という方法で調査を行った場合に，65通集まったとする。回収率は65％であるが，この65名の回答者は当該調査に関心があった方や，几帳面で生真面目な方など，100名の中でも一定の傾向がある人となっている可能性がある。当初の対象者100名の縮図という形ではなく，関心のない人などは脱落しているかもしれない。

　脱落は縦断研究においても重要な問題となる。当初100名を追跡する予定で1年おきに調査を行ったところ，1年後には80名，2年後には60名，3年後には40名と毎年20名ずつ脱落をしていったとする。最後まで残った40名は，ある特徴をもっている人である可能性があり，当初の100名からは偏っている可能性がある。こうした偏りが選択バイアスである。選択バイアスを減らすためには，協力の対価として報酬・謝礼を支払うことや，質問紙調査の場合は，質問の分量を少なくして回答負担を減らすなど，の工夫が必要になる。

第三が測定バイアスである。測定バイアスとは，観察や測定が研究対象者の間で不統一な方法や手順で実施される場合に生じるバイアスである。情報バイアスとも呼ばれる。例えば，構造化面接法で測定する際に，面接者の違いで質問の仕方が異なるために回答に偏りが生じることが挙げられる。また，過去の経験を思い出す質問の際に，当時から自身や家族に疾患や障害がある人の場合には，それに関連する経験を思い出しやすいかもしれない。その結果，疾患と経験との関連性が過大に生じる可能性も否めない。

　社会的望ましさバイアスと呼ばれるバイアスもこの測定バイアスに含まれる。社会的望ましさバイアスとは，自分をよく見せようとして，社会的に望ましいとされる方向に回答をしてしまう偏りのことである。例えば，喫煙の頻度を聞かれたときに，少なめに回答するとか，禁止薬物を過去に使用したことがあるかを聞かれたときに，使用した経験があるにもかかわらず，使用したことはないと回答する，といった偏りである。この場合は，匿名回答を徹底すること，情報の機密性について改めて回答者に説明する，といった対策が必要となる。

（4）交絡とその対応

　交絡とは，因子Aと因子Bの関連性を検討する際に，関心を寄せていない別のCという要因によって関連性に影響が生じることを指す。「交絡バイアス」と表現し，バイアスの中に含めるテキストもあるが，一般には「交絡（confounding）」と二字熟語で表現する。なお，この因子Cのことを第三変数あるいは交絡因子と呼ぶ（図4−2）。

　ある因子が交絡因子であることを満たすのは次の3つの条件をすべて満たす場合と言われている。第一が，結果（因子B）のリスク因子であること，第二が，原因（因子A）と関係があること，第三が原因と結果の中間変数ではないこと，である。例えば，因子Aを飲酒習慣，因子Bを肺がん発生，因子Cが喫煙習慣ということで整理してみよう。因子Cを想定していないとき，飲酒習慣がある人ほど肺がんの発生が認められたとする。その結果だけを見れば飲酒が肺がんの原因のように解釈でき

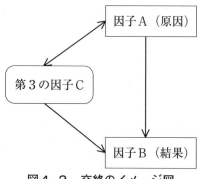

図4-2　交絡のイメージ図

るが，喫煙習慣を考慮した場合，飲酒習慣と喫煙習慣の相関が大きいことがわかっており，喫煙と肺がん発生の関係についてもわかっている。そのためAとBの関係は見せかけの関連性であることがわかる。

　この第三の変数の影響を考慮することでAとBの真の関係性がはじめて判明することは，人を対象とする研究では非常に多くある。第三の変数の例としては性別や年齢などが挙げられる。こうした第三の変数の考慮の方法はいくつかある。最も単純な方法は層化という方法である。例えば，男性と女性と別群にしてそれぞれで検討をする，若者と高齢者と分けて検討する，という方法である。もう一つがマッチングという方法で，特にケースコントロール研究で，対照群の設定の際に，症例群の一人一人と年齢や性別と同じ者を選ぶことで，年齢や性別の影響を取り除くことができる。近年では，傾向スコアと呼ばれる交絡要因の影響を総合した数値を算出してスコアの近い者を対照群に設定する，傾向スコアマッチングという方法もよく行われている。もう一つが多変量解析を使った統計処理により影響を取り除く方法である。多変量調整とも呼ばれており，回帰モデルの中に交絡因子の変数を含めることで，交絡因子の影響を取り除いた独立変数と従属変数の関連を明らかにすることが可能となる。

3. 研究計画書の作り方

（1）研究計画書とは

　研究計画書は，これから実施する研究の全体像を整理した文書のことであり，建築に例えるならその設計図ともいえる。研究を実施し，データを集め，分析し，結果を出して論文を執筆していく一連の作業の中で，研究計画書は常に参照して，軌道を確認していくことになる。また，他者と計画を共有する際のツールとしても機能する。共同研究プロジェクトで，多くの研究者が携わる研究の場合には重要な役割をもつだろう。初学者の場合は，指導教員より研究遂行にあたって軌道修正のアドバイスをもらうためには，計画書の存在は必須となる。

　研究計画書は学術的背景から研究目的，方法と，研究実施の内容を俯瞰できるものである。例えば，研究倫理審査や，競争的研究費を取得する際の審査においても，審査の材料とされることもある。なお審査に供する研究計画書は様式が定められており，それに沿って作成する必要があるが，研究計画の基本構造は同様である。ここでは，一般的な構造について記載する。

（2）計画書の構造（表4-2）

　表4-2に研究計画書の構造を示した。これは一例であって，必ずしもこの通りで進めなければならないということではない。大きく緒言と方法の二つのセクションから成る。緒言では研究の背景，文献レビュー，研究枠組み，研究目的を記載する。注意すべき点としては，自然科学系の研究では物質を扱うことが多いが，看護・保健系の研究では，概念（concept）を扱うことが多い点であろう。概念とは抽象的に説明される現象や特性，行動や感覚など，目にも見えなく実体はないものを指す。例えば，看護系の研究でも自己効力感という概念が用いられることがある。自己効力感とは，行動を遂行できるという確信の程度であって，実体はなく目に見えるものではない。しかし概念として存在し，自己効力感の測定尺度を用いることで把握することもできる。どのような

表4-2　研究計画書の構成例（量的研究の場合）

見出し　下位見出しと内容
1.　緒言（はじめに）

1）研究の背景

研究のテーマ・課題の重要性について説明をする。重要性については，次のように説明するとよい。①現在の医療・社会政策の中にどのように位置づけることができるのか。②テーマ・課題にかかる，疫学・統計（有病率，死亡率，医療費・コスト等）とその動向。そのうえでなぜ，学術研究的なアプローチが必要なのかについて論じる。

2）文献レビュー

当該研究を遂行する上で必要な概念・キーワードについて先行研究・理論を踏まえて定義を整理するとともに，研究テーマに関連する先行研究において何がどこまで明らかになっているのか，批判的な吟味と整理を行う。

3）研究枠組み

文献レビューの結果見えてきた，研究テーマ・課題に関連して着眼し，解明すべき概念・因子・要因とそれらの関係性を図示して示す。なおこの段階では当該研究で扱う概念・因子等とその定義内容は明確になっている必要があり，ここで改めて定義しなおす作業は，必ずしも必要ではない。既存のモデルを援用する場合は，出所を明確にし，どこまでが既存モデルでどこからがオリジナルの部分かがわかるように説明をする。仮説検証型の研究の場合は仮説モデルを示す。（モデル）探索型の研究の場合は，大枠の関係性が見える形で構わない。

4）研究目的

誰を対象に何を（何と何の関連を）明らかにするのか，何に関するモデルを探索するのか，できる限り具体的に記載する。大目的を掲げて，いくつかの小目的を掲げるような，構造化された形で示しても良い。

2.　方法

1）研究デザイン

研究目的を達成するためにどのような研究デザインを取っていくのかについて説明をする。

2）対象と方法

まず，研究対象者を具体的に説明する。サンプリングの方法について説明する。併せてサンプルサイズの計算方法とその結果を示す。次に，いつ，どこで，どのようにデータ収集を行うのか，データ収集方法について説明をする。例えば，2025年6月～7月にかけて，東京都内のA病院糖尿病外来患者を対象として，無記名自記式質問紙を直接配布し，郵送回収を行う，など。

3）介入内容

介入研究の場合は，どのような介入内容を行うのか，具体的に説明するとともに，介入プロトコールを説明する。図を使って説明するとわかりやすい。

4）変数・測定内容

研究上で扱う変数について，一つ一つ見出しを立てて，測定の信頼性と妥当性，に関する先行研究を引用しつつ説明をする。カテゴリカル変数の場合は，具体的にどのようなカテゴリを準備したのか，再カテゴリ化をする場合は，その方針を記載する。多項目尺度の場合は，何項目何件法なのかを説明するとともに，スコアリングの方法を示す。またいくつかの項目例（すべての項目を示す必要はない）も示す。

5）分析方法

研究目的を達成するために，測定した変数をどのように分析していくのか，方針を示す。研究目的と対応する形で説明がなされる必要がある。欠損値への対応方法についても説明する。使用する統計ソフトウェアを記載する。

3.　研究の倫理的配慮

研究倫理委員会での審査の予定について記載するとともに，研究実施体制，インフォームド・コンセント（観察研究の場合は研究参加者への説明の方法），個人情報・研究データの管理体制，対象者への負荷の可能性と，そこへの対応方法，等について説明する。謝品や謝金を支払う場合はその旨について記載する。

4.　研究の実施経費について

研究実施に必要な経費を整理する。研究助成を使用する場合は助成元について明記する。利益相反関係についてその有無を説明する。

5.　研究の実施スケジュールについて

時系列で説明する。学位論文の場合は，学位論文提出期限から逆算してスケジューリングするとよい。

概念があるのかは，先行研究や理論の中に見出すことができる。先行研究や理論に多く目を通すことを通じて，関心のある概念を絞っていくことが必要になっていくだろう。

　方法では，研究デザイン，サンプリング方法とデータ収集方法，介入研究の場合は介入内容，変数，分析方法について記載する。特に，いつ，どこで，誰を対象に調査をしていくのかについて明確にしておくことが必要である。また，変数の部分では取り扱う物質あるいは概念がどのように測定されて扱われていくのか，文献を引用しながら説明していくことが望まれる。

　最後に，研究経費と倫理的配慮について記載をする。研究実施にあたって，様々な面で経費が必要となる。こうした経費は私費なのか，助成金や所属機関からの研究費などを用いるのか，という点も検討する必要がある。また，こうした直接経費だけでなく間接経費も含めて利益相反状態にあるかどうかを明確にすることが必要である。利益相反とは，研究者が，営利企業から資金提供を受け，その企業の利益につながる研究を行っているとみられる状態のことを指す（詳細は第2章参照）。研究費だけでなく，顧問や役員などを兼任して収入を得ていたり，その企業の株式を有していたり，企業が発行するパンフレットや本などの原稿料や監修料を受け取っていたりする関係性がある場合は，隠さずに明確にしておくことが必要である。これを利益相反の開示という。

　倫理的配慮については，看護・保健系の研究の場合は厚生労働省による研究倫理指針に沿って計画を行い，研究倫理委員会の承認を得ることが必要となる。研究倫理の詳細については第2章を参照のこと。

🔋 学習の課題

1. 縦断研究と横断研究との違いについて，研究を通じて明らかになる知見の観点から整理をしてみよう。
2. あなたがこれから行う研究において，どのようなバイアスがありうるのか整理してみよう。
3. あなたがこれから行う研究の研究計画書を作成してみよう。

参考文献

・轟亮・杉野勇編『入門・社会調査法　2ステップで基礎から学ぶ［第4版］』法律文化社：東京，2021.
・Gray JR, Grove SK eds. 黒田裕子・逸見功・佐藤冨美子監訳『バーンズ＆グローブ　看護研究入門　評価・統合・エビデンスの生成［第9判]』エルゼビア・ジャパン：東京，2023.
・高木廣文・林邦彦『エビデンスのための看護研究の読み方・進め方』中山書店：東京，2006.
・Hulley SB, Cummings SR, Browner WS, Grady DG, Newman TB. 木原雅子・木原正博訳『医学的研究のデザイン　研究の質を高める疫学的アプローチ［第4版]』メディカル・サイエンス・インターナショナル：東京，2018.

5 | 調査研究におけるデータとは

戸ヶ里　泰典

≪学習のポイント≫　調査実施において，調査票を作成して調査を実施する場合はその後の分析における変数を意識してデータを収集する必要がある。ここでは，尺度水準と測度について，調査票作成と関係して説明を行う。併せて多項目スケール開発，面接調査についても扱う。

≪キーワード≫　尺度水準，測度，調査票の作成法，スケール開発，インタビューガイド

1. 研究とデータ

(1) データとは

　調査研究の実施にあたってデータは必須である。データとは様々な定義があるが，研究においては，記号，数字，文字，音声などの羅列でそれ自体では意味を持たないことが多いが，データを素材として整理・分析・解釈することを通じて意味をもつ情報となりうる。調査研究を実施するにあたって，データの収集は必須の作業となる。調査の結果集められたデータは，文字（テキスト）データのように，人の発言や執筆された文章であることもありうる。また，身長や体重のような数値データもありうる。

　こうしたデータは，研究の目的に応じて意図的に収集を行う必要がある。調査研究では「実査」と呼ばれるプロセスで収集がなされる。測定機器を用いて収集するケースもあるし，血液や唾液などの生体データを用いる場合もある。行動科学的な研究の場合は，自記式質問紙を用いて対象者に回答してもらう場合や，面接調査によって，口頭で回答を得てデータを収集する場合もありうる。

（2）データ収集と研究のプロセス

　一般的な研究のプロセスでは，データ収集の方法（つまり調査方法）を駆使して，データを収集し，データセットを作成し，データを分析していく。つまり，調査とはデータ収集のプロセスであることについて，改めて認識してほしい。極端な例では，とりあえず研究参加者に自由に話してもらい，話の内容をデータとして，それを後からカテゴライズしたり，整理したりして，数値カウントしていくような方法も可能である。しかし，多くの調査研究の場合は，データ収集の段階から分析を見越して工夫をしていき，データ収集後にスムーズに分析に進めていく。つまり，どのような形で分析をしていくのかについて，計画段階で見込みを立てておく必要がある。そのためには，一定の知識が必要となる。ここでは，主に，量的研究におけるデータについて，自記式質問紙票（調査票）の作成と併せて説明をしていく。

2. 尺度水準と調査票作成

（1）量的研究で収集するデータ

　量的研究で扱うデータには大きく二つの種類がある。一つは質的データ，今一つは量的データである。さらに，それぞれのデータは尺度水準（level of measurement）と呼ばれる測定法の階層から構成されている。質的データを構成する尺度水準は，名義尺度（nominal level of measurement）および順序尺度（ordinal level of measurement）であり，量的データを構成する尺度水準は間隔尺度（interval level of measurement）および比尺度（ratio level of measurement）である。ここでは調査票（アンケート）の作成と尺度水準の関係について，質問の形式とともにみていこう。

（2）名義尺度

　名義尺度とは，カテゴリーデータ，あるいはカテゴリカルデータとも呼ばれる。単に分類するために値が振られているようなケースが相当する。Box5-1にその質問例を示した。いずれの質問も1つだけに○をつ

けるものであるが，注意が必要なのは，選択肢の前についている数字には，項目内容の識別以外に意味はない，ということである。例えば，「1．男性」と「2．女性」の間と，「2．女性」と「3．その他」との間は，数値の差を見れば1で等しいが，意味は全く異なるものである。このことは，番号を変えても研究上全く問題ないことを意味している。Box5-2には，「あなたの出身県をお答えください」というBox5-1にあった質問を再掲している。例1は，Box5-1に掲載した質問と全く同じである。例2は，県の順番が入れ替わった形になっている。しかし，この順番は便宜的なもので意味はないため，例2のような記載であっても，この質問をする際には全く差しさわりはない。

　例3は数字ではなく，ア，イ，ウ，とカタカナが振られている質問になっている。例4では，数字や文字すら振られていない。じつは名義尺

Box5-1　名義尺度水準のデータとなる質問

- あなたの性別をお答えください。
  - 1．男性　　　2．女性　　3．その他　　4．答えたくない
- あなたの出身県をお答えください。
  - 1．愛知県　　2．岐阜県　3．三重県　4．静岡県　　　5．その他
- あなたのお仕事をお答えください。
  - 1．専門管理職　2．事務職　3．労務職　4．その他

Box5-2　名義尺度水準の質問例

例1）あなたの出身県をお答えください。
　　　1．愛知県　　2．岐阜県　　3．三重県　　4．静岡県　　5．その他
例2）あなたの出身県をお答えください。
　　　1．三重県　　2．静岡県　　3．岐阜県　　4．愛知県　　5．その他
例3）あなたの出身県をお答えください。
　　　ア．愛知県　　イ．岐阜県　　ウ．三重県　　エ．静岡県　　オ．その他
例4）あなたの出身県をお答えください。
　　　愛知県・岐阜県・三重県・静岡県・その他

度の質問としては，例3や例4であっても問題はない。ただし，自記式の形でペンで直接○をつける形など，回答後に改めて入力が必要なケースでは例1または例2の形式を勧める。理由は，統計的に扱う際には便宜的であっても数値データに変換されていたほうがその後の分析の際に扱いやすいからである。オンライン調査フォームを使用する際には，ラジオボタンの形で，例3や例4のような形式になっているケースもあるかもしれない。その場合は手入力の作業は不要となるが，やはり数値がカテゴリーに振られている形式のほうが処理しやすいことからデータセット上では便宜的に数値化しておくとよいだろう。

（3）順序尺度

順序尺度とは大小や上下のような位置づけまでがはっきりしている場合の質問が相当する（Box5-3）。名義尺度とは異なり，数値は順序としての意味がある。ただし，これらの数値は加減乗除の意味はなさない。例えば，Box5-3の例2では「1．全身を使った激しい運動」と「2．少し汗をかく程度の運動」の差と，「3．軽く体を動かした程度」と「4．ほとんど運動をしていない」の差は，数値としてはともに1ではあるが，内容的に同じではないのは明白である。しかし，「2．少し汗をかく程度の運動」と「3．軽く体を動かした程度」の順序を入れ替え

Box5-3　順序尺度水準のデータとなる質問

例1）セラピーの結果，クライエントにどのような効果があったと判断されますか。

　　－1．悪化　　0．不変　　＋1．改善　　＋2．著効

例2）今日あなたはどの程度の運動をしましたか。

　　1．全身を使った激しい運動　　2．少し汗をかく程度の運動

　　3．軽く体を動かした程度　　　4．ほとんど運動をしていない

例3）あなたの職位をお答えください。

　　1．職位なし　2．主任級　3．係長級　4．課長級　5．部長級

　　6．本部長級

第5章　調査研究におけるデータとは　|　**99**

ることはできないのもまた明らかである。

（4）間隔尺度

　間隔尺度水準のデータとは，数値間隔は等しいが，ゼロが任意に設定されているデータを指す。典型的な間隔尺度の例が気温である。0℃は，温度がない，という意味ではなく，1気圧の下で水が凝固する温度ということで便宜的に設定されたものである。ほかにも，不安尺度や抑うつ尺度など，○○尺度／スケール，と言われるような多項目尺度のデータは概ね間隔尺度のデータとして取り扱われる。学力テストの点数も間隔尺度と言える。1点の意味は共通しており，例えば，50点と60点の差の10点と，60点と70点の差の10点は同じ重みを有している。間隔尺度のデータは加減の意味はあるが乗除の意味をもたない。

（5）比尺度

　比尺度水準のデータとは，間隔尺度のように等しい間隔をもつ上にゼロの意味をもつデータである。Box5-4に質問例を示した。身長や体重については，cmやkgという単位がはっきりしている長さや重さであって，0kgや0cmがありうる。また，濃度も同様であり，0mg/dlもありうる。摂氏温度は間隔尺度であったが，ケルビン（K）と呼ばれる単位をもつ絶対温度は，分子や原子の運動が理論的に停止しそれ以下になることがないゼロKが明確にあることから比尺度となる。比尺度のデータは加減だけでなく，乗除の意味を有する。

Box5-4　比尺度水準のデータとなる質問

例1）あなたの身長について教えてください。

（　　　　　　　）cm

例2）あなたの看護師としての経験年数を教えてください。

（　　　　　　　）年

例3）あなたの空腹時血糖値を教えてください。

（　　　　　　　）mg/dl

ここまでに説明した内容を表5-1に整理した。測定した値がどのような尺度水準を有するのかについて明確にすることは，その後に行う統計解析と大きくかかわりが出てくることから重要でもある。

また，同じ概念でも，名義尺度にするのか，間隔尺度とするのか，など研究目的に応じて柔軟に検討する必要もある。例えば，年齢に関しては，Box5-5の方法が挙げられる。正確に測定する場合は，生年月を聞くことを通じて，後で実年齢を計算することができる。特に年配の人たちの中には，正確な年齢よりも，生年月のほうが記憶にあることも多いので，この方法が確実と言える。その一方で初めから世代の把握だけが必要ということであれば例2のような形にすることも可能であるし，も

表5-1　尺度水準と特徴の整理

尺度水準	特徴
名義尺度	カテゴリカル変数とも呼ばれる。例えば性別（男性・女性），土地（東京都・千葉県・埼玉県…），診療科（内科，外科，小児科…）など。「1．男性」「2．女性」，というような形で示されていても，数字はただデータの中で便宜的に区別するためだけについていて，加減乗除の意味がない。「2．女性」は「1．男性」の2倍の意味があるということはない。
順序尺度	測定した値に上下や大小などの順位づけられた関係がある場合。例えば，競技会での順位や階級など。順位の意味はあるが，順位の差については意味がない。例えば，優勝が1，準優勝が2，3位が3，4位が4とすると，それぞれの順位の差はどれも等しく1だが，実質的な差は異なっている可能性があり，1という数値に意味を持たない。
間隔尺度	それぞれの数値の間隔は等間隔であるとされるもの。良く挙げられる例が摂氏温度で，0度は便宜的に水が凝固する温度とされているが，熱が全くなくなるということではない。-10℃と10℃の差は40℃と20℃の差に等しいが，40℃は20℃の2倍暖かいというわけではない。加減演算は可能だが乗除演算に意味がない。ほかに知能指数など。
比尺度	日常で加減乗除をして使用している数。身長，体重，金額，血糖値など。時間も比尺度だが，時刻は間隔尺度である。摂氏温度は間隔尺度であったが，絶対温度（K）は比尺度になる。

注：名義尺度と順序尺度の変数は質的変数と呼ばれ，間隔尺度と比尺度の変数は量的変数，あるいは連続変量などと呼ばれることもある。

第5章 調査研究におけるデータとは | **101**

Box5-5　年齢の質問方法と尺度水準

例1）あなたの生年月について教えてください。

　　　西暦（　　　　　　　　　）年（　　　　　　　　　　）月

例2）あなたの現在の年齢は以下のうちどれにあてはまりますか？

　　　1．30歳未満　　　　　2．30歳以上40歳未満　　3．40歳以上50歳未満

　　　4．50歳以上60歳未満　5．60歳以上70歳未満　　6．70歳以上

例3）あなたの現在の年齢は，以下のうちどれにあてはまりますか？

　　　1．15歳未満　　　　　2．15歳以上65歳未満　　3．65歳以上

っと大枠でしか使わないというのであれば，例3のような聞き方もありうる。ただし，はじめは例1の聞き方をして正確な年齢を把握しつつ，分析の段階で，例2や例3のような形でカテゴライズして使用することも可能である。逆にはじめに例3のような聞き方をしてしまうと，後からもっと細かく割り振りたいと思っても難しくなってしまうため，注意が必要であろう。

（6）順序尺度か間隔尺度か

　同意の程度や，頻度などを聞く設問の場合には，はい／いいえ，あるいは，ある／ない，ではなく，リッカートスケールと呼ばれる副詞表現を活用した段階的な回答項目を作成することがある。例えば，「あなたは現在の生活についてどうお考えですか」，という質問に対して，「1．とても満足である」「2．やや満足である」「3．ふつう」「4．やや不満である」「5．とても不満である」と，5ポイントスケール（5件法）で測定したり，「あなたはどのくらいの頻度でストレスを感じますか」という質問に対して，「1．常に感じる」，「2．時々感じる」「3．まれに感じる」「4．全く感じない」と4ポイントスケール（4件法）で測定したりする。このようにリッカートスケールは，微妙な程度や頻度を拾い上げることができる点で，優れた質問方式となっている。その一方で，この回答結果は，順序尺度として扱うのか，間隔尺度として扱うのかについては，延々と議論が続いており決着を見ていない。議論が続く

理由は，ノンパラメトリックかパラメトリックか，という統計のアプローチの分かれ目にあるためで，具体的には第7章で説明をする。典型的な例では，多項目スケールの一つの項目にリッカートスケールを用いるケースがあり，その際には平均や相関を求めたり因子分析という多変量解析を実施したりすることがある。多くの場合そのまま間隔尺度として使用していることが多い。その一方で，決して間隔尺度として使用してはならない，と表現されることもある（Box5-6）。

　これらの主張は方法論の中では，ある種のイデオロギーとしてもとらえられる傾向にある。前者の（間隔尺度として使用できる）考えを実用主義（pragmatism），後者の（間隔尺度として使用できない）考えを原理主義（fundamentalism）として整理している論者もある[1]。原理主義者は副詞表現では厳密に等間隔を表現することはできないと考える一方で，実用主義者は，柔軟で多様な知見を得ることができ実践に生かすことができることを踏まえて，潜在的には等間隔に列挙されているとみなすことができると考える。実用主義者の多くは，厳密に見ていくと，リッカートスケールで測定されたデータは間隔尺度水準を満たさないと思うが，間隔尺度として用いることによっても重大な問題が生じないと考

Box5-6　リッカートスケールの例

例1）あなたは現在の医療に対してどの程度満足をしていますか。

　　　1．とても満足している　　　2．やや満足している

　　　3．どちらともいえない　　　4．あまり満足していない

　　　5．全く満足していない

例2）政府は福祉政策の充実よりも経済政策を優先すべきである。

　　　1．同意する　　　2．やや同意する　　　3．あまり同意しない

　　　4．同意しない

例3）過去1か月間にどのくらいの頻度で落ち込んで憂鬱だったことがありましたか。

　　　1．いつもあった　　2．ほとんどいつもあった

　　　3．ときどきあった　　4．まれにあった　　5．全くなかった

える傾向にあるとされる。

　こうしなければならない，という明確な答えはなく，ケースバイケースで考えていくことが必要となる。筆者も含め，看護・保健系の研究者の場合は概ね実用主義的な立場をとることが多い[1]。ただし，やみくもに間隔尺度とするのではなく，必ず回答分布を確認してから判断することを勧める。1点から5点のリッカートスケールで，中央値や最頻値が，2，3，4にかかるようであればよいが，1や5に偏っているような場合や，2峰性と呼ばれる分布，例えば，2と4に回答が集中しているなど，イレギュラーな分布が見られる場合は，そもそもどのような質問で，どのような選択肢であったかを改めて点検しなおしたうえで，名義尺度や順序尺度として使用するほうが無難であるだろう。

3. 多項目尺度

（1）概念と尺度

　研究で扱う概念には，身長や体重，血圧や血液データなど機器を用いて測定できるものや，性別や年齢や居住地のように明確となっているものもある。その一方で，心理学や社会学などの社会科学系の学問領域では，その人の心理や考え方，行動，信念など，目に見えず，物質としても存在しないものも研究対象とすることがある。こうした心理や信念といった目に見えないものを測り，量的変数とする道具を心理尺度（保健医療福祉系の領域では単純に尺度＜スケール＞と呼ぶ場合もある）と呼び，主に自記式調査票で測定することが多い。

（2）多項目スケール

　ひとつの「概念」を測りたいときに，一つの視点からだけでは不十分で，様々な側面からその概念を測定する必要がある。例えば，「医療満足度」を測ることを考えてみよう。単純に，「あなたはこの病院での医療に満足していますか」という質問に対して，「1．とても満足」「2．やや満足」「3．ふつう」「4．やや不満」「5．とても不満」という選択肢を設けて，測定したとする。確かにここで聞いているのは文字通り

104

Box5-7　多項目スケールの例

あなたはこの病院に入院して，以下についてどの程度満足されましたか。それぞれあてはまる数字一つに○をつけてください。

	とても満足	やや満足	ふつう	やや不満	とても不満
医師とのコミュニケーションについて	1	2	3	4	5
看護師とのコミュニケーションについて	1	2	3	4	5
治療技術について	1	2	3	4	5
看護師による世話・対応について	1	2	3	4	5
治療費について	1	2	3	4	5

医療への満足度に違いないが，「医療」には，医師の対応，看護師の対応，治療の技術，治療費など様々な側面があるはずである。そこで，Box5-7のように，複数の項目をたててそれぞれリッカートスケールを用い，最終的にこれらを合成することで，一つの概念をより正確に測ることにつながる。こうした方法を多項目尺度と（多項目スケールとも）呼ぶ。多項目スケールを用いることで，特に保健医療福祉系の領域で扱うことが多い心理や信念や行動などを変数として量的に扱うことが可能になる。ただし，多項目スケールは作成するためにはいくつかのステップを踏む必要があり，多項目スケールの開発だけで一つの研究にもなる。ここでは，その一端を説明していく。

（3）多項目スケールの開発

①項目プールを作成する

多項目スケールの開発（以下スケール開発）は，その概念を多角的に表現する項目を準備するところから始まる。項目は当事者にヒアリングをしたり，研究者同士でブレインストーミングを行ったりして，いくつ

もの項目の集合体（項目プール）を作成する。

②質問紙を作成する

　項目プールができたところで，項目をより洗練された日本語にして列挙し質問紙を作成する。このときに，どのような方法で各項目を測るのか，リッカートスケールの場合，程度表現にするのか（非常にあてはまる，ややあてはまる…），頻度表現（よくある，ときどきある…）にするのか，などの検討を行う。

　質問項目に起こしても，表現自体がこなれていないと対象者は回答しにくい。このとき，ダブル・バーレル（二重質問）の項目がないかのチェックをする。例えば，「医師や看護師はあなたの意向や問題に迅速に対応し連絡を取り合っていますか」は，「医療者はあなたの意向や問題に迅速に対応していますか」「医師と看護師は，あなたのことについてよく連絡をとりあっているように思いますか」など2つに分けることができる。このときに，研究者間で何度も項目をチェックしあうことが重要である。

③信頼性と妥当性を検討する

　項目が定まったら調査を行い，作成したスケールが信頼できるものか，妥当なものかを検証する。信頼性と妥当性の検証，と呼ばれる。信頼性は主に（測定上の）技術的な問題がないかどうかの程度を見るものである。つまり，図5-1で示した的の模式図では，同じ所にあたる（ブレがない）こと（内的一貫性），何度やっても同じ結果になる（再現性）ことで検証ができる。他方で，妥当性は的外れかどうかの問題であ

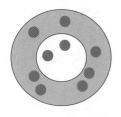
信頼性が低く妥当性も低い
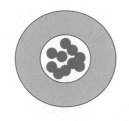
信頼性が高く妥当性も高い
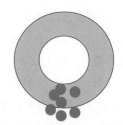
信頼性が高いが妥当性が低い

図5-1　信頼性と妥当性の理解のための模式図

る。測りたいものが測れているかどうかの問題である。調査では，妥当性や信頼性を検討できるように計画され実施することになる。

④構成概念妥当性の評価

スケール開発における妥当性の検討の大部分は構成概念妥当性の検討となる。主に類似の概念を測定する従来の尺度との相関（収束妥当性ともいう）を検討したり，理論的に関係のない概念・変数と相関がないこと（弁別妥当性ともいう）を検討したり，理論的に予測しうる概念・変数との関連性を検討したり，因子構造が適切かどうか（因子妥当性ともいう，因子分析という方法をとる）を検討したり，多くの手続きを経る必要がある。

⑤信頼性の評価

多項目スケールの信頼性の検討では，信頼性係数という係数値を用いて評価する。信頼性係数は，測ったものの中にどれだけ真のものが含まれているのかの割合である。明確な根拠はないが，経験的にはこの値が0.8を超すと信頼性があると言われている。0.6を切ると信頼性が低いと言われている。

信頼性係数の中で最も良く使われている係数がクロンバックの α 係数と呼ばれるものである。クロンバックの α 係数は信頼性の中でも内的一貫性の程度を評価する指標である。

⑥多項目スケールの得点化

項目分析を行って項目が精選され，一定の信頼性があることが確認されたら，多項目スケールの得点化を行う。得点化が行われてはじめて，妥当性の検討のために他の指標との間の相関係数の検討をすることができる。得点化は合計得点とされることが多いが，その前に因子妥当性の検討を済ませておく必要がある。つまり多項目スケールが複数の因子（構成概念）から成り立っておらず，一つの因子から成ること（一因子性）がわかることが合計得点化できる前提となる。

⑦内容妥当性が最も重要

スケール開発におけるゴールドスタンダードとは，開発された測定用具の絶対的な基準のことで，例えば，うつ病のスクリーニングツールを

開発する場合のゴールドスタンダードは専門医によるうつ病の診断結果ということになろう。しかし，看護・保健系の研究で，行動や感覚・意識などを測定する多項目尺度を開発する際には，ゴールドスタンダードがないことが多い。その場合，その中で最も重要な検討プロセスは内容妥当性の部分になる。つまり，スケール項目の内容がきちんと測りたい概念を表しているものなのかという部分である。形式的に手続きがきちんと行われていても項目を読んでみるといったい何を見たいのか日本語自体がはっきりしないスケールも少なくない。形式にとらわれるあまり肝心の中身が伴わないということが起きないように，スケール項目を作成する段階で，十分に時間をかけ，研究者間で検討し合う（ピアレビューという）作業を厭わずに行い，項目を作成する必要がある。

（4）多項目スケールの使用にあたって

①本当に自分が測りたい概念を測っている尺度か慎重に確かめる

　研究に使用したい多項目スケールが本当に自分の研究で用いるべきものか慎重に検討する必要がある。スケールの名前だけを見て安易に採用するのは早急である。先述のように，きちんと手続きを経て作っているようで，内容が伴っていないものも少なくない。きちんと項目を熟読し，自分や共同研究者間で実際に項目に回答してみるなどして内容妥当性が伴うものかを確認することが重要である。

②既存の多項目スケールを使用するということにこだわりすぎない

　スケール開発に複雑な手続きが必要といって，既存のスケールしか使わないということがあってはならない。重要なのは自身のリサーチクエスチョンと研究目的なのであって，適当なものがない場合は，自分でスケールを作ってでも明らかにするという意志が必要である。特に看護系や福祉系などのヒューマンサービスに関連する領域では，目に見えない人のこころの中の様相や考え方を研究的に捉え，評価する上で心理尺度は大変に有用なものである。むしろ，ここで妥協してしまい，リサーチクエスチョンにおける概念と乖離した多項目スケールを使ってしまうのは，研究自体が崩れてしまうことを意味する。

4. 自記式質問紙票作成上の注意点

　一般に呼ばれる「アンケート」は，質問紙のフランス語 enquête がカタカナ語として定着したものといわれている。英語圏では questionnaire と呼ばれている。学術調査ではアンケートと呼ばれることは多くなく，むしろ質問票や調査票という用語が一般的である（ただし，一般の人向けにタイトルとして「○○に関するアンケート」というように名称を付けることもある）。本章では，質問票や調査票という用語を用いる。

　機器による測定と同様に調査票の作成は慎重に行うことが必要であり，一定の技術が必要である。また，質問票は回答者と研究者の間のコミュニケーションツールでもある。研究者は回答者の立場になって，正確に回答できるように配慮して作成していくことが望まれる。以下順に配慮すべき事項について説明していく。

（1）自由記載と選択肢

　自由記載の設問と選択肢の設問との違いは様々あるが，大きな点としては回答者の手間がある。例えば労働者調査で，「過去1か月間に職場であなたが大変だったことは何ですか」という質問に自由記載欄を設けたとすると，回答者はその自由記載欄に過去1か月間を思い出したうえで，エピソードを記載することになる。思い出したものの，文章に書き起こすことが面倒になり回答をやめる人も出てくるかもしれない。このような場合は，Box5-8のように，まずはいくつか想定される選択肢を併記しておいて，その他として自由記載欄を準備しておくと良い。

（2）SA か MA か

　SA とは単一回答（single answer），MA とは複数回答（multiple answer）で，「一つだけを○」が SA，「○はいくつでも」が MA である。その問いが，SA なのか MA なのか，研究者がわかっていても仕方なく，回答者に伝わらなくてはならない。設問の中に，一つだけ○なの

第5章　調査研究におけるデータとは　│　**109**

Box5-8　自由記載よりも選択肢のほうが解答しやすい

問　過去1か月間に職場であなたが大変だったことは何ですか（○はいくつで
　　も）。

　1．人間関係

　2．予定外の業務が発生したこと

　3．仕事と家庭とのバランス

　4．新しい事業に参画するようになったこと

　5．予算管理業務

　6．その他（　　　　　　　　　　　　　　　　）

か，○はいくつでもか，明確に示しておくことが必要である。また，問
ごとに，「一つだけに○をつけてください」と文章で書いたり，（○はひ
とつ）と注意書きで書いたり，表現が異なり煩雑になると見落とされや
すくなる。正解があることではないが，できれば，短く注意書きの形に
統一し，MAの場合は（○はいくつでも），SAの場合は（○はひとつ）
など，端的に明記してあるとよいだろう。

（3）一つの質問では一つのことを問う

　ダブル・バーレルと呼ばれる設問文は，多項目尺度でなくとも避ける
必要がある。「あなたは仕事を辞めたいと思ったり転職したいと思った
りしたことはありますか？」という質問があった場合に，やめたいと思
ったことはあっても，転職したいと思ったことはない，という場合には
回答できなくなる。一般に，こうしたケースでは，「あなたは仕事を辞
めたいと思ったことはありますか」「あなたは転職したいと思ったこと
はありますか」と2つの設問に分けるのが定石である。

（4）難しい言葉は使わない

　回答者がどのような立場であるかを踏まえて調査内容を検討する必要
がある。一般市民を対象とする際に，専門用語を多用した調査票では，

回答に差しさわりが生じる。例えば,「あなたの血縁関係にある人で悪性新生物に罹患した人はいますか」という質問があったとすると,「悪性新生物」という用語は一般住民には慣れない用語であるし,「罹患」も人によっては理解できない人もいるかもしれないため,回答できない質問となってしまう可能性が高い。「がん」「診断を受ける」など,解釈でき,回答できる表現にしていくことが必要である。

(5) キャリーオーバー効果に配慮する

キャリーオーバー効果とは,前に行われた質問内容が,後で行う質問への回答に影響をしてしまう効果のことを指す。例えば,はじめに「以下はA社が慈善活動として実施している内容です。あなたがご存じのものはどれでしょうか」という形で聞いた後に,「A社に対してあなたの評価はどの程度でしょうか」などと評価をするような設問があった場合,明らかに,その前の設問内容を引きずった形で評価が行われてしまうだろう。このような場合は順番を入れ替えたり,意図的に設問を離したりするなどの対応が必要である。

(6) 濾過項目は単純に

濾過項目とは,設問に当てはまる人を選別する項目で,あてはまらない人に対しては,併せて別の設問に誘導することを行う。

濾過項目を設けること自体は,非該当者に対して不必要に回答を求めることを避ける意味では好ましいことである。Box5-9に示したように,転職をしたことがないという対象者も一定数考えられるような対象者の調査の場合はこうした誘導があったほうが余計な設問に回答せずに済むことになるだろう。

ただし,この濾過項目が重なりすぎると,回答者は次にどこに回答すればよいのか混乱してしまい,回答しにくいものになってしまう。Box5-10の例のように,さらに,細分化させて,飛ばしすぎてしまうような場合,回答者はどこに移ればよいのか迷子になってしまうだろう。

このような場合は,転職経験の有無のみを濾過項目とし,それ以降

Box5-9　濾過項目の例

あなたはこれまでに転職をしたことがありますか。

　　1．はい　　　　　　2．いいえ　　➡　　問○○へ

　　　以下続けて回答してください。

Box5-10　濾過項目が重なりすぎる例

問1）あなたはこれまでに転職をしたことがありますか。

　　1．はい　　　　　　2．いいえ　　➡　　問○○へ

　　　以下続けて回答してください。

附問1-1）あなたの転職の目的は次のうちどれですか（○は一つ）。

　1．待遇の改善　　2．自分への挑戦　　3．前の勤務先の倒産・リストラ

　　　　　　　　　 附問2-1へ　　　　附問3-1へ

附問1-2　あなたの給与は…。

は，あえて濾過項目にはせずに，回答できるように工夫して設問を設定していくほうが良いだろう。

（7）偶数件法か奇数件法か

　リッカートスケールで設定する際に，何件法で測定するかで問題になることが多い。例えば，「あてはまる」〜「あてはまらない」，「満足」〜「不満足」などの設問などの場合である。これも決まりがあるわけではないが，一般に以下のルールで設定することが望ましい。「『0-1』の場合は偶数件法，『-1〜+1』の場合は奇数件法」である。「0-1」とは，「あてはまる」「あてはまらない」の同意の有無のように，有無を問う設問の場合である。4件法以上である場合は連続量として用いることもできるとも言われているため，例えば，「あてはまる」「ややあてはまる」「あまりあてはまらない」「あてはまらない」などにする。

　「-1〜+1」は，有無ではなく両極を有する場合で，「満足」「不満足」の軸は両極を有しているといえる。その場合は，中間のゼロに相当する，「どちらともいえない」，という項目を設けることが妥当となる。

したがって例えば,「とても満足」「やや満足」「どちらともいえない」「やや不満」「とても不満」というような形で設定することができる。

（8）答えやすい設問から配置する

　質問紙全体の設問の順序についても配慮が必要である。一般に答えやすい設問,重要な設問から聞くことが原則である。性別や年齢といった基本的な属性項目について,答えやすい,という点から先に配置するべきとしているテキストもあるが,近年では個人情報については答えたくないと考える人が多いため,属性項目は最後に設定したほうが良い場合が多いだろう。

　また,研究の中心となっている設問,例えば,従属変数として設定している項目群は,必ずしも回答しやすい項目でなかったとしても,初めに設定すると良い場合もある。初めの項目のほうが,回答者はきちんと向き合う傾向にあるためである。オンライン調査では問題になることが少ないが,紙媒体の質問紙形式の場合,頁をめくりすぎて中間の頁を飛ばしてしまう回答者もいる。こうしたことから,重要な項目はできるだけ初めに聞いてしまったほうが良いだろう。

（9）開発済みの多項目スケールはそのまま掲載する

　信頼性と妥当性が確認されている多項目スケールを調査票内に掲載する場合は,教示文,項目,選択肢を含めて,そのまま掲載することが必要で,文言の変更をしてはならない。また使用にあたって,調査票に掲載するまえに,当該スケールの版権がどのようになっているのかを確認することも重要である。必要な場合はスケールの開発者の許諾や,権利者に対して,有償で使用する必要がある場合もある。

　設問の内容を一部でも変更すると,それまでに明らかになっている信頼性や妥当性の情報が使えなくなることに注意する必要がある。すでに,信頼性や妥当性がある前提で研究に用いるのであれば,そのまま使用することが大前提となる。例えば,大学生向けのスケールを高校生向けに変更するなどの変更は,一見大きな変更でないように見えるが,高

校生と大学生とでは対象の特性は大きく異なることから，再度の信頼性と妥当性の確認が必要になる。

5. 質的研究におけるデータ

　質的研究は，多様なアプローチがあり，アプローチに応じた多様なデータ形式を活用することになる。例えば，会話分析では，観察した音声あるいは映像データを用いて，話者の沈黙や会話の入り方などを含めて細かく文字化・記号化して分析素材としていくことをする。これら質的研究のデータの扱い方については，参考文献にいくつかリストアップしているので，それぞれの専門書にあたることをお勧めする。

　半構造化面接を実施する際には，インタビューガイドというインタビューにおいて聞くべき内容にかかるガイドを作成して，それを踏まえつつデータを収集していくことになる。インタビューガイドは，リサーチクエスチョンや研究目的に沿った形で設定されると同時に，インタビューの最中に聞くべき内容を見失わないような道しるべとしての位置づけにもなるものである。インタビューガイドの中の質問リストは，一般的な質問から具体的な質問へ，整理して配置する。ただし，回答者は必ずしも研究者が意図した通りに話すとは限らない。後ろに配した質問の答えを突然はじめに述べる可能性もあるので，注意が必要である。また，その場で，「どういう意味でそう言ったのですか？」「そのときあなたはどう感じましたか？」など追加質問をタイムリーに投げることも必要になるだろう。少なくともクローズドクエスチョンによって「はい」「いいえ」で終わってしまう質問は避けた方が良いだろう。

　エスノグラフィーのようなフィールドに研究者が入り観察を続けていく研究では，フィールドノーツと呼ばれる，研究者がつけていくノートが重要な研究データとなっていくことになる。対象者に質問をする場合は構造化していない質問になると同時に，記述的質問（自分の体験の表現），構造的質問（焦点を絞り用語設定につながる），対照的質問（用語やシンボルの意味の違いを区別する）と質問の種類を意図的に区別してデータを収集する[1]。

学習の課題

1. 名義尺度，順序尺度，間隔尺度，比尺度のそれぞれについて，具体的な質問項目を挙げながら整理をしてみよう。
2. 多項目スケールの信頼性と妥当性について，自分の言葉で整理してみよう。
3. あなたがこれから行う研究の質問票を作成してみよう。

引用文献

1) Gray JR, Grove SK eds. 黒田裕子・逸見功・佐藤冨美子監訳『バーンズ&グローブ　看護研究入門　評価・統合・エビデンスの生成［第9版］』エルゼビア・ジャパン：東京，2023.

参考文献

・轟亮・杉野勇編『入門・社会調査法　2ステップで基礎から学ぶ［第4版］』法律文化社：東京，2021.
・Gray JR, Grove SK eds. 黒田裕子・逸見功・佐藤冨美子監訳『バーンズ&グローブ　看護研究入門　評価・統合・エビデンスの生成［第9版］』エルゼビア・ジャパン：東京，2023.
・高木廣文・林邦彦『エビデンスのための看護研究の読み方・進め方』中山書店：東京，2006.
・岸政彦・石岡丈昇・丸山里美『質的社会調査の方法―他者の合理性の理解社会学』有斐閣：東京，2016.
・Hulley SB, Cummings SR, Browner WS, Grady DG, Newman TB. 木原雅子・木原正博訳『医学的研究のデザイン　研究の質を高める疫学的アプローチ［第4版］』メディカル・サイエンス・インターナショナル：東京，2018.

6 | 実査の方法

米倉　佑貴，戸ヶ里　泰典

≪学習のポイント≫　調査研究における実査とはデータ収集の実施作業を指す。郵送法や留め置き法，インターネット調査や，面接法を含めた様々な実査方法についてメリットとデメリットを解説する。また収集したデータをその後の分析に繋げていくための基本的な作業についても解説する。
≪キーワード≫　実査，郵送法，インターネット調査，エディティング，コーディング，データクリーニング，構造化面接法，半構造化面接法，非構造化面接法，グループインタビュー，オンライン面接調査，トランスクリプト

1.　質問紙によるデータ収集

（1）質問紙法の概要

　質問紙法，質問紙調査はアンケート調査とも呼ばれる。物理学や化学，生物学といった自然科学の実験のように特殊な機器や技術が必要とされず，誰でも簡単に実施できるというイメージがあるが，専門的な知識のもと設計した質問紙調査とそうでないものではデータの質に大きな差が出てくる。質問「紙」とあるが，近年では回答用のウェブページを用意しパソコンやスマートフォンなどの機器でアクセスし回答してもらうインターネット調査も自記式質問紙調査の一種として含めることが多い。以下，調査方法の選択や実施方法について解説していく。

（2）調査方法の選択

①自記式調査と他記式調査

　質問紙法には回答者自身が回答を記入する自記式調査と回答を回答者ではなく調査員が記録する他記式調査とがある。

自記式調査では調査員がいないため，調査員とやり取りをして質問の意図を理解するということができず，質問紙の文章を理解できなければ対象者は回答できない。また，調査員とのやり取りがないため，虚偽の回答やいい加減な回答をしやすいということもある。一方で調査員との直接のやり取りがないためプライバシーを保ちやすく，デリケートな質問は比較的扱いやすい。調査員が回答を記録する調査では，社会的に望ましくないような回答を避けてしまうことがある（社会的望ましさバイアス）が，このような社会的望ましさバイアスの影響は自記式調査では他記式調査よりも小さい。調査にかかる労力や資金についても調査員が不要であるため他記式調査よりも低コストで行うことができる。

自記式質問紙調査の実施方法としては，集合調査法，郵送法，留置法等がある。集合調査法は会場を用意しそこに対象者に集まってもらい質問紙を配布して回答してもらう方法である。郵送法は郵便で質問紙を送付し，回答を返送して貰う方法，留置法は質問紙を郵送し，回答した調査票の回収は調査員が行うものである。郵送法と留置法を併用する場合もある。

他記式調査では個別面接や電話を用いて調査員が回答者に質問をし，その回答を記録するものである。詳細は後述の構造化面接法で解説するが，他記式調査の主な利点は回答者が質問の意図を理解できない場合等には理解できるように調査員とやり取りをすることができるため，文章を読むことや理解することが困難な人を対象にする場合や複雑な質問をしたい場合等には有用である。一方で，調査員の思い込みや回答を誘導してしまうことにより回答が偏ってしまうことがある。また，調査員に回答内容を伝えなければならないため，社会的に望ましくないような回答を避けてしまうことがある（社会的望ましさバイアス）。また，同様の理由でプライバシーに関わるデリケートな内容についても他記式調査では扱うことが難しい。他記式調査の場合は調査員の人件費がかかることや調査員が適切に調査を遂行できるようにマニュアルを作成したり教育をしたりする必要がある等労力や資金が多くかかる。また，調査員が訪問したときや電話をかけたときに対象者が在宅していなければ回答で

きず，深夜や早朝等プライベートな時間には実施できないため，在宅する時間が短い対象に調査をするのには不向きである。近年では訪問や電話は詐欺や悪質な訪問販売の恐れもあることから警戒され，調査に応じてもらえないことも多い。

②自記式調査の回答の媒体

　自記式調査に回答する媒体は，紙とウェブページがある。ウェブページで回答するものはインターネット調査と呼ばれるものである。それぞれに利点，欠点があるため，以下で解説する。

１）紙媒体

　紙媒体で質問紙を作成する場合は，ワープロを使用することができれば比較的容易であり，コストもそれほどかからない。また，同じサイズの紙を使用すれば，質問のページ配置等は対象者全員に統一することができ，質問紙の見た目による回答への影響を揃えることができる。また，文字の読み書きができれば回答できるため，対象者が限定されない点もメリットである。

　一方，紙媒体のため，対象者に郵送等で届けて回収する必要があり，郵送費がかかる場合がある。また，質問紙を回収したあと，統計解析を行うために，回答内容を電子ファイルに入力する必要があり，その労力や金銭的コストがかかる。

２）ウェブページ（インターネット調査）

　インターネット調査を作成する難易度，コストは使用する機能によって変わる。現時点で，Google フォームや Microsoft Forms 等，無料で使用できるインターネット調査作成ツールがあり，無料で提供されている機能で実現可能な調査の場合は，難易度，コストともに紙媒体と同等である。一方で，複雑な条件分岐や対象者のランダム化，質問の順番をランダムにする等の複雑な調査を作成する場合は，難易度，コストともに高くなる可能性がある。

　インターネット調査のメリットは，回答者のインターネット回線で回答サイトにアクセスしてもらうため，配信・回収のコストが低いことが挙げられる。また，コンピュータプログラムを利用して複雑な条件分岐

を組み込んだ調査を実施することや選択肢を一つだけ選んでもらうような質問で複数の選択肢を選べないように制御して不正な回答を防ぐことも可能である。画像や動画等を見てもらって回答を得ることや，回答者から画像等を送ってもらう等豊かな情報を収集できる点もインターネット調査の強みの一つである。また，紙で行う調査では分析を行うために回答を入力する必要があるが，インターネット調査では回答をそのままデータファイルに記録することができるため入力の手間を省くことができるというのも大きな利点である。

　一方で，対象者が調査にアクセスできる端末とインターネット接続環境がなければ，回答できないため，対象者が限られてしまう可能性があること，アクセスする端末によって，質問の見え方が変わる可能性があり，それによって回答が影響を受ける場合があることはデメリットとなる。また，インターネット調査では同一の選択肢のみ選択することや，多くの設問で「わからない」という選択肢を選ぶようないい加減な回答（satisficing）をする者の割合が多いことが知られている[1]。このような傾向は調査に回答することで謝礼としてポイントや金銭が得られるような調査会社のモニタを対象とした調査ではより顕著であると考えられ，そのような方法で調査を行う場合にはいい加減な回答を排除するような工夫やデータクリーニング時にそのような回答を除外する作業が必要となる。調査会社のモニタを対象とした調査は簡便に実施できるものの，年齢層や職業等の属性に偏りがあり代表性が犠牲になるという欠点もある。しかし，調査会社のモニタを利用するのは対象者の募集方法の選択肢の一つであり，代表性が確保できる方法で対象者を抽出し，回答はインターネットで行ってもらうといった方法も可能である。

③質問紙の配布・回収方法

　質問紙の配布・回収方法は大きく分けて，調査員が行う方法，郵送で行う方法，インターネットを介して行う方法がある。第4章で説明したとおり，研究対象者として抽出された対象に協力してもらえず，回収率が低くなると選択バイアスが大きくなってしまう。対象者にあわせた適切な配布・回収方法の選択をすることや，謝礼を渡す等の工夫をするこ

とで回収率を上げることができる。

1）調査員による配布・回収

調査員が対象者の自宅等を訪問して回収する方法である。調査員が回収する際に回答内容を確認することも可能であるため，無回答や異常回答をその場で確認・訂正できる可能性がある。一方で，対象者が在宅していなければ回答を回収できないため，回収できる時間帯に不在にすることが多い対象者からは回答が得られにくくなる。

2）郵送による配布・回収

郵送により質問紙を回収する方法である。対象者の都合にあわせて，返送してもらうことができることはメリットとなる。調査員が回収する方法と異なり，個人を特定できるように調査をしていなければ，回収後は回答を修正することはできない。また，送付時・回収時ともに質問紙の運送コストがかかる。

3）インターネットを介した配布・回収

質問紙をインターネットを通じて回収する方法である。ウェブサイトにアクセスして回答してもらう方法や，電子メールで回答やファイルを送信してもらう方法等がある。対象者のインターネット回線を使用するので回収の費用は通常はかからない。

ウェブサイトにアクセスして匿名で回答してもらう場合は，同一人物が複数回回答してしまう可能性があり，重複回答を識別するような工夫が必要になる場合もある。特に，回答者に金券等の謝礼品を渡すような調査の場合は，重複回答をするインセンティブが働くため，対策が必要になる。また，郵送での回収と同様，匿名で調査に回答してもらう場合は，回収後に回答を修正等することはできない。これまでの研究でウェブ回答は郵送回収よりも回収率が低いことがわかっている[2]。回答入力の手間が少なく，安価に実施できるという魅力はあるものの，この点はウェブ調査の欠点であるといえる。

配布・回収方法は複数組み合わせることも可能である。例えば，調査員による回収と郵送による回収を選択できるようにして，それぞれの欠点を補い合い，回収率を上げることも可能である。

表6-1　調査方法の類型

- 訪問面接調査（他記式・調査員が回収）
  ➤ 調査員が対象者に質問し，回答を聞き取る方法
- 留置調査（自記式・調査員が回収）
  ➤ 質問紙を事前に対象者に配布しておき，調査員が訪問して質問紙を回収する方法
- 郵送調査（自記式・郵送回収）
  ➤ 質問紙を郵送で配布し，郵送で回収する方法
- 電話調査（他記式・調査員が回収）
  ➤ 調査員が電話で対象者に質問し，回答を聞き取る方法
- インターネット調査（自記式・オンライン回収）
  ➤ 対象者にインターネット上に作成した回答ページにアクセスしてもらい，回答を送信してもらう方法

（3）調査方法の類型

　ここまでに紹介してきた，自記式・他記式の形式，回答の媒体，配布・回収方法を組み合わせることで，具体的な調査の実施方法が決まる。典型的な調査方法は表6-1のとおりである。

　回答形式・媒体，回収方式を組み合わせて，上記以外の調査方法で行うこともできる。例えば，令和2年国勢調査[3] では質問紙は紙媒体とインターネットの両方の選択肢があり，回収方法は調査員による回収，郵送，インターネットの3種類の方法がとられていた。

　ここまで見てきたようにそれぞれの調査方法には利点と欠点があり，欠点のない完璧な調査方法は今の所存在しない。調査の目的や利用できる資源等に合わせて適切な方法を選択して調査を実施する必要がある。

2. 質問紙調査の実施とデータ収集

（1）調査実施に必要な手続きを行う

　第2章で説明したように，実施する研究が「人を対象とする生命科学・医学系研究に関する倫理指針（以下生命・医学系指針）」の対象となる場合は，大学や病院等所属機関に設置されている研究倫理委員会で調査計画の審査を受け，承認されてから実施する必要がある。また，実施する研究が生命・医学系指針における「介入」を行う研究である場合

は，事前に厚生労働省が整備するデータベース（Japan Registry of Clinical Trials：jRCT）等の公開データベースに研究概要を登録することが求められており，それ以外の研究に関しても事前に登録することが望ましい。研究成果を論文で報告する際も，雑誌により事前登録が求められていることが多いため，事前に登録しておくとよい。

（2）標本抽出・対象者の確保

　倫理委員会の承認を得られ，調査を実施できる状態になったら研究計画にしたがって標本を抽出し，質問紙を配布する準備をする。

　確率抽出を行う場合は母集団に属する対象者全員のリストを作成するか，すでに作成されているリストから抽出する必要がある。すでに作成されているリストの利用の例としては，一般住民を対象とした調査で選挙人名簿や住民基本台帳を閲覧し，そこから対象者情報を転記する場合等がある。選挙人名簿や住民基本台帳は学術調査等で利用することができることがそれぞれ公職選挙法，住民基本台帳法によって定められており，所定の手続きをとることで閲覧することができる。

　非確率抽出の場合は，抽出の基準にしたがって対象者を選定し，氏名や住所等質問紙を配布するために必要な情報をまとめたリストを作成しておく。非確率抽出により対象者を抽出する状況は，母集団に属する個人を網羅したリストが作成されていないか，そのようなリストへのアクセスが不可能な場合である。そのような場合は，研究対象の条件に合致する人が多く所属していそうな団体等を通じて対象者を募集することになる。例えば，対象が患者の場合は病院や患者会を通じて募集を行う方法が考えられる。この場合，対象となる団体の代表や担当者に電話やメール等で連絡をとり，調査の趣旨や協力してもらいたいこと等を説明し，必要に応じて団体を訪問して詳細を説明する機会をもつとよい。また，団体の関係者に面識のある知り合いがいれば，紹介してもらえるとスムーズに調整できる場合がある。学会や関連するイベント等で自分の研究分野の知り合いを作っておくとそのように紹介してもらえる可能性が高まるため，可能な範囲で人脈を広げておくとよい。団体等に調査に

協力してもらう場合，通常業務と並行して調査に協力してもらうことになる。対象者の抽出や対象者への質問紙の配布等で追加の作業が発生するため費用や労力の負担については事前に十分に協議する必要がある。団体にどのように調査に関与してもらうかにもよるが，研究者側が調査にかかる労力や費用を負担するのが原則である。

（3）質問紙の配布と回収

次に，抽出・確保した対象者に質問紙と依頼状を配布する。配布する方法は直接会う機会がある場合は手渡しすることもできる。そうではない場合は郵送等の方法がある。インターネット調査を実施する場合はメールやメッセージングサービス等を利用して回答ページの URL を配信することも可能である。また，回収率を上げるため，謝礼としてボールペンやクリアファイル等の景品を同封したり，回答してくれた対象者に図書券や商品券等の金券を謝礼として渡したりすることもある。

回答してもらった質問紙の回収方法は先に説明したとおりである。病院に通院する患者や学校で調査を行う場合は，回答した質問紙を回収する箱等を設けて回収することが可能である。回収箱を使う場合は，回収した質問紙が調査者以外に見られたり，盗まれたりしないように管理を厳重に行う必要がある。質問紙を郵送して配布した場合は回収も郵送で行い，返信用封筒や送料は調査者側が準備して質問紙，依頼状に同封するのが一般的である。

質問紙や調査協力の依頼が来たあと，すぐに回答せず，忘れられてしまうことも多い。質問紙を配布して一定期間経過したあとや，調査期間の終わりが近づいてきた時期にはがきやメール等で再度協力依頼の連絡をすると，回答を忘れていた人に回答を促すことができる。そのようなリマインドの連絡をすると回収数を少しでも増やすことができるので，可能であれば実施するとよい。

3. データ分析の準備

（1）質問紙の編集（エディティング）

　質問紙を回収したら整理するために通し番号を振っておこう。通し番号を振っておいてデータを入力するときに一緒に入力すれば，入力されたデータに不備や疑義が生じた時に質問紙を見て確認する作業を効率よく行うことができる。

　質問紙への回答には調査をする前には気づかなかった不備や予想外の回答，意図通りでない回答が見つかることがある。選択肢を一つだけ選択して回答してほしい質問で複数の選択肢を選択している場合や，数値で回答してほしい質問に数値の範囲で回答している場合等である。また，選択肢に「その他」のようなものを用意してその内容を具体的に回答してもらう質問で，具体的な内容から判断して他の選択肢に該当すると考えられる場合にその選択肢を割り当てるというようなこともある。こうした回答のチェックと修正の作業をエディティングという。回答を修正したり，選択肢を割り当てたりする場合は一貫したルールを作成し，それにしたがって行う必要がある。こうしたルールは次に説明する入力ルールとして記録しておき，あとで参照できるようにしておくとよい。

（2）入力（コーディング）ルール，変数表の作成

　データの分析は統計解析ソフトを用いて行うのが一般的である。統計解析ソフトでデータを分析する際は文字列のデータよりも数値のデータの方が扱いやすいため，質問紙への回答は数値に置き換えてデータを作成するのが一般的である。

　例えば，Box6-1のように性別を聞く質問の場合は，データとして，

Box6-1　性別を聞く質問の例

問１．あなたの性別をお答えください。
　　1．男性　　　2．女性　　　3．その他（　　　　　　　）

「男性」「女性」「その他」と入力するのではなく，男性には1，女性には2，その他には3というように数値を割り当てた方が入力も楽であるし，コンピュータでの扱いも容易である。

このように質問紙への回答に数値を割り当てることをコーディングという。コーディングのルールはデータを入力している途中で変更があると入力を最初からやり直さなければならなくなる。そのため，入力を開始する前に全ての質問項目のコーディングを決定し，入力する際はそのルールを守る必要がある。

また，データを入力する際はどの項目への回答であるかが区別できるように簡単な名前（変数名という）をつけておくのが一般的である。この変数名はデータの分析をするプログラムを書く際にも使用するため，できるだけシンプルにしておくとよい。また，プログラムは半角英数でコマンドを入力することが多いことや，変数名に漢字やカタカナ，ひらがな等のマルチバイト文字が入っているとエラーになってしまうこともあるため，変数名には半角の英数と記号のみを使用すると使い勝手がよい。

変数の名前，質問項目，質問の内容，回答内容と割り当てられた数値の対応を表の形式にまとめたものを変数表という。データファイルに含める情報は最小限にして，データの内容は変数表を参照するようにするとデータの分析を効率的に行うことができる。また，変数表は自分以外の人にデータを見せる際に，どの変数がどのような質問への回答なのか，入力された値がどのような意味なのかを説明することに利用できる（表6-2）。

変数と質問項目は1対1に対応させるのが原則であるが，複数選択法のように一つの質問に対して複数の回答が得られる場合には対応を工夫する必要がある。

Box6-2のような質問項目では1の「醤油ラーメン」から5の「その他」のすべてまたは6の「好きなラーメンはない」に〇がつく可能性がある。このような場合，この項目への回答を一つの変数として入力する

第6章　実査の方法 | **125**

表6-2　変数表の例

変数名	内容	コード					
		0	1	2	3	4	5
id	通し番号						
age	年齢(歳)						
sex	性別		男性	女性	その他		
ramen_1	好きなラーメン：醤油ラーメン	非選択	選択				
ramen_2	好きなラーメン：味噌ラーメン	非選択	選択				
ramen_3	好きなラーメン：塩ラーメン	非選択	選択				
ramen_4	好きなラーメン：とんこつラーメン	非選択	選択				
ramen_5	好きなラーメン：その他	非選択	選択				
ramen_6	好きなラーメンはない	非選択	選択				
health	健康状態の自己評価		よい	まあよい	ふつう	あまりよくない	よくない
smoke	喫煙本数		吸わない	禁煙している	一日,1〜10本	一日,11〜20本	一日,21本以上
alcohol	飲酒頻度		まったく飲まなかった	月,1〜2日以下	週1〜2日	週3〜4日	週5日以上
disease	慢性疾患		そのようなことはない	ひとつある	2つ以上ある		
clinic	病院受診回数		0回	1〜2回	3〜5回	6回以上	

Box6-2　好きなラーメンを聞く質問の例

　あなたが好きなラーメンはどれですか。当てはまるもの全てに○をつけてください。

　1．醤油ラーメン　　　　2．味噌ラーメン　　　3．塩ラーメン

　4．とんこつラーメン　　5．その他（具体的に　　　　　　）

　6．好きなラーメンはない

と分析の際に使い勝手が悪い。例えば，「1．醤油ラーメン」「2．味噌ラーメン」「4．とんこつラーメン」に○がついた場合，この質問への回答を「1．」「2．」「4．」のように，一つのセルに入力するようなルール

はよくない。このような項目はそれぞれの選択肢が選択されたかどうかを一つの変数として入力するという方法が一般的に使用される。つまり，「醤油ラーメン」が選択されているかどうかから，「好きなラーメンはない」という選択肢が選択されているかどうかまでの６つの変数を作成し，それぞれ選択されていれば１を入力，選択されていなければ０を入力するというルールにすると分析をする際に使い勝手がよくなる。

　紙ベースで実施する質問紙調査では質問紙を配布してから回収が終了するまで時間的余裕があることが多い。この期間にコーディングのルールを決めてデータ入力用のファイルを作成したり，変数表を作成したりしておくとその後のデータ入力や分析をスムーズに進めることができる。

（3）データの入力

　（2）で決定したルールに基づいてデータを入力していく。データを入力するにはMicrosoft Excel（エクセル）のようなスプレッドシートに入力するのが簡便である。データファイルの１行目には変数名を入れ，２行目から各対象者の回答を入力するのが一般的である。入力ルールの作成のところで説明したとおり，データファイルでは半角英数，記号以外の文字は使わない方が専門的に分析を行う場合に使い勝手がよい（表6-3）。

　人間の手で作業を行う以上，どんなに注意をしていても全くミスをしないで正確に入力することはほぼ不可能である。入力を一通り終えた後は再度質問紙と照らし合わせて確認することや，複数人で独立に入力しその結果を比較することは，入力ミスを発見するのに有用な方法である。このような確認作業を行い，ミスが発見された場合にはそれを修正する必要がある。

　なお，資金が潤沢にある場合は，入力作業を外部委託することもできる。熟練したデータ入力業者に委託すれば効率的かつミスが少なくデータを入力することができる上，入力にかかる時間を分析の計画やその他の必要な作業の時間に充てることができる。

表6-3　データ入力ファイルの例

id	age	sex	ramen_1	ramen_2	ramen_3	ramen_4	ramen_5	ramen_6	health	smoke	alcohol	disease	clinic
1	28	2	0	0	0	0	0	1	3	1	2	1	1
2	35	1	0	0	0	1	0	0	2	1	2	1	2
3	32	1	0	0	1	0	1	0	1	1	1	3	4
4	36	1	0	0	0	0	1	0	4	1	3	3	1
5	31	1	0	1	0	1	0	0	4	1	2	2	2
6	34	2	0	0	0	1	1	0	1	1	3	1	1
7	35	1	0	1	0	0	0	0	1	1	2	1	1
8	31	2	0	1	0	1	1	0	5	1	4	2	2
9	26	1	1	0	0	0	1	0	1	1	2	1	1
10	31	2	0	0	0	0	0	1	1	1	3	1	4
11	36	1	0	1	0	1	0	0	3	1	4	1	2
12	27	1	0	0	1	0	0	0	4	3	3	1	3
13	40	1	0	0	0	0	0	1	3	1	1	2	2
14	28	1	0	1	0	1	0	0	1	1	2	1	2
15	36	1	0	0	0	1	0	0	4	1	2	2	1
16	28	1	0	0	1	0	0	0	2	1	3	1	1
17	41	1	1	0	1	0	0	0	3	1	1	1	3
18	33	2	1	0	1	0	0	0	1	2	3	1	1
19	27	2	0	0	0	0	1	0	1	1	4	1	2
20	36	2	0	0	0	1	0	0	4	1	4	3	1

（4）データクリーニング

　データクリーニングはデータを入力したあと簡単な集計を行って異常な値や入力ミスがないか確認したり，複数の質問項目への回答を比較して矛盾がないかを確認し，さらに回答に問題がないかを確認したりする作業である。データ入力の際に注意深くチェックしても漏れてくる入力ミスや入力ミスはないものの回答に通常はありえない値が含まれている場合もある。データクリーニングではそのようなミスや不正回答を発見し，分析前にデータの最終チェックを行うものである。データクリーニングを行いエラーがないことが確認できたら本格的な分析に進むことになる。

（米倉　佑貴）

4. 面接による調査法

（1）様々な面接法

　看護・保健系領域における面接（interview）は臨床的面接と調査的面

接の大きく二分される。臨床的面接はクライエントや患者などの臨床実践上の対象者に対して情報収集やアセスメントをしたり，セラピーを行ったり，看護的支援の一環で行う技法である。他方，調査的面接は，学術研究の目的で情報収集し，分析していくプロセスにおいて使用される方法である。なお学術研究目的の面接においては，面接者をインタビュアー（interviewer）と呼び，面接対象者はインタビュイー（interviewee）あるいはインフォーマント（informant）と呼んで区別をする。

　学術研究における面接法には様々な種類があるが，研究テーマについて質問を行い，インフォーマントから経験や見解，意見や思いといったデータを収集する。分析実施しリサーチクエスチョンに対する答えを得ることは共通している。さらに，インフォーマントの語り（ナラティブ：narrative）を通じて普遍的な経験や知識を見出していくことを目指していく。

（２）構造化面接法

　構造化面接法は，調査票に基づいて，調査員（インタビュアー）が完全に構造化された質問を行いデータを収集していく方法である。実施にあたっては，量的研究の自記式質問紙を用いた方法に準ずる形で調査票の作成を行った上で，調査を計画していくことが多い。訪問面接聴取法と呼ばれることもあり，調査員が対象者の家庭に赴いて実施する。

　構造化面接法のメリットは，自記式質問紙や，自己入力式のオンライン調査などに回答ができない対象に対してアプローチできる点である。例えば，高齢者や視覚障害のある人などは，自記式の回答が難しいことが多い。そのような対象に対して，調査票にある項目を読み上げて説明し，調査項目を拡大したパネルや液晶画面（回答票と呼ばれる）を見せて，選択肢を指さしてもらったり，言葉で回答を得たりして，作成した調査票回答を収集していくことができる。また，調査者（インタビュアー）により，回答者（インフォーマント）の本人確認ができるので，例えば家族の別の人が回答するなどのエラーが起こりにくいことも挙げることができる。さらに，直接回答をお願いする形になるため，郵送法と

は異なり，回答率が高いこともメリットとして挙げることができるだろう。

　構造化面接法の対象者は，量的調査研究と同様の実証主義的なアプローチの元で，サンプリング戦略が行われる。政府の調査や，大規模な学術調査では，層化多段抽出を行っている場合もある。ローカルサンプルやコンビニエントサンプルで実施される場合もある。

　構造化面接を実施する場合は，調査員に対する訓練が必要になる。また，調査規模が大きい場合，多くの調査員の雇用が必要となる。したがって，一定の規模で実施する際には，相応のコストが必要となる点がデメリットとして挙げられる。また，多くの調査員を動員する場合は，調査員の技術による回答のばらつきが問題になることもある。回答率が良く，確実に回答を得ることができる調査員と，その逆になってしまう調査員が混在することがある。近年では個人情報に関する意識が高くなってきていると同時に，オートロックの集合住宅が増えた関係で門前払いされやすくなってしまい，特に都市部では調査環境は厳しくなっているといわれている。他方，調査員がノルマを稼ぐために，対象者にアプローチしたと見せかけて自分が回答してしまうメイキングと呼ばれる不正が行われる，という課題もある。

（3）半構造化面接法・非構造化面接法

　半構造化面接法は，インタビューガイドと呼ばれる自由回答を得るための質問リストに沿って進められる最も一般的な面接法である。構造化面接のときの調査票とは異なって，インタビューガイドは，厳密に追いかける形ではない。会話の流れによって，インタビューガイドの順番を超えて聞いたり，インタビューガイドにはない質問をすることもあり得る。インタビューガイドはあくまでもリサーチクエスチョンや研究目的を問の形にしたものであって，インフォーマントからの話の軌道修正をしたり，インタビュアーの備忘録のために用いられる。

　非構造化面接法は，非指示的面接などとも呼ばれ，インフォーマントからの回答はすべてインフォーマントにゆだねる形で進めていく方法で

ある。このインタビューを実施する場合は，研究者自身がインタビュアーになることがほとんどである。きわめて自然な会話の形で，インタビューガイドはきわめて簡潔なものがあるだけで，基本的には面接の場で，インフォーマントの話の流れに沿って質問項目を考えていく形をとる。

　半構造化面接・非構造化面接には，いくつか考慮すべき課題がある。第一がインフォーマントの問題である。対面で行うことから，見栄や建前，社会的望ましさを理由にインタビュアーに対して印象操作を行う可能性もある。発言している情報の正確性を考慮するために，繰り返しの質問を行ったり，回答内容の一貫性について確認をするなどの対応が必要になることもある。また，言語コミュニケーションが可能であることが前提となるため，コミュニケーションに障害がある者は対象から外さざるを得ない。あえて対象とする必要がある場合は別の方法を模索する必要があるだろう。

　第二がインタビュアーの問題である。インタビュアーが，自身が想定する回答に近づくように誘導した質問をしたり，潜在的に有している対象者集団に対する差別感情や偏見が表に出てしまうようなことがないように細心の注意を払うことが必要である。また，質問にあたって，言葉を選ぶことも必要となる。対象者の解釈困難な用語を多用したり，不快な思いをするような言葉を用いることは避ける必要がある。インタビュアー側の言語能力も必要である。

　第三が研究倫理についてである。面接調査の場合，インフォーマントのプライバシーに大きくかかわる情報を収集し，それを学術的にではあるが踏み込んで扱っていくことからも研究倫理上の手続きや研究者の倫理性が課題になりやすい。研究成果の公表時の匿名性の保証や，それ以前に調査データにおける個人情報の保護に努めるのみならず，インフォームドコンセントののちに調査を実施するなど，インフォーマントの権利を尊重して研究を進めていく必要がある。看護・保健系における人を対象とした研究の実施においては，面接調査であっても研究倫理審査の承認を経ることが必要である。

最後が調査実施のためのコストがかかる点である。構造化面接調査でも述べたが，半構造化面接・非構造化面接であっても同様にインタビュアーの給与や交通費のほか，スキルを必要とするためにも教育・研修の実施，あるいはそうしたスキルのある調査員の雇用などにコストが必要となる。なお，非構造化面接の場合は研究者が一人で調査を行うことが多いが，それでも準備に要するコストは少なくないだろう。また，インフォーマントについても，多くの時間と負担をかけることから謝金等が必要になる。また，調査場所を設定する際に，インフォーマントが話しやすく，落ち着いた場所を選定する必要が生じ，自宅などを使用できない場合は，外部のプライバシーが確保できる場所を選定することが必要になってくる。

（4）グループインタビュー

インタビュアーが1名に対して，インフォーマントが3人以上の面接調査をグループインタビューという。インタビュアーは，モデレーターと呼ばれたり司会者と呼ばれることもある。また，別途記録係としてスタッフを入れるほうが効率的でもある。複数名のインフォーマントは，自由に話したり，交流することも可能で，司会者はあるトピックを提示し，議論をしてもらったり，様々な意見が提示される。利点として，インフォーマント間に相互作用が生じ，意見や見解が明確になり，議論がより活性化する点が挙げられる。こうしたグループダイナミクスをうまく活用して司会者は議論を盛り立てていく。そして，様子を司会や記録係を担当する研究者が観察し，記録していくことになる。この形態の面接調査法は，別に「フォーカスグループ」「フォーカスグループディスカッション」と呼ばれることもある。

グループインタビューの方法に関する歴史は古く，学術研究に用いられた例としては，社会学者ロバート・マートン（R. K. Marton）が第二次世界大戦中にプロパガンダの有効性を調べたことが始まりともされている。マートンによりこの方法論と有効性について整理され，社会学領域において使用されてきたが，次第に他の領域やマーケティング調査に

応用されるようになってきた[4]。

　グループインタビュー実施にあたって，3点の注意点がマートンらにより示されている。一つは，一人〜数人のインフォーマントが，グループを支配する状況を避けることである。二つ目は議論に参加していないインフォーマントに対して，発言を促すなど参加するように促すことである。三つ目はすべてのインフォーマントにトピックについて発言してもらうことである。ほかにも，司会者がすべての参加者と視線を合わせることができるような配置でインタビューを進める必要がある。

　グループインタビュー実施にあたり，インフォーマントの特性を決めることが必要である。リサーチクエスチョンや研究目的に則した対象であることは必要であるが，より活発な議論を促すために次のような特性をそろえることが必要ともいわれている。例えば，年齢や性別，社会経済的地位，民族，等をそろえることで，考え方や経験，ライフスタイルが似ている者同士をグループとしたほうが相互作用が活性化する可能性が高い。

　他方，こうした特性をそろえるのではなく，できるだけばらつきを持たせたほうが，新たな意見や発想につながる議論ができる，という意見もある。社会的地位や立場がディスカッションへの参加度にかかわるため，グループ内の相互作用に影響が生じる。こうした特性にばらつきの大きい参加者のグループディスカッションを，短い時間で効果的に進めるためには，司会者の技術が必要になることにも注意する必要があるだろう。

　グループインタビューに参加するインフォーマント数は6人から10数人程度までと言われている。人数が少なすぎると議論は不十分となり，多すぎると発言しない人も出てくる上，司会進行役の技量が必要となってくるだろう。6〜7人程度が適切な人数といえるだろう。

5.　面接調査の実施とトランスクリプション

（1）調査依頼とインフォームドコンセント
　対象者の選定は様々なケースが考えられるが，知人や対象者に関連す

る団体などの紹介を得ることが多いだろう。団体や組織にアプローチして紹介をしてもらう場合は，団体や組織のサイトで活動目的や歴史，活動状況についてよく調べてからアプローチする。アプローチの方法は，本来は直接担当者に会って説明した上でお願いすることが筋であろう。その前に一度メールや電話でコンタクトを取り，窓口となる担当者の確認をし，説明の方法，直接の場合の日時の確認などを行う。こうした説明の際には，研究倫理委員会で承認を得た，依頼文面や説明文書とともに，研究計画書やインタビューガイドを資料として持参し，提示することが必要である。また，もし協力いただけるという際に，先方にどのような人を紹介してもらいたいのか，具体化させておくことも重要であろう。

　対象者を調査者の知人の紹介により得て，集めていく方法を「機縁法」という。小規模の面接調査では比較的実施されることが多い。対象者Aにさらに対象者Bを紹介してもらい，対象者Bからさらに対象者Cを紹介してもらう，という形で次々と対象者を増やす方法はスノーボールサンプリング法（雪だるま式または芋づる式とも呼ばれている）と呼ばれている。スノーボールサンプリング法は質的調査にかぎらず，量的調査で用いられる場合もある。

　なお，グラウンデッド・セオリーアプローチで理論的サンプリングを行う場合は，紹介に依存するだけでなく，ある程度研究者の意図が必要になってくる。例えば，最初のインフォーマントへのインタビューののちに次のインフォーマントを選定する際に，単純に誰かの紹介ではなく，今回のリサーチクエスチョンの答えに近づくためのデータを得るためには，どのような対象者からの情報が必要かという観点で選定が行われる。典型例を得ることができそうな対象を選ぶか，あるいは，非典型的な例となりそうな，異なる属性を持つ対象にしていくか，ということである。面接を通じてデータを収集しながら同時に分析も進めているために，こうした対象者選定について考慮しながら調査を実施することが必要になる。

　紹介を受けての調査参加依頼にあたっては，研究倫理審査を通過した

説明文書を示す。メールで依頼をする場合は，メール本文にも，自己紹介，調査主体（調査する組織名），連絡先の他，調査タイトル，研究目的や意義，インフォーマントに選ばれた理由，インタビューの概要，個人情報保護，面接時間，場所などの情報を加えて置き，詳細は添付書類を参照してもらう形がよいだろう。この段階でインタビューガイド（の概要，インフォーマント向けインタビューガイド）を示すこともありうる。

なお，この段階で同意書を送付し，郵送で署名入りの同意書を送付してもらう形は丁寧であるが，メール返信による協力意思表明でも構わない。その後直接会って面接する際に改めて説明書を示し，同意書にその場で署名してもらう形でも構わない。面接内容に，心理的侵襲がないと判断できる場合は，インフォーマントからの口頭による同意確認と，その旨の研究者側の記録作成でよい場合もある。インフォームドコンセントは研究倫理委員会の審査の結果に従って実施すること。

（2）面接会場

面接場所はケースバイケースで判断が必要である。インフォーマントの自宅で面接ができる場合，あるいは，職場の会議室など先方で用意をしてもらえる場合は，調査員が訪問するのみであるが，あまり現実的でない。

インフォーマントに来場してもらう場合は，静かで落ち着いた場所を準備する必要がある。騒々しく人の出入りが激しい場所インタビュー内容により，人前では話しにくい内容を含む場合などは，第三者が入ってくることができない個室を準備する必要があるだろう。調査内容に関わりのある場所であえてインタビューすることも，インフォーマントが回答にあたってイメージしやすくなるためによい場合もある。

（3）録音・録画

半構造化面接や非構造化面接にあたっては，多くの場合は録音または録画を行う。近年ではICレコーダーや，タブレット，スマートフォン

などを用いて録音を行うことが多い。IC レコーダーや録音アプリの使い方は事前に習得しておく必要があるが，マイクの集音性能や録音後の音質などについても事前に確認をしておく必要があるだろう。録画については，ノンバーバルな部分を含めた多くの情報を収集できる利点がある一方で，対象者が構えてしまったり，気になって，自由な発言ができなくなるリスクもあることをふまえる必要があるだろう。

　面接の際に，録音や録画をせず，ただ筆記による記録を行うケースもある。質的分析方法（単純な質問に限られている場合）や，面接体制（質問者とは別に記録係がいる場合）によっては選択されることもある。ただし，収集されるデータの量の期待ができず，インフォーマントの強い拒絶がない限り，録音や録画によるデータを用いることが望まれる。

（4）面接の実施

　面接の流れについて，チェックリストの形で表6-4に示した。待ち合わせの時間を守ること，清潔な恰好をしていくことは，最低限のマナーであろう。面接会場では，まず挨拶と自己紹介を行い，初対面の場合はご本人であることも念のために確認しておく必要があるだろう。また，最初は緊張するものなので，すぐに調査の本題に入るのではなく，緊張を解く雑談を行うとよい。天気の話や場所の話，ニュースの話など当たり障りのない話がよいだろう。グループインタビューの場合は，アイスブレイク（緊張を氷に例えてそれを壊し溶かすこと）の時間を冒頭に設けるとよい。一人一人自己紹介をしてもらったり，好きな食事や番組や趣味などについて聞くとよいだろう。

　緊張がほぐれた段階で，調査についての説明を行う。説明文書を手渡して説明を行う。必要な場合は同意書のサインもその場でもらう。すでに説明文書を送付している場合も多いので確認をしていく形になるだろう。併せて，録音の許可ももらう。

　インタビューの会話は，過度に敬語を用いるような不自然な形ではなく，自然な形で，適度に敬意を示しつつ進めていく。質問の長さは回答

表6-4　面接調査実施にあたってのチェックリスト

チェック項目
□　本人確認，笑顔で挨拶，自己紹介，感謝の気持ちを伝える。
□　アイスブレーク，緊張を解きほぐすための雑談
□　インフォームドコンセント，説明文書を示して，口頭で一部解説，同意書の記載
□　録音（または録画）の許可，セッティング（目立たない場所）
□　インタビュアー用のインタビューガイドやノート類はインフォーマントがあまり見えないような位置に。
□　緊張なく，自然な会話体の発話を心がける。
□　回答の誘導はしない，回答内容に興味をもつ。
□　質問の時間よりもインフォーマントの回答の時間を長くとる。
□　気づいたことはとにかくメモ
□　回答内容に不明な点があればその場ですぐに確認，追加質問をする。
□　インフォーマントが回答に躊躇を見せたら録音は一時中止
□　インフォーマントが調査協力の中止を申し出たらその場で終了する。
□　最後に質問がないかを確認する。
□　最後に協力のお礼を述べる，謝品等をお渡しする。
□　研究報告書の提示方法や公表の予定などについて説明をする。

鈴木淳子『調査的面接の技法［第2版］』ナカニシヤ出版：京都，2005および山口富子編著『インタビュー調査法入門：質的調査実習の工夫と実践』ミネルヴァ書房：京都，2023を参考に著者が作成

の長さよりも短くなるように心がけ，回答の誘導はせず，待ちの姿勢で聞く。インタビュー中は，録音をしている場合であっても，重要な情報や，気づいた点などは，とにかくメモをしておくことが重要である。メモも重要なデータとなることがある。

　インフォーマントが回答に躊躇したり，拒絶する場合は，録音をとめる。少し休憩を入れることも念頭に置く。調査協力の中止の意向を示した場合は，それに従い，その場で直ちに終了とする。

　調査終了後はできるだけ早く礼状を送ること。対象者属性に併せて，郵送であってもメールであっても構わない。

（5）調査記録とID番号

　調査実施の際には，調査記録，ないしは，調査管理カードといった記

第6章　実査の方法 | **137**

表6-5　調査記録につけておく情報

1. インフォーマントの氏名，連絡先，整理番号
2. コンタクト情報（最初にメール送信した年月日，調査参加内諾が得られた年月日，その際に約束した調査実施場所・年月日）
3. 調査依頼書類の送付方法，送付年月日
4. インタビュー実施記録（インタビュー実施年月日，実施場所，時間，録音の有無，録音機器）
5. インタビュー後のやり取り（謝品のお渡し日時，お礼状の送付日時，先方からの問い合わせがあった場合はその日時，内容，対応の詳細）

録簿を作成する。ここには，表6-5に記載した情報を示す。多くの調査員を動員して実施する面接調査の場合はもとより，研究者1名で面接調査を進めていく場合であっても，面接を重ねていくごとに，面接実施にかかる細かな情報は意図的に整理しておかないと，失われてしまうことが多い。ここに示したものはその一部ではあるが，基本的な面接情報として留めておくべきものである。個人情報の管理が必要な機密情報であるが，後に整理していく際に，非常に重要な情報となっていくことから，厭わずにコツコツと入力し溜めていくことをお勧めする。

　なお，調査終了後には，インフォーマントにはID番号を付与し個人名ではなく，ID番号でデータを管理していく。ただし，調査データ（トランスクリプトやフィールドノーツ）を作成するにあたって付属させるインフォーマントID番号と，調査記録上のインフォーマント情報は，リスク管理上すぐに突合できないようにしておくほうが良い。調査データのID番号と調査記録（多くは調査記録に付与された整理番号）との照合ができる表（対応表）は別途作成し，別途厳重管理を行うこと。

（6）トランスクリプトの作成

　調査終了後，収集した音声データや動画データ，メモ（フィールドノーツ）は，すべてテキストに起こす。テキストに起こされたデータを分析に用いていくためである。録音した音声データをテキストに起こしたものをトランスクリプトと呼ぶ。かつてアナログのテープ録音の時代は

トランスクリプトの作成は，トランスクライバーという装置を使って苦労して人間が書き起こしていた。しかし近年ではデジタル情報で録音が行われており音声編集ソフトウェアの機能も向上して書き起こし作業が格段に楽になった。しかも最近では文字起こしソフトウェアの性能が向上しており，人手ではなくコンピュータを使うことで簡単に文字起こしが実施できるようになった。無料のソフトウェアも多くある。ただし，学術データとして用いる以上，正確性はきわめて重要である。最新性能のソフトウェアであっても書き起こしたトランスクリプトは完全ではないことは踏まえる必要がある。作成されたトランスクリプト案を読みつつ，再度研究者自身が録音した音声を聞きながら確認することも必要である。さらに，固有名詞は早い段階で伏字やアルファベットなどにしておく。

　また，会話分析（第11章参照）を行う場合は，かなり精密なトランスクリプトを作成していくことが必要である。この際には笑いや呼気を示す"(h)"，音の伸長を示す"："，沈黙を示す"(n.m)"など，音声以外の情報もジェファーソンスタイルと呼ばれる記号を活用してデータセットを作成されることが多い。詳しくは第11章に紹介されている会話分析に関する図書を参照のこと。

　なお，データ分析にあたっては，トランスクリプトだけでなく，非言語的な情報を活用する必要が出る場合もある。また，フィールドノーツを用いる場合も出てくる。メモ類についても，トランスクリプトと同時に活用できるように，データセットを作成していくことも必要であろう。

　トランスクリプトは，データベース化して管理をする。データベースの作成にあたっては，半構造化面接の場合，エクセルなどのスプレッドシートを用いることが多い。トランスクリプトは，羅列ではなく段落を作成して，おおよその一つの内容になっている部分を一区切りの形にする。エクセルに入力していく際には，トランスクリプトの一つの段落には，一つのセルに入力していく。入力例は表6-6に示した。

　ここでは上から下に，パラグラフや発言ごとに区切って入力をする。

第6章　実査の方法　**139**

表6-6　スプレッドシートを使用した面接データ整理の例

通番	話し手	語り	ノート
0001	J	では，さっそくはじめさせていただきます。Aさんとお呼びすればよろしいですか。	
0002	A	はい。結構です	
0003	J	昭和○○年△月×日のお生まれで，現在のお住まいがS市ということでよろしかったですか。	
0004	A	はい，そうです。	
0005	J	Aさんのご職業は？	
0006	A	私とこは，家が工務店をしてますんで，それでまあ，工務店手伝う言うんで，勉強しまして，2級建築士を取っていました。	
0007	A	それまでにちょっと，やっぱり学校で，中学のときに学校が遅れましたもので，これでは高校には行けんって先生が言って，5年間よそに奉公しまして，5年間の奉公を勤めて，帰ってきて，帰ってきたらやっぱりもう二十歳になりましたらね，自分はこれでは学校にいかなあかんと言うのがわかりまして，○○の工業専門学校の夜間に通って製図の勉強をして，そしてそこへ行ったら案外進路がよかって…	資格を取得し頑張って手に職をつけたことを伝えたい気持ちが顔に溢れる

A列には通番を記載しておき，どの番号の語りについて分析をしているのか，後々たどれるようにしておくとよい。また，フィールドノートの内容も同じ画面に起こしておくと参照しやすくなる。動画撮影をした場合は，もう1列作成し，そこに動画情報を入力しておくとよいだろう。

（7）オンライン面接調査の注意点

　最近ではZoomなどオンライン会議システムやテレビ電話システムを用いることで，対面ではなくオンライン上で面接をすることが可能になってきた。この方法で面接調査をすることは，距離や，緊張感，場所の設定の手間など，対面による面接実施において生じた課題がクリアされることになり，有用な手段の一つとなってきている。ただし，いくつか注意点がある。一つは，インフォームドコンセントの確認作業で，対面と同様に説明を行うことは必須となる。同意についても，口頭で同意を

得ることは可能な場合もあるが，特に心理的侵襲のある面接調査ではサイン入りの同意書が必要になる。

　二つ目は，使用するオンライン会議システムの使用に慣れていないインフォーマントに対して実施することが難しい点である。実施する前に，オンライン会議システムの使用可能性について確認を取ることも必要であろう。三つ目は，対面よりも収集できる非言語情報が限られる点である。表情や雰囲気，感情，といったとらえにくい情報は，画面を介するとより収集しづらくなる。この点を踏まえて方法として選択するかを検討する必要があるだろう。

（8）面接以外の質的データ収集法

　面接法について紹介をしてきたが，質的なデータ収集の方法としてほかにもフィールドにおける観察，文書資料，映像資料，近年ではソーシャルメディアなどインターネット上の情報をデータとして研究を進めていくケースもある。スペースの都合上ここでは紹介しないが，リサーチクエスチョンに則して柔軟に方法を選択し，場合によっては組み合わせてデータを多角的に収集していくことが重要である。

（戸ヶ里　泰典）

学習の課題

1. 自分の研究テーマでの調査の実施方法を考えてみよう。
2. 質問紙調査を行う場合，データの入力ルール，変数表を作成してみ
   よう。

引用文献

1) 三浦麻子，小林哲郎. オンライン調査モニタの Satisfice に関する実験的研究.
   社会心理学研究. 2015；31(1)： 1 -12. doi：10.14966/jssp.31. 1_1
2) 吉村治正. ウェブ調査の結果はなぜ偏るのか. 社会学評論. 2020；71(1)：65-
   83. doi：10.4057/jsr.71.65
3) 統計局ホームページ／令和 2 年国勢調査の概要.
   https：//www.stat.go.jp/data/kokusei/2020/gaiyou.html#tyousahouhou_7 （2024
   年 2 月19日最終アクセス）
4) Morgan, D. L. "ForcusGroups". Annual Review of Sociology. 1996；22：：129-
   152.

参考文献

・盛山和夫『社会調査法入門』有斐閣ブックス：東京，2004.

・小塩真司，西口利文『質問紙調査の手順（心理学基礎演習）』ナカニシヤ出版：京都，2007.

・宮本聡介，宇井美代子（編）『質問紙調査と心理測定尺度—計画から実施・解析まで』サイエンス社：東京，2014.

・高木廣文，林邦彦『エビデンスのための看護研究の読み方・進め方』中山書店：東京，2006.

・谷岡一郎『「社会調査」のウソ—リサーチ・リテラシーのすすめ』文藝春秋：東京，2000.

・谷富夫，山本努編著『よくわかる質的社会調査：プロセス編』ミネルヴァ書房：京都，2010.

・鈴木淳子『調査的面接の技法［第2版］』ナカニシヤ出版：京都，2005.

・山口富子編著『インタビュー調査法入門：質的調査実習の工夫と実践』ミネルヴァ書房：京都，2003.

・太田裕子『はじめて「質的研究」を「書く」あなたへ』東京図書：東京，2019.

・北川由紀彦，山口恵子『社会調査の基礎』放送大学教育振興会：東京，2019.

・Gray, JR. & Grove, SK.（黒田裕子，逸見功，佐藤富美子監訳）．『バーンズ＆グローブ　看護研究入門　原著第9版—評価・統合・エビデンスの生成』エルゼビア・ジャパン：東京，2023.

7 | 統計解析法の基礎

戸ヶ里　泰典

《学習のポイント》　量的調査では多くの場合，サンプルデータから母集団の状況を推測する推測統計を使用する前提がある。研究計画を立てる段階から推測統計が理解できていないと量的研究を進めることはできない。ここでは調査研究に必要な推測統計の基礎について解説する。
《キーワード》　検定，点推定・区間推定，二変量間の関係，多変量解析，サンプルサイズ

1. 統計解析の基礎

（1）変数と値

　変数とは統計解析で扱う箱というイメージを持つとよい。統計解析では，同時にいくつもの変数という箱を扱う。なお，この箱の中にはケース（対象者）の数だけ値が書かれた紙が入っている。性別は今回は，1男性，2女性とし，年齢は実年齢を聞いた。抑うつ度は抑うつスケールを用いて測定した。それぞれの変数は，第5章で扱った尺度水準のいずれかに相当する。さて，ここで挙げられた変数は，それぞれがどのような尺度水準か整理してみよう。なお，ある質問紙調査を実施した際に，性別，年齢，抑うつ度の3つの変数を測定したとしよう。尺度水準は統計解析の準備から実施，結果に至るすべてにおいて重要な情報である（表7-1）。尺度水準によって扱う統計手法が異なってくる。もし十分に理解できていない場合は，今一度第5章に戻って復習をされたい。

　　性別…男性1・女性2の2カテゴリから成る名義尺度
　　年齢…具体的な数字が記載されている比尺度
　　抑うつ度…5点～30点の間を取る間隔尺度

である。これをデータセットの形で見てみると，表7-2のようになる。IDとはケースにつけられた番号で，各行はケースごとの値になっている。各列は変数ごとの値となっている。つまり変数はこのように縦長の箱にIDの順に入っている数値群と理解するとよい。

表7-1　尺度水準とデータの種類

・質的データ （変数）	・量的データ （変数）
名義尺度	間隔尺度
順序尺度	比尺度

表7-2　変数と値のデータセット例

ID	性別	年齢	抑うつ度
0001	1	34	6
0002	1	32	7
0003	2	29	6
0004	2	58	13
0005	1	33	13
0006	1	45	9
0007	2	54	6
0008	2	42	17
0009	2	41	21
0010	1	36	12
0011	1	39	9
0012	1	46	7
0013	2	47	23
0014	1	35	18

　統計解析では，箱と箱の関係を検討する。つまり，性別で抑うつ度がどのように違うのか，年齢と抑うつ度との間には関連があるのかを検討することになる。

（2）記述統計と分布の確認

　統計と聞いてすぐに思いつくことは，新聞・ニュースの世論調査などでの内閣支持率や意識項目の分布などであろう。例えば1,000人の無作為サンプルの世論調査の結果，内閣支持率は39％であった，というような表現がある。これは，支持／支持しないという2値変数（名義尺度・質的データ）の分布をみている。名義尺度の分布は，度数とパーセントで表現がなされる（表7-3）。

　では量的データの分布をみるときはどのようにすればよいだろうか。量的データの場合はデータをいくつかの階級に分け，度数分布表を作成してからグラフを作成することを行う。横軸にデータの階級を，縦軸にその階級に含まれるデータの数（人数，個数など）をとった図を描く。

表7-3　度数分布表

年齢	度数(人)	(%)
20〜29歳	21	(6.3)
30〜39歳	57	(17.2)
40〜49歳	69	(20.7)
50〜59歳	65	(19.6)
60〜69歳	66	(19.9)
70〜79歳	54	(16.3)
合計	332	(100.0)

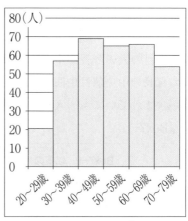

図7-1　ヒストグラム

これをヒストグラムという（図7-1）。ヒストグラムは棒グラフに似ているが，面積が度数を表している点に注意が必要である。

(3) 代表値

このように，手元にある量的データの分布はヒストグラムを描くことで確認することができるが，学術研究で多く用いられる確認の方法が代表値と呼ばれる値を確認する方法である。代表値には，平均値，中央値，最頻値の3種類がある。最頻値とは，最も度数が多い値を示すが，ここでは統計解析上よく用いる平均値と中央値について解説する。量的データの場合は平均値を見ることが多い。

平均値にはいくつか種類があるが，一般的には算術平均と呼ばれる種類を用いる。算術平均とは，例えば身長のデータの場合，対象者全員の身長の値を足し合わせたものを，対象者数で割った値のことである。このとき，データに365cmとか，3cmとか，身長とは考えにくい値が含まれていると，平均値は大きく異なってしまう。こうした値は外れ値と呼ばれている。質的変数も同様であるが，特に平均値を求める際には，事前に度数分布とヒストグラムで確認を行い，データ上にある外れ値を見つけ，修正することが必要である。こうした作業はデータクリーニングと呼ばれており，分析に取りかかる前の必須作業である。

中央値とはデータの小さい方から順番に並べて，その丁度中間の値を表す。例えば5人の身長を比較したとき，丁度中間の上から（下からも）3番目の人の身長が中央値である。対象者数が偶数のとき，例えば10人の身長の中央値は中間の2人の値を足して2で割った値になる。同順位が含まれていても一人一人順位をつけて求めれば良い。例を以下に示す（Box7-1）。

Box7-1　以下の10人の体重の中央値を求める

　（46.1, 46.3, 46.5, 47.8, 47.8, 49.0, 49.8, 50.7, 51.5, 51.8）

　偶数人なので，中間の二人（47.8と49.0）を足して2で割った48.4が中央値である。47.8は同順位（タイ・データ）だが，下から5番目の人の数字でもあるのでこの値を用いる。

　このように中央値は順序尺度の変数における代表値として有用である。

（4）データのばらつきをみる

　「ばらつき」とは，データがどれだけ平均値や中央値から離れた分布になっているのかの程度を意味する。ヒストグラムでその分布を見たが，その広がりの程度とも表現できる。「ばらつき」は厳密には専門用語ではなく論文ではあまり標記しないが，統計解析の実施において多用される統計用語でもある。ばらつきはヒストグラムのような図だけでなくて，標準偏差という指標を用いて数値で表現できる。

　標準偏差は以下のように算出する。まず，ある測定値と平均値との差を2乗した値を，すべての対象者の測定値の場合で算出し，それらをすべて足しあわせたものを，対象者数で割る。これを分散と呼ぶ。さらに分散の√（平方根）をとったものが標準偏差である。したがって，標準偏差を2乗すると分散になる。標準偏差は英語でStandard Deviationと書き，略してSDと表記されることがある。統計の本などではさらに省略してSとか，sのギリシャ文字であるσ（シグマ）と表記されている場合もあるが，いずれも同じものである。具体例を表7-4に示した。

第7章　統計解析法の基礎 | **147**

表7-4　学生10名のテストの平均と分散・標準偏差

学生	得点 (x)	偏差 (x－m)	偏差^2 (x－m)^2
A	61	－9	81
B	74	4	16
C	55	－15	225
D	85	15	225
E	68	－2	4
F	72	2	4
G	64	－6	36
H	80	10	100
I	82	12	144
J	59	－11	121
平均 (m)	70	分散(σ^2)	95.6
		標準偏差(σ)	9.8

平均値とデータとの差を「偏差」。

偏差の二乗をすべて合計し（偏差二乗和），学生の数で割る（この場合10で割る）と分散。

分散のルート（平方根）をとると標準偏差になる。

標準偏差は英語で Standard Deviation 略して SD。さらに省略して s，s のギリシャ文字である σ（シグマ）とも表記される。

s^2 や σ^2 は分散の意味。

これは，学生10名のテストの点数を基に，平均と分散，標準偏差を求めたものである。

（5）分散・標準偏差の何が良いのか

　正規分布とは，分布の形状の一つで，ある変数が，ある集団で，平均値を中心にその上下で対称にばらついているもので，図にすると，平均値を挟んで釣り鐘型の形状をとるものである。自然現象や社会現象のほとんどは，十分なサイズがあれば正規分布に近づくとされている。正規分布を図7-2に示す。正規分布は理想の分布であるが，その特徴としてはこの分布の曲線に囲まれている部分の面積を100とすると，平均値±1標準偏差に囲まれている面積は68.26，平均値±2標準偏差では95.44，平均値±3標準偏差では99.73となることがわかっている。つまり，その変数が正規分布していると仮定できる場合，理論的には平均値±標準偏差の範囲には，全体の度数のうち68.26％がいるということがわかる。

　多くの量的データは理論的には正規分布することがわかっているの

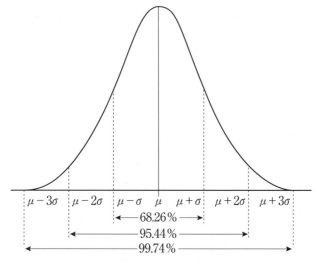

図7-2 正規分布と分布の中の面積（％表示）
μ は平均，σ は標準偏差
$\mu \pm \sigma$ の範囲では正規分布内の68.26％の面積が占めている
$\mu \pm 2\sigma$ では分布内の95.44％が，$\mu \pm 3\sigma$ では99.74％の面積が占められる

で，量的データの分布を示すにあたっては，平均値±標準偏差を表記するだけでおおよそのヒストグラムの形状を知ることができる。このため多くの論文では，量的変数の度数分布は示さず，平均値±標準偏差を示している。ただし，歪んだサンプルのデータの場合，あまりにも正規分布からかけ離れている分布の形状を示している場合がある。こうしたときに無理に正規分布する形，つまり，平均値±標準偏差で示しても，データの分布を示したことにはならない。このような場合には量的データとして扱わず，質的データとして扱う。

2. 検定の基礎と応用

（1）統計学的推測

　統計には結果を一般化するために用いる側面がある。例えば，性別とメンタルヘルスの関係性について考えてみよう。今回の調査データからこの二つの関係，つまり，男性と女性の間ではメンタルヘルスに違いが見られた，という結果がわかったとする。では，この違いはたまたま今

回の調査対象者だから出た結果（偶然）なのか，今回の調査だけでなく今後何度，どこで調査をしても同じ結果（必然）なのかを明らかにすること，言い換えると結果の一般性・普遍性を示すのが研究である。そのためには，何度も調査をするということも一つの方法であるが，今回のデータから，一般的な関係性があるのかどうか，出た関係性は少なくとも偶然の結果ではなかったのかをデータから検証することができる。この作業を統計学的推測という。

ただし，ここでもう一度思い出してほしいのは，母集団という考え方である。例えば難病患者100人を対象とした研究の場合，何を明らかにしたいかというと，その100人のデータの中にある関係性や事実が，難病患者全体にも通じる関係性や事実である，ということである。例えば検定して有意な関連性が出たということは，その関係が今回の100人で偶々出た訳ではない，母集団である難病患者全体でも成り立つはずだ，ということである。大事なことは，現在の研究で想定している母集団がどこにあるのか，ということである。これは調査の計画の段階でも検討されているべきことであるが，研究初心者の場合この検討が後回しになっている例も少なくない。

例えば，難病という広い範囲ではなく，パーキンソン病の男性患者を母集団と考えている，ということもあるだろう。こういう場合は，分析対象者はパーキンソン病の男性だけであろう。難病という広い範囲にもっていきたいのであれば，分析対象者はパーキンソン病だけでなく，消化器系や呼吸器系，皮膚系，免疫系など母集団の分布に比例した形で幅広い疾患患者を対象にしないと，いくら検定で有意になったとしても結果を難病患者全体に一般化することができない。

（2）統計的仮説検定

統計的仮説検定は，1925年にロナルド・フィッシャー（Sir Ronald A. Fisher 1890-1962）の書 "Statistical Methods for Research Workers（研究者のための統計的方法）" において示された統計手法である。フィッシャーは統計的手法の普及に尽力し，いわゆる有意水準 $P = 0.05$ の提

唱者ともいわれている。この本の中で，"The value for which P = .05, or 1 in 20, is 1.96 or nearly 2 ; it is convenient to take this point as a limit in judging whether a deviation is to be considered significant or not." と述べており，これがその後統計手法を用いる各領域の研究者の間に広まっていったとされる。フィッシャーは必ずしもカットオフ値として提唱をしたのではないが，フィッシャーによる提唱の後に，イエジー・ネイマン（Jerzy Neyman 1894-1981）とエゴン・ピアソン（Egon Pearson 1895-1980）によって推測統計学（抽出した部分集団から母集団における特徴や性質を推測する統計学）の方法として確立された。現代の統計的仮説検定は，ネイマンとピアソンにより定式化され，ネイマン＝ピアソンの理論，あるいはネイマン＝ピアソンの仮説検定論，と呼ばれ，初等数学のテキストにおいても扱われ，広く浸透している。

（3）検定のプロセス

　統計的仮説検定においては次の順序で作業が行われる。(1)帰無仮説と対立仮説を立てる，(2)検定統計量と分布を決める，(3)有意水準と棄却域を決める，(4)データを取得し検定統計量を算出する，(5)仮説の棄却と採択を行う，のそれぞれである。

　帰無仮説とは，検定において棄却する，つまり否定されるべき仮説のことを指す。主に「値に差がない」とか「値が0である」という仮説が立てられる。対立仮説とは研究者が正しいとしたい仮説のことで，「値に差がある」とか，「値が0でない」という仮説が立てられる。例えば，看護師の楽観性格は，外科系病棟と内科系病棟とで違いがあるかの検定をみてみよう。外科系病棟と内科系病棟とで性格には差がない（帰無仮説 H0）として，本来検定したいのは対立仮説，外科系病棟と内科系病棟とで差がある（対立仮説 H1）である。帰無仮説とは，偶然生じたとする仮説のことを指す。検定では，今回のサンプルでの結果から，帰無仮説の「性格に差がない」という事象が生じうる確率を求めて，その確率がきわめて小さいことから仮説自体が間違っていると考えて帰無仮説を捨てる，という作業になる。「差がない」という確率を有意確率と呼

び，アルファベットのp（probability＜確率＞の頭文字，大文字で表現する場合もある）で表記する。この作業が「検定」である。

　次に，検定統計量とは，帰無仮説が正しいとするための確率pを計算するための統計量で，サンプルのデータから計算する。多くの初学者はこの検定統計量の算出の段階で統計が難しいと感じるようであるが，現代では検定統計量を算出するのは人ではなくコンピュータであるので，数式を覚えたり手計算が難しいことを嘆いて検定や統計解析をあきらめるようなことがあってはならない。重要なことは計算手順よりも，帰無仮説の設定によって，検定統計量の出し方とそれが従う分布が異なるという点である。例えば，平均値に差がないという帰無仮説の場合t検定を行い，t分布を用いる。クロス表の数値の配置に偏りがないという帰無仮説の場合はχ^2（カイ二乗）検定を行い，χ^2分布を用いる。ばらつき・分散に違いがないという帰無仮説の場合は，F検定を行い，F分布を用いる。このようにどの検定を行うかは，見たい変数の種類によって異なる。その違いについて，次のセクションで説明をする。

（4）検定の種類

　検定は，帰無仮説を棄却することを通じて，母集団における変数と変数の関係性をみるもの，と解釈して整理していくこともできる。その際に，変数の尺度水準，ひいては，データの種類により扱い方が異なる。量的データ（比尺度＋間隔尺度），質的データ（名義尺度），順序尺度の組み合わせで使う検定が異なってくる。組み合わせは主に，①質的データ×量的データor順序尺度，②質的データ×質的データ，③量的データor順序尺度×量的データor順序尺度，であろう。それぞれの組み合わせでの検定手法例を見てみよう。

　図7-3は質的データと量的データまたは順序尺度の関係の検定の種類である。質的データは個々では名義尺度で，それは2カテゴリ（2値）または3カテゴリ（3値）以上で異なってくる。質的データが2値で，一方が量的データの場合，対応があるかないかで検定の内容は異なる。対応がある検定とは，前・後，左・右など，同じ対象に対して二度

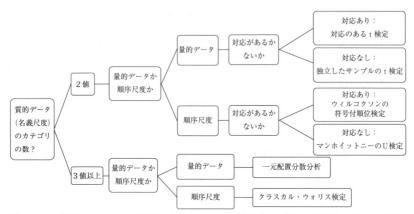

図7-3 質的データ vs 量的データ（または順序尺度）の関係の検定の種類

同じ変数の測定をして，それを比較することを指し，そうした二度測定しているデータを「対応のあるデータ」と呼ぶ。対応がある場合は対応のある t 検定（ペアード t 検定）が行われる。対応がない場合は，独立したサンプルの t 検定が行われる。順序尺度の場合も同じような形で対応のある場合とない場合とで異なる。3値以上の場合は，量的データの場合は一元配置分散分析，順序尺度の場合はクラスカル・ウォリス検定が相当する。

図7-4には，質的データ（名義尺度）×質的データの組み合わせと検定の種類を示した。一報の質的データのカテゴリの数が2カテゴリか3カテゴリで検定の種類が異なる。2カテゴリ×2カテゴリの場合は，各セルの期待度数によって扱う方法が異なる。3カテゴリ以上の場合はカイ二乗検定を行う。期待度数については後述する。

最後の量的データ×量的データは相関係数の検討，あるいは回帰分析の検討を行う。

（5）平均の差の検定

t 検定は平均の差を見るときに行う検定である。対応のある t 検定とは，前後比較など同じケースに対して2回の測定結果を行ったときに，両者で平均に差があるかどうかを見る。例えば，関節リウマチ患者20名

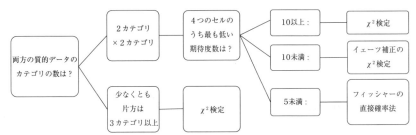

図7-4 質的データ（名義尺度）vs 質的データの関係の検定の種類

に対して，転倒予防教室を行い，転倒予防の自信がついたかどうかを教室の前後で評価したとする。この転倒予防への効果があったかどうか，というような検討をする際には，対応のあるt検定を行う。このときの帰無仮説は，前後で差がない（差がゼロ），対立仮説は差はゼロではない，ということになる。

　平均の差は必ずしも前後差だけではなく，男性と女性，など異なる属性間で平均の違いを見ることもある。この場合は対応がないので，対応がないt検定，あるいは独立したサンプルのt検定と呼ばれる方法を用いる。例えば，東日本と西日本と，中古車販売店をサンプリングして，ある中古車Aの販売価格を比較したとする。この場合の帰無仮説は「東日本と西日本とで中古車Aの価格の平均に差がない」となり，対立仮説は「東日本と西日本で中古車Aの価格の平均に差がある（差がゼロではない）」となる。これで検定統計量tを求めて今回のサンプルにおける生起確率が低いことを確かめることで帰無仮説を棄却する，という流れが検定の一般的な進め方となる。

　ただし，この対応のないt検定は2群の平均値を比較するが，この2群の母集団におけるこの変数の分散の値が等しいか等しくないかで正確性の問題から若干検定統計量の計算が異なる。2群の母集団の分散が等しいか等しくないかは，これも検定を活用して判断する。つまり対応のないt検定は2回検定を行い，1回目は2群の母集団の分散が等しいという帰無仮説で行う。1回目の検定の結果，分散が等しい（帰無仮説が棄却されない）場合は，2群の平均値に差がないという帰無仮説の下で

スチューデントの t 検定と呼ばれる方法で検定をする。1回目の検定の結果分散が等しくない（帰無仮説が棄却された）場合は，ウェルチの t 検定と呼ばれる方法で検定をすることになる。

（6）一元配置分散分析と多重性

　3グループ以上のグループ間でそれぞれの平均値に差があるかどうかを見る場合は，t 検定のような形で2つの平均に差があるのかどうかを比較するということができない。この場合は，各グループの平均に「ばらつき」があるかどうかを検討する。どのグループも平均値が横並びである場合は，ばらつきがない，ということになる。あるグループは突出して高い平均を誇り，あるグループは著しく低いような場合は，平均にばらつきがあるといえる。「ばらつき」は，先に見た分散と標準偏差のところで出てきた用語であるが，分散や標準偏差が，平均からどの程度離れたケースが多いのかの程度を見ていることをふまえると，この3グループ以上の平均のばらつきを見ようとしている検定でも同様の概念を扱おうとしていることはわかるだろう。

　具体的には，「グループ間のばらつきとグループ内のばらつきが等しい」という帰無仮説の検定を行う。例えば10人ずつの3つのグループがあったとして，グループ間のばらつきはグループ単位で見たとき，つまり3つの値の分散が出る。グループ内のばらつきは，グループ構成員単位で見たときの分散で，各グループ10名ずつの分散が3つ出てくる。これらの分散を活用して，「グループ間のばらつきとグループ内のばらつきが等しい」という帰無仮説の検定を行う。ここではF検定という検定手法が用いられ，この一連の分析のことを一元配置分散分析と呼ぶ。

　一元配置分散分析を含めて，多変量解析においても共通して確認しておいてほしい用語が「独立変数」と「従属変数」という用語である。「独立変数」は原因側の変数を指し，説明変数とも呼ぶ。「従属変数」は結果側の変数を指し，目的変数，あるいは被説明変数，とも呼ぶ。「独立変数」でも「説明変数」でも覚えやすいほうで覚えればよい。分散分析や多変量解析の研究を見ていく際には必須の用語になるため，必ず覚え

ておく必要がある（Box7-2）。

　一元配置分散分析で有意になった場合は，グループ間で平均にばらつきがあることがわかるが，どのグループとどのグループの平均の間に差があるのかはわからない。先ほどの3グループの例の場合，A，B，Cの3グループとすると，AとB，BとC，CとAの3つの組み合わせが考えられるため，それぞれの組み合わせで平均値の差の検定をすればよい。ここで，同時に検定を行うことで多重性と呼ばれる問題を引き起こすことになり注意が必要になる。

　有意水準とは帰無仮説がまかり通る確率である。5％（0.05）の水準で検定結果を見ていく場合，帰無仮説がまかり通らない確率は0.95ということになる。3回同時にこの水準で検定を行うと，0.95×0.95×0.95＝0.857となり，帰無仮説がまかり通る確率は1－0.857＝0.143となる。つまり，5％のつもりでいても，同時に何度も検定を行うと，それよりも高い確率になってしまう，つまり有意になりやすくなってしまう，という問題である。

　分散分析を行った後には一般にこうした多重比較と呼ばれる平均値をペアで同時に比較する検討が行われるが，その際には，この多重性の問題を考慮した結果を報告することになっている。最も単純な考慮の方法はボンフェローニ法という方法である。例えば，3つ同時に検定した結果，有意確率が0.03，0.001，0.018だったときに，有意確率自体に対して検定した回数を掛けあわせることで調整する，という方法である。今回の場合は，3を掛けて0.09，0.003，0.054を新しい有意確率として報

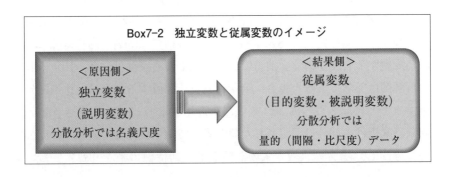

告する。ボンフェローニ法はやや厳しい（有意になりにくい）結果ともいわれている。他にも，様々な方法が開発されており，統計ソフトウェアでは多くの方法を選択して計算させることができるようになっている。テューキーの方法やダネットの方法が有名で安定しているともいわれている。なお，ダンカンの方法やLSD法は使用しないほうが良いともいわれているので注意が必要である。

（7）独立性の検定

名義尺度と名義尺度の関係を見るときは，一般にクロス集計と呼ばれる方法で検討する。例えば，看護師を対象とした研究で，内科系と外科系の看護師で経験年数に違いがあるのかを検討する。ここで，経験年数（10年未満 vs10年以上）と勤務病棟（外科 vs 内科）の2値と2値の変数の関係を見るとき，クロス表という表を作成する。クロス集計の結果（観察値）を表7-5に示した。

表7-5　経験年数と病棟の種類とクロス集計　n（%）

経験年数	外科系病棟	内科系病棟	計
10年以上	39（ 56.5)	24（ 82.8)	63（ 64.3)
10年未満	30（ 43.5)	5（ 17.2)	35（ 35.7)
計	69（100.0)	29（100.0)	98（100.0)

クロス表の検定では，期待値と観察値の間いにズレがあるかを検討する。「期待値と観察値の間に差がない」が帰無仮説となる。期待値とは，この例でみると，公平に看護師数を割り振ったときの値が相当する。つまり，全体定員は98人であり，外科病棟には69名，内科病棟には29名配置する必要がある。他方で，10年以上の看護師は63名，10年未満の看護師は35名であった場合，公平に人員を配置する場合は，比例配分をすることになるだろう。つまり，表7-6のように配分がなされる。周りの網掛けの部分は固定された値と考えて，中央の4つのセルには公平に分配した場合の人数が入る。観察値－期待値の値を「残差」とい

第7章　統計解析法の基礎　**157**

表7-6　経験年数と病棟の種類の関係の期待値

経験年数	外科病棟	内科病棟	計
10年以上	69×63/98	29×63/98	63
10年未満	69×35/98	29×35/98	35
計	69	29	98

う。各セルで，残差の二乗/期待値の合計がカイ二乗分布することを使って，検定を行うことができる。有意である場合は，観察値と期待値の間に差がある，つまりずれてる，今回の例でいえば内科と外科とで公平な配分になっていない，ということがいえる。

　この2×2のクロス表の検定の場合，各セルの期待値が小さい場合には検定の方式を修正する必要がある。10未満の場合はイェーツの修正，あるいは連続修正と呼ばれる修正した方法で検定統計量を計算する。さらに5未満の場合には，カイ二乗検定ではなく，フィッシャーの直接確率法での計算のほうが正確といわれている。こうしたパターンは，近年の統計ソフトウェアでは一度に計算するので，研究者はどの結果を報告するか判断するための知識が必要である。

（8）量的変数と量的変数の関係

　量的変数と量的変数の関係を見るときはどのようにみるとよいだろうか。表7-7に，ある高校で行った模擬試験の生徒別の得点を示した。ここで，数学と英語，数学と物理，数学と日本史の得点の関係性を見てみることにしよう。

　各教科別に平均点と標準偏差が出ているが，満点の値が異なるので，同じ100点満点の物理と日本史以外は平均点そのものが高いか低いかは比較することができない。例えば，200点満点や150点満点の教科を100点満点に換算すれば，100点換算でどの教科が平均値が高いのかを比較することができる。これは，前項で説明した質的変数と量的変数の関係になるが，平均値という単純化した数値の比較でしかなくなる。量的変数と量的変数の関係をみるということは，平均値ではなく分布全体と分

158

表7-7　生徒の各教科別得点一覧

受験番号	数学(200点満点)	英語(150点満点)	物理(100点満点)	日本史(100点満点)
0001	90	56	40	75
0002	80	100	56	80
0003	190	120	98	25
0004	150	96	75	55
0005	150	88	80	63
0006	195	120	95	35
0007	100	80	62	60
0008	170	140	86	45
0009	190	60	90	30
0010	180	100	88	40
0011	130	128	65	80
0012	135	98	72	73
0013	110	140	50	95
平均点±標準偏差	143.8±40.1	102.0±27.1	73.6±18.1	58.2±22.0

布全体がどれだけ一致するのかを検討することになる。

　具体的に見ていこう。量的変数と量的変数の比較の基本は散布図という図を描くところから始まる。今検討をしたい，数学と英語，数学と物理，数学と日本史のそれぞれについて散布図を描いてみる。図7-5にそれぞれの散布図を示した。

　散布図とは，横軸と縦軸にそれぞれの量的変数を当てて，各ケース（対象者）の得点を打点（プロット）して二次元平面に示したものである。左側の数学と英語の関係は規則性がないが，中央の数学と物理の関係は，概ね数学得点が高くなれば物理得点が高くなるという関係にあることがわかる（正の関連性）。右側の数学と日本史の関係は数学得点が高くなるほど日本史得点が下がる，逆に数学得点が低くなれば日本史得点が高くなるという逆の関係があることがわかる（負の関連性）。このように散布図をみることで量的変数と量的変数の関連性がわかるが，さらに関連性の強さもわかる。図7-6に模式的に示すように，散布図が円にちかいと関連性がないが，楕円の形が細くなるほど横軸が大きくなるほど縦軸も大きくなるという正の関連性が強くなる。

　関連性には強さがあり，強さは数値化して表される。その数値が相関

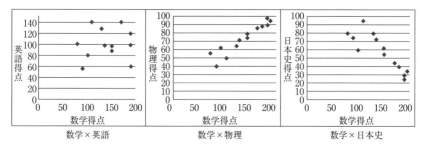

図7-5 数学と英語，物理，日本史のそれぞれとの関係の散布図

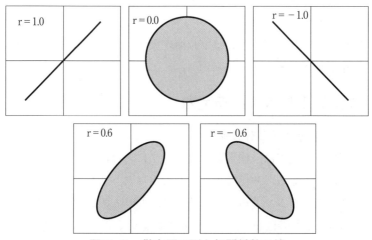

図7-6 散布図の形と相関係数の値

係数である。相関係数の求め方についてはここでは解説しないが，-1から1までの値をとり，-1に近づくほど負の関連性が，1に近づくほど正の関連性があり，0に近づくほど関連性がなくなる。相関係数は，量的変数と量的変数の関係を見る際の関連性の強さの指標として非常に有用な値である。相関係数の値と散布図の関係について図7-6に示す。また，先ほどの模擬試験結果4科目についてそれぞれの相関係数を表7-8に示す。

なお，相関係数に関する検定もある。帰無仮説は「相関係数がゼロである」という仮説で，相関係数とサンプルサイズからt値を算出したt検定が行われる。これで有意である場合は，相関係数はゼロではない，

表7-8 各教科間の相関係数

	数　学	英　語	物　理	日本史
数　学	1	0.197	0.947	−0.859
英　語	0.197	1	0.204	0.099
物　理	0.947	0.204	1	−0.884
日本史	−0.859	0.099	−0.884	1

ということがいえる。相関係数に限らず，係数値の検定は様々あるが，いずれも係数値がゼロであるという帰無仮説の元で検定が行われている。検定結果のP値が小さいほど相関が大きい，ということではないので，注意が必要である。

3.　サンプルサイズと検定力

（1）サンプルサイズと有意確率

　統計的仮説検定では，検定統計量の算出における手続き上，サンプルサイズが大きくなるとP値は小さくなる。なお，サンプル（標本）の大きさのことを「サンプルサイズ」と呼ぶ。「サンプル数」と記載する場合は，人数のことではなく，サンプルの数を指す。一つの研究でN = 100のサンプルをもつグループを10個扱う場合は，サンプル数は10ということになる。通常の調査研究では扱うサンプル数は1か2程度のことが多い。

　では，相関係数の検定（t検定）の例を見ていこう。相関係数が0.2であったときにサンプルサイズNとP値との関係はどのようになるのかを表に示すと表7-9のようになる。

　このようにサンプルサイズが大

表7-9　相関係数が0.2のときのサンプルサイズNと有意確率P

N	t値	P
50	1.41	0.164
100	2.02	0.046
200	2.87	0.005
300	3.52	0.000
400	4.07	0.000
500	4.56	0.000
1000	6.45	0.000

きくなるほどPの値はゼロに限りなく近くなっていく。量的研究では統計学的に有意であることを求めて検討をしがちであるが，サンプルサイズが大きければそれがすべて解決してしまうということになってしまう。つまり，有意確率だけで結果を判断するのは危うい一方で，解釈を進めたい場合は適切なサンプルサイズの下で検討された結果であることが望まれる。

（2）2種の誤りと検定力

　統計的仮説検定において，第1種の過誤とは，帰無仮説が正しいのに帰無仮説を棄却してしまう過誤を指す。つまり，「差がない」のに「差がある」としてしまう過誤で，この過誤の確率が有意確率となる。第1種の過誤の確率は α エラーとも呼ばれることに起因してギリシャ文字で α と書かれる。有意検定では通常 $\alpha = 0.05$（5％）に設定される。

　他方，第2種の過誤とは，帰無仮説が正しくないのに帰無仮説を採択してしまう過誤を指す。これは「差がある」のに「差がない」とする過誤であり，β エラーとも呼ばれるため，この過誤の確率はギリシャ文字で β と書かれる。なお，統計的仮説検定ではあくまでも α について扱っており，第2種の過誤 β については関心がもたれていない。

　この β の逆である，帰無仮説が誤っているときに帰無仮説を棄却できる確率 $1 - \beta$ は検定力（検出力）と呼ばれている。一般に0.8が設定されることが多く，$\alpha = 0.05$ と併せて5-80ルールとも呼ばれている[1]。α と β はトレードオフ関係にあることから，効果量や有意水準が一定とすると，検定力が高い場合サンプルサイズは大きくなる，という関係がある。これらの中で事前に研究者が能動的に操作できるものがサンプルサイズである。こうした検定力・効果量・有意水準・サンプルサイズは互いに影響しあうという関係を用いて，事前にサンプルサイズを決定する際に検定力分析（power analysis）が行われる。なお，この分析について，統計ソフトRのpwrパッケージにおいて実施できる。また，専用無料ソフトも出ており，定評があるG*Power（http：//www.gpower.hhu.de/）が良く使われている。

（3）効果量とは

　効果量とは，群間での平均値の差の程度，変数間の関連の強さなど，研究関心の程度を表す値を，データの単位に左右されないよう標準化したものを指す。統計的仮説検定における帰無仮説が正しいときは効果量がゼロとなる。帰無仮説が正しくない場合は，帰無仮説からの乖離の程度に応じて大きくなる値である。昨今では，分析結果には効果量を報告することが必要とされている[2]。

　効果量と検定統計量とは大きく関係がある[3]。一般に検定統計量の計算式は，N（サンプルサイズ）の関数と es（効果量）の関数の積で表される。つまり検定統計量のうち，サンプルサイズによらない部分が効果量であるといえる。したがって，同じ効果量であってもサンプルサイズが大きくなればなるほど統計量は大きくなり，有意確率が小さくなる。効果量には，大きく d 族（d family）と r 族（r family）に分けられている。d 族効果量は，主に平均値の差の効果量を表し，（母）平均の差÷（母）標準偏差で計算される。母平均は標本平均を使用できるが，母分散（母標準偏差）は標本分散を調整する必要がある。最もよく知られており，使用されている指標は，独立した2群の差の効果量である Cohen の d（Cohen's d）である。ここで，グループ1と2のサンプルサイズを n_1, n_2，グループ1と2の平均値 M_1, M_2，グループ1と2の標本分散を S_1^2, S_2^2，とすると

$$S^2 = \frac{n_1 S_1^2 + n_2 S_2^2}{n_1 + n_2}$$

$$Cohen \ \mathit{の} \ d = \frac{M_1 - M_2}{S}$$

となる。この他にも，不偏分散を使用した Hedges の g や，g をさらに補正した Glass の Δ，対応のあるデータの場合は d や Δ のほか，分母の標準偏差を両者の共分散で補正した d_D などが知られている。

　r 族効果量の例は，ピアソンの相関係数 r が最もよく知られている効果量である。また，回帰分析のときは決定係数（R^2）をもとに算出する f^2 という値を用いる。

$$f^2 = \frac{R^2}{1-R^2}$$

効果量は相対的な数値であり，明確な基準はないが，Cohen は経験的な解釈として，次のように示している[4]。小さな効果量とは d = 0.2，中程度の効果量とは d = 0.5，大きな効果量とは d = 0.8 である。しかし，小さな効果量でも重要な意味を取りうる場合もあるため，先行研究や関連する研究を踏まえて，最終的には研究者が判断する必要がある。

（4）パッケージソフトを使用したサンプルサイズの計算

特に介入研究・実験研究の場合には，サンプルサイズの計算が必須となる。介入研究ではデータ収集前の計画の段階で，サンプルサイズを決める目的で，推測される効果量，有意水準，検定力からサンプルサイズを算出する分析が行われる。G*Power を使った分析例として，今回は独立したサンプルの t 検定を実施する際の例を示す。

G*Power をインストールし，立ち上げた画面が図7-7である。はじめに，Test family および Statistical test の部分で検定の種類を選ぶ。今回は "t test"（t 検定），そして，"Means : Difference between two independent means（two groups）"（2つの独立したサンプルの t 検定）を選択した。Type of power analysis では，今回は事前分析なので事前分析（A priori）を選択し，Tails（両側か片側か）では，両側（Two tails）を，効果量（effect size）d の大きさとしては0.5（Cohen の基準では効果量が大の値）を設定し，有意水準（α err prob）は0.05，検定力（power 1-β err prob）は0.80，サンプルサイズの比（Allocation ratio N2/N1）は1：1として入力を行った。

計算（calculate）させると図7-8の画面になる（165ページ）。右下の部分に計算結果が表示され，この場合各グループ64名の計128名（Total sample size）と表示がなされた。

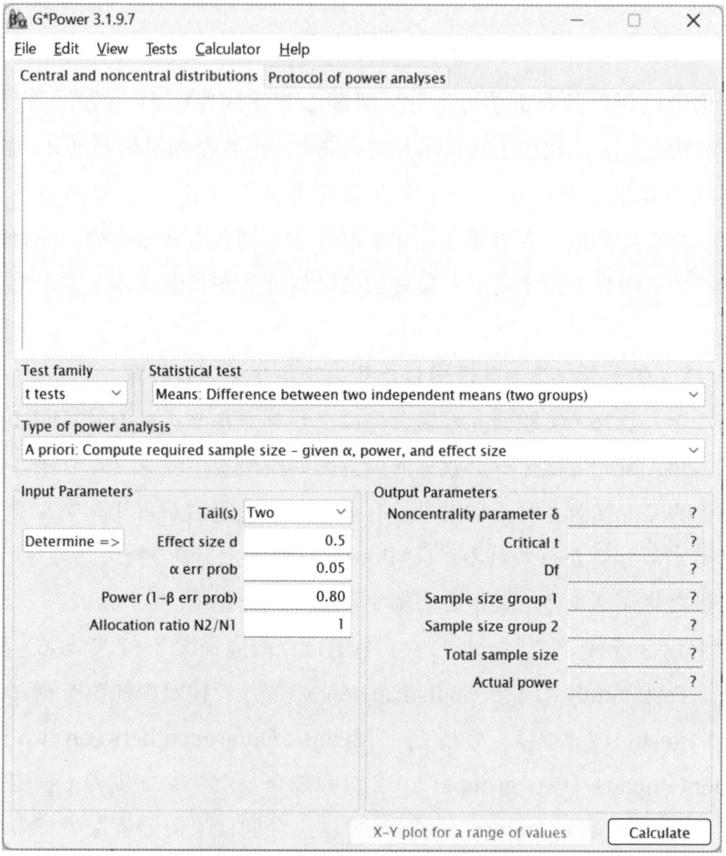

図7-7　G*Power の入力画面

（5）観察研究のサンプルサイズ

　なお，看護・保健系の研究で多く見られるモデル探索的な量的研究の場合，検証すべき仮説が明確にはない場合もある。この際には明確なサンプルサイズの基準はなく，サンプルサイズは大きいほど良いともいわれている[5]。その一方で，多変量解析のように多くの変数を一度に扱う分析を行う場合は，一定数以上のサンプルサイズがないと計算が安定しないという問題もある。多変量解析では，扱う変数が多くなり，それに応じて推定する母数の数が増える。少なくとも推定する母数の数よりも多いサンプルサイズでないと計算ができないという問題がある。さら

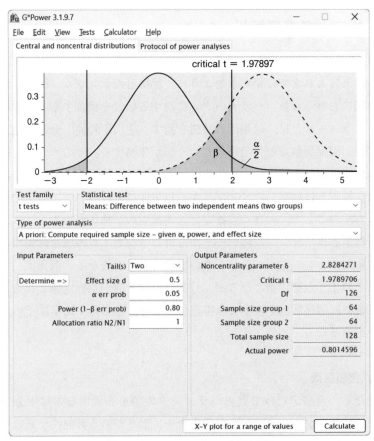

図7-8　G*Powerの出力画面

に，解析結果の安定性を鑑みて，50＋8×説明変数数，あるいは，104＋説明変数数という式[6,7]も提唱されている。ロジスティック回帰分析のサンプルサイズについては，シミュレーションの結果，2値変数の従属変数のいずれか少ないカテゴリのサイズが説明変数×10以下であると，結果のバイアス，精度，モデル適合などに問題が生じていることが示された。しかし，説明変数×10以上では問題がなかったことが示された[8]。わかりやすさもあり，この論文のインパクトは大きく，昨今でも多変量解析をするときのサンプルサイズは説明変数×10以上が言及されることが多い。

4. 推定と多変量解析

（1）点推定と区間推定

　検定とはこれまでに見てきたように，抽出したサンプル（標本）から母集団における母数（パラメータ）に関する仮説を検証する方法であった。パラメータとは，母集団の特徴を指す。主に平均値，分散の他，相関係数，回帰係数など○○係数とつく値が相当する。その一方で，同様に母集団における特徴について推測する推測統計の手法の一つに推定がある。推定とは抽出したサンプルから母集団におけるパラメータを推定する方法のことで，大きく点推定と区間推定の２種類がある。

　点推定とは，サンプルのデータから計算された１点の値を母集団の点推定値とするもので，パラメータの種類によって異なる。例えば，平均値はそのまま点推定値となるが，分散は不偏分散が点推定値となる。相関係数や回帰係数はそのまま点推定値となり，効果量や比率はそのまま点推定値となる。

（2）信頼区間

　ただし，点推定だけで真のパラメータの値を表現するのは十分でない。特にサンプルサイズが小さい場合や，偏りがある可能性が高い場合など，１点のみを表現する場合には誤差が多分に含まれている可能性がある。そこで，区間推定を用いることの方がより真のパラメータの値の表現につながることが提唱された。

　この区間推定の考え方は1934年にイエジー・ネイマン（Neyman J）によって提案された。ネイマンは「信頼区間（confidence interval：CI）」と呼び，信頼区間の両端を「信頼限界」と呼んだ。慣例で信頼水準を95％とする場合がほとんどである。95％が指す意味については，次のように説明できる。例えば，全国の小学６年生の平均身長が143cmであったとする。仮に標本抽出を繰り返して100回抽出したとき（100個サンプルができたとき）に100個信頼区間ができる。この100個の信頼区間のうち95個の信頼区間に143mが含まれると期待してよい，という意味で

ある。

　信頼区間の求め方はパラメータの種類によって異なる。平均値の場合，サンプルサイズが小さい場合は t 分布を用いる。しかし，大きい場合（n＝25以上とも30以上とも）標準正規分布を用いてもよいとされる。標準正規分布で求めるとき，ある平均値の点推定値がmの場合，標準誤差（standard error：SE）を用いて，

$$m - 1.96 \times SE < m < m + 1.96 \times SE$$

となる。なお，標準誤差とは標本平均が母平均に対してどのくらいばらついているのかの程度を表す。そして，分析結果は点推定だけではなく，区間推定の結果，つまり95％信頼区間も併せて報告することが必要である。

　平均値の標準誤差 SE の値を算出する際の式では，分母に $\sqrt{N}$（Nはサンプルサイズ）があったので，Nが大きくなるほど標準誤差は小さくなることを意味している。例えば平均値50，標準偏差10のときの95％信頼区間について表7-10に示す。

　サンプルサイズが100倍になれば区間の幅は10分の1になることがわかる。信頼区間の幅は広いほど精度が悪く利用価値が少ないと評価される。幅が狭いほど精度が高く利用価値が高い。しかし，幅が狭くなりすぎると区間内に数字が収まる確率は下がる。どの程度の幅の信頼区間が必要なのかについて，先行研究などを基に研究者側は計画段階で検討して必要なサンプルサイズを確保することも必要である。

表7-10　平均50，標準偏差10の，サンプルサイズと信頼区間（CI）の関係

N	95％CI下	95％CI上	区間の幅	N	95％CI下	95％CI上	区間の幅
5	45.53	54.47	8.9443	1000	49.68	50.32	0.6325
10	46.84	53.16	6.3246	5000	49.86	50.14	0.2828
50	48.59	51.41	2.8284	10000	49.90	50.10	0.2000
100	49.00	51.00	2.0000	50000	49.96	50.04	0.0894
500	49.55	50.45	0.8944	100000	49.97	50.03	0.0632

(3) 多変量解析の考え方

これまでは2変量間の関係のみを取り扱ってきたが，看護・保健系分野の研究は患者や医療職など人間を対象に実施されることが多い。人間の行動や特性や状態を説明するために一つの変数だけで説明しようとするのは無理があることが多い。その人の行動や状態は多くの要因が絡み合って成立している。そのため2変量間の関係の検定では限界がある。多くの要因で一つの行動や状態などを説明し，要因同士の関係性を表現する方法が多変量解析である。

図7-9に多変量解析のイメージ図を示した。左側は重回帰分析のイメージで，左に並んでいる変数が原因側の独立変数，右側の患者の服薬アドヒアランス（治療に参加する意思の程度）の強さが結果側の従属変数であり，様々な要因が影響している（矢印が出ている）ことが示されている。右側はパス解析と呼ばれる分析のイメージで，原因と結果が連鎖の形で描かれている。つまり，患者の外的帰属意識の低さが職場の人間関係良好度につながり，それがアドヒアランスにつながる，という流れと外的帰属意識の低さが家族の協力度につながり，アドヒアランスにつながるという流れの二つの因果の流れがある，という関係性である。多変量解析では，この流れ・メカニズムを，収集したサンプルのデータを基に数値で表す形で行われる。

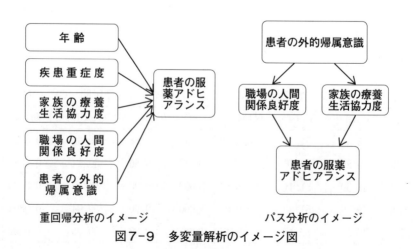

図7-9　多変量解析のイメージ図

それ以外にも，様々な多変量解析があるが，本書では詳しくは扱わない。多変量解析に関する参考書などを通じて学習されることをお勧めする。

学習の課題

1．分布における平均値と標準偏差が持つ意味について整理してみよう。
2．統計学的検定のプロセスについて日本語で整理をしてみよう。
3．サンプルサイズと検定結果はなぜ関わりがあるのだろうか。整理してみよう。
4．統計学的推定とは何か，整理してみよう。

引用文献

1) Cohen J. (1988). Statistical Power Analysis for the Behavioral Science (2nd Eds.). Lawrence Erlbaum Associated. Hillsdale.
2) Chavalarias D, Wallach JD, Li AHT, Ioannidis JPA. (2016). Evolution of reporting P values in the biomedical literature, 1990–2015. JAMA – J Am Med Assoc. 315(11), 1141–1148. doi : 10.1001/jama.2016.1952.
3) 大久保街亜, 岡田謙介. 『伝えるための心理統計』勁草書房：東京. 2012.
4) Cohen J. (1969). Statistical Power Analysis for the Behavioral Science. Academic Press. New York.
5) 高木廣文, 林邦彦. 『エビデンスのための看護研究の読み方・進め方』中山書店：東京. 2006.
6) Green S. (1991). How many subjects does it take to do a regression analysis. Multivariate Behav Res, 26, 499–510.
7) Tabachnick BG, Fidell LS. (2007). Using Multivariate Statistics. Pearson/Allyn & Bacon. Boston.
8) Peduzzi P, Concato J, Kemper E, Holford TR, Feinstem AR. (1996). A simulation study of the number of events per variable in logistic regression analysis. J Clin Epidemiol, 49(12), 13731379. doi : 10. 1016/S0895-4356 (96)00236-3.

参考文献

・大久保街亜, 岡田謙介. 『伝えるための心理統計』 勁草書房：東京, 2012.
・高木廣文, 林邦彦. 『エビデンスのための看護研究の読み方・進め方』中山書店：東京, 2006.
・中山和弘. 『看護学のための多変量解析入門』医学書院：東京, 2017.
・栗原真一, 丸山敦史. 『統計学図鑑』オーム社：東京, 2017.

8 │ 統計ソフトの活用と応用統計

米倉　佑貴

≪学習のポイント≫　統計解析をする際には様々な統計ソフトを用いて分析を行うことができる。ここでは，無料で使用できる EZR と看護・保健系でよく使用される SPSS を例に，基本的な統計解析方法を実施する方法と結果の読み取り方，注意点について解説する。
≪キーワード≫　統計ソフト，R，EZR，SPSS

------

1. 統計ソフトとは

（1）統計ソフトとは

　第7章で量的研究で使用される様々な集計や統計量を紹介した。これらの集計は定義にしたがって，計算等をすれば手作業，手計算でも求めることができる。例えば，度数分布表は集計したい変数について，各対象者の回答を確認し，特定の値をとる個数を数えて表にまとめていけば作成できる。平均値も同様に，平均値を計算したい変数の各対象者の回答の値をすべて合計して，回答者数で割れば求めることができる。対象者数が少なければ，手作業，手計算でも現実的な時間内に集計，計算を終えることができるが，対象者が数百，数千ともなると，考えただけでうんざりするだろう。

　統計ソフトはコンピュータの計算能力を利用することで，そのような計算から我々を開放してくれる強力なツールである。統計ソフトが一般的に利用できるようになり，多数のデータをより高速かつ正確に処理できるようになった。今日では，量的研究を実施するのに，必須のツールであり，研究者にとって統計ソフトを使用するスキルは必須である。

　本章では，統計ソフトの機能や保健医療分野でよく使用されるソフト

を紹介する。そのうち，クリック操作で利用できる SPSS と EZR を例にデータ解析の一通りの流れを解説する。

（2）保健医療分野でよく使用される統計ソフトと主な機能

統計ソフトにはデータの加工から基礎的な集計，検定，回帰分析等の統計モデル，グラフの描画等一通りの集計，分析を実行できる汎用のものと，構造方程式モデリング等の特定の分析に特化したものがある（表

表8-1　保健医療分野で使用される統計ソフトの例

	ソフト名	概要
汎用型	SAS	治験等の医薬品開発の分野でよく使用される。主にコードを書いて解析を実行するタイプのソフト https：//www.sas.com/ja_jp/software/on-demand-for-academics.html
汎用型	SPSS	看護学や社会科学系の分野でよく使用される。クリック操作用のインターフェースが整備されており，コードを書けなくても扱いやすい。 https：//www.ibm.com/jp-ja/products/spss-statistics
汎用型	STATA	経済学，社会学等の社会科学系の分野でよく使用される。SPSS ほどではないが，クリック操作で大半の解析は実行でき，比較的扱いやすい。 https://www.lightstone.co.jp/stata/
汎用型	R	無料で利用でき，様々な分野で使用される。主にコードを書いて解析を実行するタイプであるが，R コマンダーや EZR といったプラグインを使用することで，クリック操作でも解析を実行できる。 R：https：//www.r-project.org/ EZR：https：//www.jichi.ac.jp/saitama-sct/SaitamaHP.files/statmed.html
特化型	Amos	構造方程式モデルに特化したソフト。パス図を描画することでモデルを指定でき直感的に使用しやすい。 https：//www.ibm.com/jp-ja/products/structural-equation-modeling-sem
特化型	Mplus	構造方程式モデルに特化したソフト。モデルの指定にはコードを書く必要があるが，マルチレベル SEM 等高度な分析にも対応している。https：//www.statmodel.com/

8-1）。汎用型の統計ソフトを使えば保健医療分野の研究で使用する統計解析の大半は実行できるので，まずは汎用型の統計ソフトの使用方法を習得し，必要に応じて特化型のソフトを導入するとよい。

（3）使用する統計ソフトの選択

　汎用型の統計ソフトは基本的なデータ加工の機能には大きな差はなく，第7章で紹介したような基礎的な集計，検定，多変量解析はどのソフトでも実行できる。一般的な保健医療分野の量的研究であれば，第7章で紹介されている分析で事足りるので，どのソフトを選んでも実行したい分析が実行できないという事態になることは稀である。

　そのため，操作のしやすさ，使用するのにかかる費用，学習のしやすさ等の観点から選択してもよい。また，学生で指導教員や研究室のメンバーから教えてもらえる場合は，指導教員や研究室メンバーが使用しているソフトを選択してもよいだろう。

　筆者のおすすめはRである。無料で使用できる上，拡張性が高く，無料で閲覧できる学習資料も多いためである。Rの機能を最大限に使用するのであればコードを書く必要があるが，基本的な分析はクリック操作で使用できるEZRやRコマンダーを使用すれば問題なく実行できる。コードを書くことに苦手意識，抵抗がある場合は，SPSSやStataを使ってもよい。学生のうちはサブスクリプションライセンスで比較的安価（2万円程度／年～5万円程度／年）に使えるので，経済的負担も極端に大きくはないだろう。ただし，一般価格はStata（8万円程度／年～）もSPSS（18万円程度／年～）も比較的高額であるため，学生の身分がなくなった後も使用したい場合は注意が必要である。

（4）統計ソフトの使い方の学習方法

　統計ソフトの使い方を身につけるには，クリック操作やコードの書き方を反復練習する必要がある。そのため，テキストをただ読んでいるだけでは身につかない。サンプルデータを使って実際にデータの加工や，解析の練習をするとよい。テキストの中にはサンプルデータを用いて操

作やコードの例を解説しているものもあるので，そのようなテキストで一通りの操作を練習するとよい。参考文献にいくつか示すので，活用するとよいだろう。

　先に紹介した汎用型のソフトはクリック操作が可能であるが，それぞれのソフトの機能を最大限に活用するには，コードを書いて操作することが必要になる。コードを書いて操作できるようになると，繰り返し操作や条件分岐等の高度なデータ処理が可能になり，データ解析の効率がよくなる。どのソフトを使用するにしても，コードを書いて操作できるようになることを目指すとよい。基本的にどのソフトもコードによって動作しており，クリックで操作すると，結果の出力画面やログにクリック操作に対応したコードを出力することが可能であることが多い。慣れないうちはクリックで操作をして結果を出し，同時に出力されるコードも確認して，どのようなコードを書けばどのような処理，集計ができるのかを覚えていくと徐々にコードに慣れていくだろう。

2. 統計ソフトの使い方

（1）EZR と SPSS

　ここからはクリックで操作できる統計ソフトである，EZR と SPSS を例に統計解析の一連の流れを説明していく。まず，各ソフトでできること，特徴を紹介する。

①EZR

　EZR は統計解析用のプログラミング言語である R をクリックで操作できるようにするためのパッケージである R コマンダーに，医学統計でよく使用される解析のメニューを追加したものである。EZR を使用すれば R のコードの文法を知らなくても，ある程度のデータ加工，統計解析を実行することができる。一方で，クリックで操作するためのインターフェースは SPSS と比較すると洗練されてはおらず，クリック操作での使用感は SPSS にはやや劣る。R，EZR ともに無料で使用できるという点は圧倒的なメリットであり，これまでに統計ソフトを使用したことがなく，これから学習するのであれば，EZR や R は最もおすすめでき

る選択肢である。先に述べたように，Rの機能を最大限に利用するには
コードを書いて操作することが必要であるため，Rのコードに慣れるま
でEZRを補助的に使用し，Rのコードを書けるようになったら，Rを
使用するのがおすすめである。

　Rはパッケージと呼ばれる拡張機能が非常に豊富であることが特徴で
ある。SPSS等の商用ソフトでは実装されていない新しい解析手法を利
用できるパッケージが提供されていることも多い。パッケージも基本的
に無償で配布されているので，追加のコストを気にする必要もない。
EZRのメニューから実行できるデータ処理，統計解析は，表8-2の通
りである。

　EZRの画面は図8-1（177ページ）の通りである。上部にメニュー
バーがあり，ここから実行したい操作を選んで，データ処理や解析を実
行する。メニューと機能の対応の概要を表8-3（178ページ）に示した。

　中程はRスクリプトウィンドウとRマークダウンウィンドウをタブで
切り替えることができる。メニューからデータ処理や解析を実行した場
合，それに対応するRのコードがRスクリプトウィンドウに出力され
る。Rスクリプトウィンドウで直接Rのコードを作成，編集することも
できる。Rマークダウンウィンドウはマークダウン記法という，文書と
Rのコードを一体化させた方式でコードを書くことができる。Rマーク
ダウンで書いた文書・コードはHTML形式でファイルを出力すること
ができ，Google Chrome やSafari，Edge といったブラウザで閲覧する
ことができる。

　下部には出力ウィンドウがあり，解析結果や実行したコードのログが
出力される。

②SPSS

　SPSSは商用の統計ソフトで，クリック操作のインターフェースに定
評がある。コードを書かなくても大半の操作は可能であることから，プ
ログラミングが必ずしも得意ではない，保健医療系の研究者の間でよく
使用されている。

　SPSSは複数のパッケージから構成され，最低限動作させるために

表8-2　EZRのメニューから実行できるデータ処理，統計解析

データの加工
- 計算式による変数の作成，コード変換，分位点での連続変数の分割，データセットの分割，データセットのマージ（名寄せ），ロング型・ワイド型の変換

基礎集計
- 度数分布表
    - 度数，割合（％），棒グラフ
- 記述統計量の算出
    - 平均，分散，標準偏差，分位点，ヒストグラム

検定
- 一変量検定
    - 母比率の検定，一変量t検定，一変量Wilcoxon検定，正規性の検定
- 名義変数の検定
    - 母比率の差の検定，カイ二乗検定（Fisherの正確確率検定），McNemar検定，CochraneのQ検定，Cochrane–Armitage検定
- パラメトリック検定
    - 対応のないt検定，対応のあるt検定，一元配置分散分析（F検定），反復測定分散分析
- ノンパラメトリック検定
    - Mann-WhitneyのU検定，Wilcoxonの符号順位検定，Kruskal–Wallis検定，Friedman検定
- 相関係数の算出と検定
    - Pearsonの積率相関係数，Spearmanの順位相関係数

統計モデル
- 一般線形モデル（重回帰分析，共分散分析，多元配置分散分析）
- 一般化線形モデル（ロジスティック回帰＜二項，多項，順序＞，ポアソン回帰等）
- 一般線形混合効果モデル
- 一般化線形混合効果モデル
- 生存時間分析（Cox比例ハザードモデル，Fine & Gray競合リスク回帰）

心理・検査の統計
- 探索的因子分析
- 確認的因子分析
- 主成分分析
- Cronbachの α 係数の算出
- Kappa係数の算出
- 感度・特異度の算出
- ROC曲線

グラフの描画
- 棒グラフ，円グラフ，ヒストグラム，箱ひげ図，折れ線グラフ，散布図，生存曲線

表の出力
- 対象者の背景の表
- 解析結果のサマリー表
    - 論文に必要な統計量をまとめた表を出力

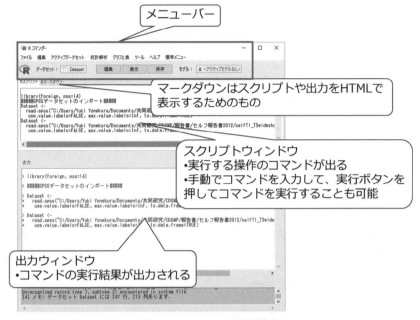

図8-1　EZR の画面構成

は，Base パッケージが必要となる。Base パッケージでは実行できない統計解析が必要な場合は，追加でパッケージを購入するか追加パッケージのサブスクリプションライセンスを追加で契約する必要がある。先に触れたとおり，学生の身分の間は，年間23,000円程度の Premium Grad Pack というサブスクリプションライセンスですべての機能を使用できるが，一般価格ではサブスクリプション版も永続ライセンス版も高額になる点には注意が必要である。

　SPSS の Base パッケージで実行できるデータ処理，統計解析は表8-4（179ページ）の通りである。

　SPSS の追加パッケージの種類と利用できる解析は表8-5（180ページ）の通りである。保健医療分野の量的研究でよく使われる解析を実行できるようにするには，Advanced Statistics, Regression は必要となる。

表8-3　EZR のメニューと機能の対応

ファイル
- 各種ファイルの新規作成
- 各種ファイルの読み込み
- 各種ファイルの保存
- データのインポート

編集
- コピー，ペースト，切り取り
- 検索
- 操作の取り消し，操作のやり直し

アクティブデータセット
- 変数の操作（計算式・関数を使って新規作成，コード変換等）
- 行の操作（レコードの削除，抽出，並び替え）
- 欠損値の操作（欠損値のカウント，置き換え，欠損値を含むレコードの削除等）

統計解析
- 各種集計，検定，統計モデル

グラフと表
- グラフの描画，表の出力

ツール
- プラグインの読み込み，オプション設定

ヘルプ
- 各種ヘルプ，マニュアル等の閲覧

標準メニュー
- R コマンダーのメニュー

　SPSS の画面構成を図8-2，図8-3，図8-4（181ページ）に示した。SPSS には，データエディタ画面，ビューア画面，シンタックスエディタ画面がある。

　データエディタ画面はタブでデータビューと変数ビューを切り替えることができる。データビューはデータをスプレッドシート形式で閲覧できるもので，各対象者のデータの値を閲覧，編集することができる。変数ビューはデータファイルに含まれる変数の情報を閲覧，編集することができる。変数ビューで各変数の内容や値の意味等のラベルを付与しておくと変数表を参照しなくても SPSS 単体でデータの内容までわかるため，便利である。

第8章 統計ソフトの活用と応用統計 | **179**

表8-4 SPSS の Base パッケージで実行できるデータ処理, 統計解析

データの加工
- コード変換, 関数・計算式による変数の作成, 条件に合致したケースの抽出, データセットのマージ (名寄せ), ロング型・ワイド型の変換

基礎集計
- 度数分布表
    - 度数, 割合(%), 棒グラフ
- 記述統計量の算出
    - 平均, 分散, 標準偏差, 分位点, ヒストグラム

検定
- 一変量検定
    - 母比率の検定, 一変量 t 検定, 一変量 Wilcoxon 検定, 正規性の検定
- 名義変数の検定
    - 母比率の差の検定, カイ二乗検定, McNemar 検定,
      Cochrane の Q 検定, Cochrane-Armitage 検定
- パラメトリック検定
    - 対応のない t 検定, 対応のある t 検定, 一元配置分散分析 (F 検定)
- ノンパラメトリック検定
    - Mann-Whitney の U 検定, Wilcoxon の符号順位検定,
      Kruskal-Wallis 検定, Friedman 検定
- 相関係数の算出と検定
    - Pearson の積率相関係数, Spearman の順位相関係数

統計モデル
- 線形回帰, 順序ロジスティック回帰

心理統計, 測定モデル, 検査
- 探索的因子分析
- 主成分分析
- Cronbach の α 係数の算出
- Kappa 係数の算出
- 感度・特異度の算出
- ROC 曲線

グラフの描画
- 棒グラフ, 円グラフ, ヒストグラム, 箱ひげ図, 折れ線グラフ, 散布図

その他
- メタアナリシス, サンプルサイズ計算 (パワーアナリシス)

表8-5　SPSSの追加パッケージの種類と利用できる解析

Advanced Statistics
- 生存時間分析（カプラン・マイヤー法，Cox回帰等），一般化線形モデル（ロジスティック回帰，ポアソン回帰，ガンマ回帰等），線形混合モデル（階層線形モデル，マルチレベル分析），一般化線形混合モデル，ベイズ統計

Regression
- ロジスティック回帰，名義（多項）ロジスティック回帰，プロビット回帰

Custom Tables
- 複雑な表の作成

Missing Values
- 欠損値分析，欠損値補完（多重代入法等）

Exact Tests
- 様々な正確確率検定

Categories
- コレスポンデンス分析，カテゴリカルデータの主成分分析，リッジ（Ridge）回帰，ラッソ（Lasso）回帰

Forecasting
- 自己回帰モデル，季節調整，スペクトル分析等

Decision Trees
- 決定木分析（C&RT，CHAID，QUEST等）

Neural Networks
- ニューラルネットワーク

Direct Marketing
- 顧客分析

Complex Samples
- ウィザードによる対話的なサンプリング計画，複雑なサンプリングに対応した推定，標準誤差の計算

Conjoint
- コンジョイント分析

Amos（単体で動作可能）
- 構造方程式モデリング

　ビューア画面には集計，分析の結果や実行した操作のコードが出力される。

　シンタックスエディタ画面はシンタックスと呼ばれる，SPSSでデータ処理や解析を実行するためのコードを編集できる画面である。初期設定ではSPSSの起動時にシンタックスエディタは起動しないが，以下のような方法で起動することができる。

第 8 章　統計ソフトの活用と応用統計　　181

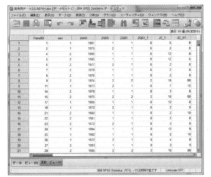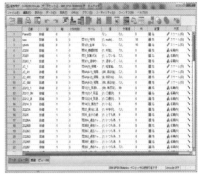

　　データビュー　　　　　　　　　　　変数ビュー

図8-2　SPSS の画面―データエディタ

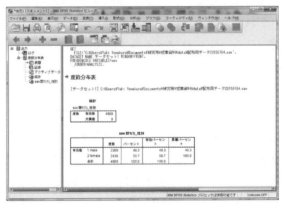

図8-3　SPSS の画面―ビューア

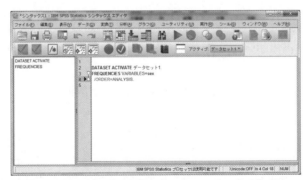

図8-4　SPSS の画面―シンタックスエディタ

- メニューのファイルからシンタックスを新規作成する。
- シンタックスファイルを読み込む。
- データ処理や集計・解析のダイアログボックスで「貼り付け」ボタンをクリックする。シンタックスエディタが起動した状態で「貼り付け」ボタンをクリックすると，データ処理・集計・解析に対応したシンタックスがシンタックスエディタにペーストされる。

（2）統計ソフトを使用した統計解析の流れ

　統計ソフトを使用した統計解析の流れは以下の通りである。ソフトが異なっても，解析をする際のステップは同様である（表8-6）。

　以下，それぞれのステップについて解説していく。

①データの読み込み（データファイルを開く）

　最初のステップはデータを読み込むことである。第6章でデータの入力方法について扱った。統計ソフトでは第6章で紹介したような構造でデータファイルが作成されていることを前提としている。データファイルの構造が統計ソフトが前提としている構造と異なっていると，データを正しく読み込めないことや，エラーが出ることがある。データを読み込んだあとは，元のデータファイルと同じように読み込まれているかを確認する必要がある。エラーが出たり，うまく読み込めていなかったりしたら，元のデータファイルを確認し，エラーの原因を修正して，再度読み込む。

　EZR，SPSSでデータファイルを読み込む手順は以下の通りである。以下の手順の説明では，【】内はメニューバーの項目，それ以下はメニ

表8-6　統計ソフトを使用した統計解析の流れ

①データを読み込む（またはデータファイルを開く）。
②データをチェックする。
③データを加工する。
④分析を実行し，出力された結果を確認する。
⑤出力を加工して図表を作る。

ューをクリックして表示される項目を表す。

EZR

1. 【ファイル】→データのインポート→読み込むファイル形式（Excel,
   CSV等）に応じたメニューを選択
2. 表示されるダイアログボックスで，ファイルの読み込みに必要な設
   定を選択・入力する。
3. 「OK」ボタンをクリックする。
4. 読み込むファイルを選択する。
5. ファイルが読み込まれる。

SPSS

1. 【ファイル】→データのインポート→読み込むファイル形式（Excel,
   CSV等）に応じたメニューを選択
2. 読み込むファイルを選択する。
3. 表示されるダイアログボックスで，読み込むファイルの種類に応じ
   て必要な設定を選択・入力する。
4. OKボタンをクリックする。
5. ファイルが読み込まれる。

　一度統計ソフトでデータファイルを読み込んだら，そのソフト固有の
ファイル形式でデータを保存し，次回からは上記の読み込み作業を省略
してデータファイルを開くことができる。各ソフトで固有のデータファ
イルの保存の仕方は以下の通りである。

EZR

1. 【ファイル】→アクティブデータセットを保存する。
2. ファイルを保存する場所（フォルダ）を選択し，ファイル名を入力
   する。
3. 「保存」ボタンをクリックする。

SPSS
1. 【ファイル】→名前をつけて保存
2. ファイルを保存する場所（フォルダ）を選択し，ファイル名を入力する。
3. 「保存」ボタンをクリックする。

　保存したファイルを読み込んで再度解析に使用する際は以下の手順でデータを読み込むことができる。

EZR
1. 【ファイル】→既存のデータセットを読み込む。
2. 開くデータファイルを選択する。
3. 「開く」ボタンをクリックする。

SPSS
1. 【ファイル】→開く→データ
2. 開くデータファイルを選択する。
3. 「開く」ボタンをクリックする。

②データのチェック
　最初にデータを読み込んだ際は，データが正しく読み込めているか，入力にエラーがないかを度数分布表を書いて確認する。度数分布表の出力方法は以下のとおりである。

EZR
1. 【グラフと表】→サンプルの背景データのサマリー表の出力
2. 「群別する変数」の選択を解除する。
3. 「カテゴリー変数」で度数分布を確認したい変数を選択する。
4. 「OK」ボタンをクリックする。
5. 出力ウィンドウに度数分布表が出力される。

第8章　統計ソフトの活用と応用統計　｜　**185**

SPSS

1. 【分析】→記述統計→度数分布表
2. 左側の変数リストから度数分布を確認したい変数を選択し，右矢印ボタンをクリックして，右側の「変数」リストに移動する。
3. 「OK」ボタンをクリックする。
4. ビューア画面に度数分布表が出力される。

③データの加工

読み込んだデータにエラーがないことが確認できたら，解析に必要な変数の作成等の準備を行う。解析の準備段階で行う主なデータの加工は変数の作成，分析対象の抽出である。変数の作成の際にはコードの変換と関数・計算式による変数の計算が主な操作となる。

1）コードの変換

コードの変換は変数の値を決まったルールに従って別の値に変換する操作である。コード変換は多項目尺度の逆転項目を合計点の計算のために，逆転するときや，選択肢で回答してもらったものをいくつかの少数のグループに統合する場合等に使用する。例えば，質問紙で最終学歴を1．中学校，2．高校，3．専門学校・短期大学・高等専門学校，4．大学，5．大学院の5つの選択肢で聞き，大卒以上かそれ以外かの2群に分ける場合である。この場合は1．中学校，2．高校，3．専門学校・短期大学・高等専門学校を同じ値（例えば0）になるように変換し，その後4．大学，5．大学院を別の同じ値（例えば1）になるように変換すれば，大卒以上，それ以外の2群に分けた変数を作成することができる。このようなコード変換の方法は以下のとおりである。

EZR

1. 【アクティブデータセット】→変数の操作→変数のコードを変更する。
2. 図8-5のとおりに操作し，設定できたら「OK」ボタンをクリックする。

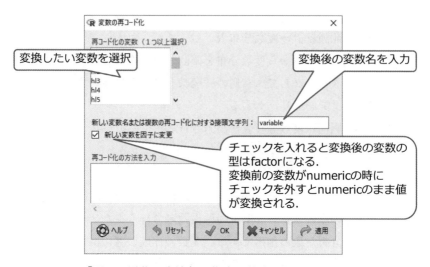

- 「再コード化の方法」の指定の仕方
  — 1つの変換方法を1行に書く。
  — 変換前のコード=変数後のコードとする。
  — 変換前のコードが複数になる場合はカンマで区切る。

図8-5　EZRでのコード変換の指定方法

再コード化の方法の指定の例

例1）元の変数の値1，2を新しい変数では1，元の変数の値3，4，5を新しい変数で2，元の変数の値6を新しい変数で3に変換する場合

　　1, 2 = 3
　　3, 4, 5 = 2
　　6 = 3

例2）元の変数の値1，2，3，4，5を新しい変数では順に5，4，3，2，1とする場合

　　1 = 5
　　2 = 4
　　3 = 3
　　4 = 2
　　5 = 1

SPSS
1. 【変換】→他の変数への値の再割り当て
   「同一の変数への値の再割り当て」でも変換できるが，元の変数が上書きされてしまうので注意。
2. 図8-6のとおり，変換したい変数，変換後の変数名を指定・入力し，「今までの値と新しい値」ボタンをクリックする。

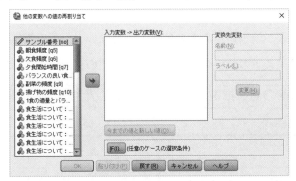

1. 変換したい変数を左のボックスから選択して，▶を押して中央のボックスに移動する。
2. 変換後の変数の名前（必要に応じてラベルも）を入力して「変更」ボタンを押す。

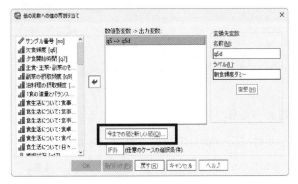

3. 「今までの値と新しい値」ボタンを押す。

図8-6　コード変換の変数の対応の設定方法

3. 図8-7のとおり，値の変換ルールを指定する。

変換前の値の指定の仕方は以下のいずれかで行うことができる。

- 値：特定の値を指定する。
- システム欠損値：システム欠損値を指定する。
- システムまたはユーザー欠損値：システム欠損値またはユーザー指定の欠損値を指定する。
- 範囲：値の下限と上限を指定する。
- 範囲　最小値から次の値まで：範囲の上限のみ指定する。
- 範囲　下の値から最大値まで：範囲の下限のみ指定する。

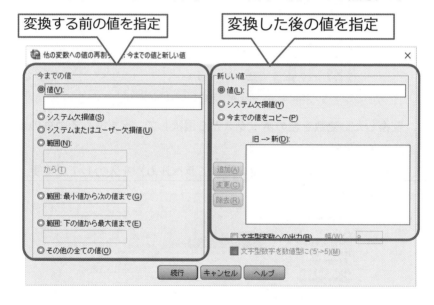

- 指定が終わったら「続行」をクリックする。
- 変換ルールは「旧→新」の部分で確認できる。
  — ここで指定しなかった値はシステム欠損値になるので注意。
  — 元の値を残したい場合は，「新しい値」の方で「今までの値をコピー」として変換ルールに追加する。

図8-7　コード変換のルールの設定方法

4. 図8-8のとおり,「貼り付け」をクリックする。

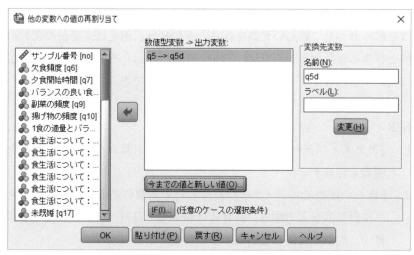

図8-8 シンタックスの貼り付け操作

5. シンタックスウィンドウに移動し,図8-9のとおりに実行する。

1. シンタックスエディタに移動して当該部分を選択する。
2. 選択実行ボタン▶を押して実行する。

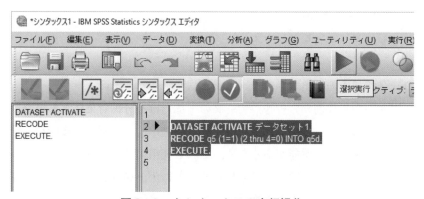

図8-9 シンタックスの実行操作

2）関数・計算式による変数の計算

　関数・計算式による変数の計算は，関数や計算式を利用して新たな変数を作る方法である。複数の項目を足しあわせて尺度得点としたり，変数を組み合わせて新しい変数を作るときに使う。例えば，身長の変数の値と体重の変数の値から BMI（Body Mass Index）を計算するときなどに使用する。各ソフトでの操作は以下のとおりである。

EZR

1.　【アクティブデータセット】→変数の操作→計算式を入力して新たな変数を作成する
2.　「新しい変数名」ボックスに計算したい変数の名前，計算式ボックスに計算式を入力する。計算式は表8-7（191ページ）のような演算子，関数を使用して構成することができる。
3.　「OK」を押す。

SPSS

1.　【変換】→変数の計算
2.　目標変数ボックスに計算したい変数の名前，数式ボックスに計算式を入力する。計算式は表8-8（192ページ）の演算子，関数を使用して構成する。
3.　「貼付け」を押す。
4.　シンタックスを実行する。

3）分析対象の抽出

　男女別や年代別の分析等，データの一部だけを分析対象にする場合に行う操作である。統計ソフトではデータを抽出して分割する機能や，分析対象を指定する機能があるため，それを使用するとよい。オリジナルのデータファイルを編集して分析対象ごとにデータセットを作るのは非効率かつミスが増えるため推奨されない。

　各ソフトでの操作は以下のとおりである。

第8章 統計ソフトの活用と応用統計 | **191**

表8-7 EZRで使用できる演算子，関数の例

記号	意味
+	足し算
−	引き算
*	掛け算
／	割り算
^	累乗
％／％	整数商
sqrt（変数）	√の計算
abs（変数）	絶対値
exp（変数）	自然対数の底（ネイピア数）
log（変数）	自然対数
log10（変数）	常用対数（底が10の対数）
log2（変数）	底が2の対数
sum（変数）	合計
mean（変数）	平均
rowSums（変数）	行ごとに合計
rowMeans（変数）	行ごとに平均
colSums（変数）	列ごとに合計
colMeans（変数）	列ごとに平均
sd（変数）	標準偏差
var（変数）	不偏分散
scale（変数, center, scale）	標準化，中心化。center＝TRUEとすると平均値が変数の値から引かれる。scale＝TRUEとすると変数の値を標準偏差で割る。

EZR

1. 【アクティブデータセット】→行の操作→指定した条件を満たす行だけを抽出したデータセットを作成する

2. 図8-10のとおり指定して，「OK」ボタンをクリックする。論理式は表8-9の演算子で表現する。

3. メニューバー下の「データセット」で作成した分割データセットを指定する。

表8-8 SPSSで使用できる演算子，関数の例

関数	計算
+	足し算
-	引き算
/	割り算
*	かけ算
**	累乗
SQRT（　）	平方根
変数名 ** （1/n）	n 乗根
LN（変数名）	自然対数
LG10（変数名）	常用対数
exp（変数名）	自然対数の底（ネイピア数）のべき乗
abs（変数名）	絶対値
mean（変数のリスト）	平均
sum（変数のリスト）	総和
mean.n（変数リスト）	変数リストの中で欠損がない値がn項目以上のときに変数リストの平均を計算
sum.n（変数のリスト）	変数リストの中で欠損がない値がn項目以上のときに変数リストの総和を計算
min（変数リスト）	変数リストに含まれる変数の値のうち最小値を返す。
max（変数リスト）	変数リストに含まれる変数の値のうち最大値を返す。
（条件式）	条件を満たしていれば1，そうでなければ0を返す。
nmiss（変数リスト）	変数リスト内の欠損値の個数を数える。
nvalid（変数リスト）	変数リスト内の欠損がない値の個数を数える。

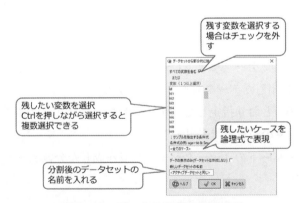

図8-10　データの分割の指定方法

第8章　統計ソフトの活用と応用統計　｜　**193**

表8-9　EZR の論理式で使用できる演算子

記号	意味
＝＝	等しい
！＝	≠（異なる）
＜＝	≦
＞＝	≧
＞	＞
＜	＜
％in％	％in％の後のベクトルの要素のどれかに一致
！	否定（NOT）
＆	論理積（AND）
｜	論理和（OR）
xor（　）	排他的論理和
is.na（　）	NA（欠損値）かどうか

SPSS

1. 【データ】→ケースの選択
2. 「選択状況」のところでどのようにケースを選択するか選ぶ。
   - IF 条件が満たされるケース：自分で条件をきめて抽出。
   - ケースの無作為抽出：データから無作為にケースを抽出。
   - 日付かケース番号の範囲：ケース番号の範囲を決めて抽出。
   - フィルタ変数の使用：あらかじめ条件に合致しているかどうか
     を表す変数を作っておいてその変数を使って抽出。
3. IF 条件を指定する場合は，表8-10のような演算子を用いて条件を
   指定する。
4. 条件を指定できたら，OK ボタンをクリックする。
5. 分析対象が限定される。

④解析の実行，結果の確認

　研究計画書で計画したとおりに解析を行う。使用する解析は研究目的
によって多岐にわたるため，ここでは，個別の解析を実行する際の手順
は扱わない。EZR ではメニューの「統計解析」，SPSS では「分析」に

194

表8-10　SPSSで条件指定に使用する演算子，関数

比較演算子	カッコ内の記号でも同じ意味を表す
EQ（＝）	等しい
NE（～＝）	等しくない
LT（＜）	未満
LE（＜＝）	以下
GT（＞）	超過
GE（＞＝）	以上
論理演算子	カッコ内の記号でも同じ意味を表す
AND（＆）	かつ
OR（｜）	または
NOT（～）	否定
論理関数	カッコ内は引数
RANGE（var, lo, hi）	変数 var の値が lo 以上，hi 以下なら1，それ以外なら0を返す
ANY（var, value, value）	変数 var の値が value_1，value_2，…，value_n のいずれかに該当すれば1，それ以外は0を返す

実行可能な統計解析が並べられている。その中から実行したい解析を選択し，解析に必要な変数や条件の指定を行う。表8-11に第7章で登場した統計解析のそれぞれのソフトでのメニューでの名称を示した。

　解析を実行して，結果が出力されたら，エラーや異常な結果が出ていないか，解析が前提とする仮定は満たされているか等を確認し，問題がなければ結果を解釈する。注意点として，統計ソフトは解析手法の選択のミス等は指摘してくれない。計算が可能なデータが入力されれば，その解析を適用するのが不適切な場合でもエラーが出ず結果が出力される。どのようなデータにどのような解析手法を選択するかは適切に判断できるように，統計学の基本的な知識は十分に身に着けた上で使用する必要がある。

⑤図表の作成

　解析結果に問題がなければ，出力された結果から必要な情報を抽出して図表を作成する。解析手法に応じて，どのような統計量を図表に示すべきか異なってくるので，統計学の教科書や同じ解析を使用している文

第8章 統計ソフトの活用と応用統計 | **195**

表8-11 基本的な解析方法のメニューの対応

分析名	EZR	SPSS
度数分布表	名義変数の解析→頻度分布	記述統計→度数分布表
代表値・ばらつきの計算	連続変数の解析→連続変数の要約	記述統計→記述統計
独立したサンプルのt検定	連続変数の解析→2群の平均値の比較（t検定）	平均値と比率の比較→独立したサンプルのt検定
対応のあるt検定	連続変数の解析→対応のある2群の平均値の比較（paired t検定）	平均値と比率の比較→対応のあるサンプルのt検定
ウィルコクソンの符号付順位検定	ノンパラメトリック検定→対応のある2群間の比較（Wilcoxon符号付順位和検定）	ノンパラメトリック検定→対応サンプル
マンホイットニーのU検定	ノンパラメトリック検定→2群間の比較	ノンパラメトリック検定→独立サンプル
一元配置分散分析	連続変数の解析→3群以上の間の平均値の比較（一元配置分散分析）	平均値と比率の比較→一元配置分散分析
クラスカルウォリス検定	ノンパラメトリック検定→3群以上の間の比較（Kruskal-Wallis検定）	ノンパラメトリック検定→独立サンプル
カイ二乗検定・フィッシャーの直接確率法	名義変数の解析→分割表の直接入力と解析	記述統計→クロス集計表
相関係数	連続変数の解析→相関係数の検定（Pearson の積率相関係数）	相関→2変量
重回帰分析	連続変数の解析→線形回帰（単回帰，重回帰）	回帰→線形
二項ロジスティック回帰分析	名義変数の解析→二値変数に対する多変量解析（ロジスティック回帰）	回帰→二項ロジスティック
多項ロジスティック回帰分析	名義変数の解析→多項ロジスティック回帰	回帰→多項ロジスティック
因子分析	標準メニュー→統計量→次元解析→因子分析	次元分解→因子分析
主成分分析	標準メニュー→統計量→次元解析→主成分分析	次元分解→因子分析
クラスター分析	標準メニュー→統計量→次元解析→クラスタ分析	分類→階層クラスタ（等）

献等を参考に，わかりやすい図表を作成する。

　統計ソフトで出力される解析結果には，必ずしも論文に掲載する必要がない情報も含まれている。したがって，後述するEZRの作表機能の

ようなものを利用する場合以外は，統計ソフトで出力された解析結果を
そのまま論文に貼り付けるのは不適切であることが多い。

　EZR の場合は，【グラフと表】の「解析結果のサマリー表の出力」か
ら対応する分析で主に必要とされる結果をまとめて表を作成してくれる
ので，その機能を使用するとよい。

　SPSS の場合は，出力された結果をコピーして Word 等のワープロソ
フトや Excel 等の表計算ソフトに貼り付け，編集することができるの
で，必要な統計量のみを集約して，図表を作成する。

学習の課題

1. EZR を自分のパソコンにインストールしてみよう。
2. 参考文献にある下川敏雄『EZR による医学統計入門』分析例を実
   行してみよう。

第8章　統計ソフトの活用と応用統計 | **197**

参考文献

- EZR・R関連
- 神田善伸『EZRでやさしく学ぶ統計学　改訂3版』中外医学社，2020.
- 神田善伸『初心者でもすぐにできるフリー統計ソフトEZR（Easy R）で誰でも簡単統計解析　改訂第2版』南江堂，2024.
- 下川敏雄『EZRによる医学統計入門』
  https://waidai-csc.jp/updata/2023/08/EZRnyumon3.0.pdf（2024年2月29日最終アクセス）
- 青木繁伸『Rによる統計処理』http://aoki2.si.gunma-u.ac.jp/R/（2024年2月29日最終アクセス）
- 中澤港『Rによる保健医療データ解析演習』https://minato.sip21c.org/msb/（2024年2月29日最終アクセス）
- Wickham H, Grolemund G『R for Data Science』https://r4ds.had.co.nz/（2024年2月29日最終アクセス）
- Wickham H, Grolemund G（著），黒川利明，大橋真也（訳）『Rではじめるデータサイエンス』オライリー・ジャパン，オーム社（発売）；2017.
- SPSS関連
- 酒井麻衣子『SPSS完全活用法—データの入力と加工（第4版）』東京図書，2016.
- 三輪哲・林雄亮（編著）『SPSSによる応用多変量解析』オーム社，2014.

9 | 看護・保健系領域における 質的研究

山崎　浩司

≪学習のポイント≫　看護・保健系領域の研究において，どのような場合に質的研究を選択するとよいのか，質的研究法はいかに選ぶべきか代表的なデータ収集法や分析法にはどのようなものがあるのか，質的研究の質をいかに担保すべきかについて説明する。
≪キーワード≫　質的研究，インタビュー，観察，解釈，厳密性

1.　質的研究（法）の選択

　質的研究は，比較的少数の研究対象者から得られるデータの分析をとおして，人間の経験，認識，価値観，行動，規範などの複雑なありようを，対象者の視点に重点を置いて明らかにする研究である。明らかにしたい現象について，研究者である自分の視点からよりも，研究対象者の視点からどう捉えられるのか知りたいとか，多数の要因が複雑に関係し合う現実を，少数の変数に還元することなく，可能な限りありのままに理解したいと思うとき，量的研究よりも質的研究を選ぶことになる。

　つまり，質的研究と量的研究のどちらを選ぶかは，研究者の関心のあり方による。研究関心のあり方は研究テーマ（研究上の問い）に反映される。自分の研究テーマが質的研究に適しているか，表9-1を参考に検討できる。なお，表中で質的研究に「適していない」とされているものは，量的研究に適していると考えてよい（能智，2011）。

　ただ，質的研究と量的研究のいずれかに必ず限定しなければならないわけではなく，研究テーマによっては両者を組み合わせるのが最適ということもある（混合研究法：第12章）。要するに，原則は「はじめに研究テーマありき」であり，「はじめに研究方法ありき」ではない。「はじ

第9章　看護・保健系領域における質的研究　｜　**199**

表9-1　どのような問いが質的研究に適しているか

適している	適していない
• 限定的な時間と空間における出来事や事例を記録する。 • 状況の中にいる対象者が自らの生や経験をどう意味づけているかを理解する。 • 行為や行動に文脈がどのように影響しているかを理解する。 • (その場の人々には) 当然とされ意識されていないような影響課程や現象を同定する。 • 出来事や行為が生じるプロセスを理解する。 • 特定の場面とより広い社会環境との関係を理解する。	• 原因—結果の関係を見出し検証する。 • 研究対象の現象の一般的な側面を明らかにする。 • グループ間，変数間の比較を行って相関や因果を確定する。 • 次に生じることを予想する。

(Schram, 2006, 能智, 2011：85)

めに研究方法ありき」としてしまうと，明らかにしたい対象やその解明過程がはじめから方法に縛られ，自分が最も研究したいテーマをその特性に即して研究できなくなりかねない（山崎，2011）。

　これは，どの質的研究法を選択するのかについても同じである。まずは自分の研究テーマをしっかりと練り，そのテーマ（問い）の答えを最も良く導き出しえる質的研究法を選択する。ただ，そのためには，当然どのような質的研究法があり，それぞれがどのような特徴をもっているのかを理解しておく必要がある。しかし，現在実に多くの質的研究法があり［註：（サトウ他，2019）には，26もの質的研究法が紹介されている］，それらすべてを十分に理解してから研究を始めようと考えるのは現実的でない。

　そこで，研究テーマを明確にしていく過程で，いくつかの質的研究法の概略をおおまかに学習し，その時点で適切と思われるものを一つ選択して，その質的研究法に限定した学びを深め，実際のデータ収集やデータ分析を通して実践的に身につけていくとよい。ただし，他の多様な質的研究法にも関心をもって学んでゆく姿勢も欠かせない。というのも，

自分が活用する質的研究法の長所や限界を見極めるには，他の質的研究法との比較が必要だからである。自分が選んだ質的研究法のマイナス面も含めた特性を見極められなければ，その方法だけに固執して教条的になり，他の質的研究法の選択可能性を十分に吟味することなく切り捨ててしまいかねない。これでは，「はじめに研究方法ありき」になってしまう。研究テーマと研究方法の関係の原則は，あくまでも「はじめに研究テーマありき」である。

2. 質的研究の展開

　質的研究も量的研究と同じく，研究計画段階で，自分の行うとしている研究の社会的（実践的）意義と学術的意義を明確化し，研究テーマを設定する（第1章，第3章，第4章）。だが，例えば仮説検定を目的とした量的研究における研究テーマの設定と異なり，質的研究では，多くの場合，研究者がデータと向き合う過程で研究テーマが修正される。

　これは，データの帰納的分析（後述）により結果を導き出すタイプの質的研究では，特に顕著である。というのも，データ収集前の研究計画段階では，研究者はデータの特性を推測しつつ研究テーマを設定するが，実際にデータを収集して分析すべくデータと向き合っていくと，自分が推測していなかった対象者目線の現実が見えてくる。この「自分が推測していなかった対象者目線の現実」こそが実際のデータの特性であり，帰納的な分析はこのデータ特性に根ざした枠組みで行われるべきであって，自分が推測に基づいて当初設定した研究テーマに固執して行われるべきではない。

　つまり，質的研究では，研究テーマを確定してから段階的にデータ収集に移行するとは大抵ならない。同様に，データの収集と分析についても，データ収集が完了してからデータ分析の段階に移るとは限らない。例えばインタビュー調査では，逐語録（インタビュー内容を文字に起こした記録）を作成したり分析したりする過程で，新たな質問が浮かんできたり，異なる属性をもつ対象者を調査する必要性に気づいたりする。そして，新たな対象者から話を聴いたり，一度話を聴いた対象者に再び

インタビューしたりして得られたデータを分析し，必要ならばデータ収集をさらに実施する。こうして，データの収集と分析の過程が混ざり合うことがある。

以上のように，質的研究の展開は量的研究のそれのように区切り良く段階的には進まず，複数の研究手続きが同時並行的に進むことが多い。言い換えれば，質的研究はその展開において量的研究よりも柔軟性がある（クレスウェル・バイアス，2021）が，だからといって各段階における手続きをしっかりと行わなくてよいわけでは無論ない。例えば，研究テーマの設定において，研究の社会的（実践的）意義の明確化と十全な文献レビューによる学術的意義の明確化をしっかり行うことで，収集するデータの特性に関する推測の精度は上がるはずであり，実際のデータ特性を踏まえた研究テーマの修正は大幅なものではなく微修正になるだろう。

3. 質的データの収集

質的研究の代表的なデータ収集法は，インタビュー（面接）法と観察法に大別される。インタビューについては第6章でも一部触れられているが，改めてここでも解説をしていきたい。インタビュー法には，個人インタビューとグループインタビューがある。

（1）インタビュー（面接）法
①個人インタビュー

看護・保健領域の質的研究で最も多用される個人インタビューは，半構造化（半構成的）インタビュー（semi-structured interview）である。半構造化インタビューでは，研究者はインタビューガイドを準備して臨むことでインタビューの展開を制御しつつも，その制御下で対象者もできるだけ自由に話せるように設定する。

インタビューガイドは，研究テーマに対する答えを探るために考えた質問を列挙したもので，個人対象であれグループ対象であれ，インタビュー調査では事前に作成する。作成に際しては，質問を細かく設定し

ぎないように注意する。なぜなら，実際のインタビューにおいて，限られた時間内で多くの質問を全部しなければと焦ると，対象者の話の腰を折ってしまったり，さらに深く話を聞くべきところをスルーしてしまったりしかねないからである。

②グループインタビュー

　グループインタビューで一番活用されるフォーカスグループ・インタビュー（focus group interview：以下フォーカスグループ）は，座談会的設定で展開する対象者の言語的・非言語的なやりとりをデータとして収集する方法である。フォーカスグループでは調査者と対象者の間だけでなく，複数の対象者間でグループダイナミズム（集団力学）が生じ，個人インタビューでは得られないデータを収集できる。

　モデレーター（moderator）と呼ばれる調査者が司会をし，インタビューガイドに基づいて質問を対象者たちに投げかけ，その回答に関する対象者同士の会話に耳を傾け，ときに話の交通整理をしたり脱線した話を本筋に戻したりしながら，その場の対象者全員が気兼ねなく発言の機会を十分に得られるようガイドする。モデレーターはこれらのタスクで手一杯であるため，各対象者の表情，ボディーランゲージ，沈黙などの非言語的データの収集は難しい。したがって，これを専門に行う記録者を調査チームに加えるか，モデレーターを2人にして片方が重点的にこれを行うようにする。

　1グループあたりの対象者数は，円滑なコミュニケーションの展開を念頭にケース・バイ・ケースで検討すべきだが，約4人〜8人が目安になる。また，フォーカスグループを何グループ実施すべきかについては，研究目的や対象者のリクルートにおける現実的な制約にもよるが，1グループのみだと仮にそれが選定基準を満たす集団全体に比してきわめて例外的な傾向をもったグループであったとしても，比較対象がないためそうした判別ができないリスクがあるので，少なくとも2グループは実施すべきだろう。

　どのような対象者でグループを構成するかは，研究テーマによって変

第9章　看護・保健系領域における質的研究 | **203**

わってくる。例えば性別，年齢，職業などの属性をそろえた方が良いこともあれば，できるだけ多様であった方が良いこともある。また，まったくの他人同士の方が既知の間柄の力関係が排除できて良いこともあれば，同僚や友人であるからこそ気兼ねない本音が聴けることもある。あるいは，例えば特定の疾患に罹患した当事者集団だからこそ聴ける話もあれば，そうした経験を共有していない集団だからこそ，当事者ではないマジョリティの視点に基づく話が聴けたりもする。

　個人インタビューと比べてフォーカスグループで特に留意すべきは，対象者に対する倫理的配慮として，グループで話した内容を第三者に話さないよう対象者全員に約束してもらうことである。

③ICT を活用したインタビュー

　Web 会議システムやチャットなどの ICT（情報通信技術）を使ったインタビューも実施可能である。ICT を活用したインタビューには，ア．インタビューの会場の設定や会場までの移動が不要になる，イ．遠方の対象者や顔を知られたくない対象者もインタビューに参加できる，ウ．インタビュー終了後に逐語録が自動的にできあがる場合がある，といった利点がある。一方で，ア）インターネット環境および必要機材やアプリなどがないと実施できず，またそもそも ICT 利用が不得手だと実施が難しい，イ）研究対象者が選定条件を満たしているか確認しにくいことがある，ウ）チャットやメールだと，対象者の表情，声のトーン，ボディーランゲージなどの情報が得られない，といった難点もある。

④サンプリング

　質的研究におけるサンプリングの基本は，研究テーマで明示された問いに対する解を得るという目的を達成する上で，最も豊かな情報を提供してくれそうな対象を選択することにある。これを合目的的サンプリング（purposive sampling）と呼び，この基本を踏まえた具体的なサンプリング手続きとして，最初の対象者に別の対象者を紹介してもらう芋づる式サンプリング（snowball sampling）などを実施する〔註：多様なサンプリング法については，（Liamputtong, 2022：17-21）などを参照〕。

　質的研究のサンプリングは，先述のとおり，データ分析と並行して行

われることがある。分析が進むにつれて，どのような対象者にどのような質問をすべきかといったことや，サンプル数が十分かどうかといったことが見えてくる。最初に想定していた対象者とは異なる特性をもつ対象者を調査することや，分析結果をより説得力があるものにするために追加の質問をすることが必要であるのが判明してきたのなら，理想的には，明らかにしたいことがすべて明らかになり，これ以上調査をしても新しい知見を提供してくれそうなデータは得られないと判断できるまで，サンプリングを続けるべきである。この考え方を理論的サンプリング（theoretical sampling）と呼び，「これ以上調査をしても新しい知見を提供してくれそうなデータは得られない」段階は，理論的飽和（theoretical saturation）と呼ばれる。

　理論的サンプリングの考え方に則ると，必要なサンプル数を事前に決定することはできない。質的研究におけるサンプリングの原則は，研究テーマや分析の進展に照らして必要な数だけサンプリングする，ということである。研究テーマに基づき，1人ないし少人数にインタビューし，彼らの経験を事例分析法やライフストーリー法などで描き出そうとすることもあれば，ある集団の経験の特徴を描き出すために複数人にインタビューし，グラウンデッド・セオリー・アプローチなどを活用して分析を進める過程で，結果として提示するセオリー（理論）が十分に精緻になるまで，インタビュー対象者数を増やしていくこともある。

（2）観察法

　インタビューが対象者から話を聴くことでデータを収集するのに対し，対象者の行為やその行為を成り立たせている状況や文脈を観て記録することでデータを収集するのが，観察である。観察法には，参加観察と非参加観察の2種類がある。

①参加観察

　参加観察は，文化人類学の調査で実施されるフィールドワークで中心的なデータ収集法として発展し，看護・保健領域以外では「参与観察」と呼ばれることが多い。このデータ収集法を活用する研究者は，限りな

く対象とする現場の参加者になって内部者の視点を得ようとしながら，同時に観察者（＋記録者）であり続けて外部者の視点も持ち続けるという，容易ではないスタンスを要求される。ただし，看護・保健領域の研究では，研究者がすでに現場の参加者であるケースが多く，その場合，いかに観察者の視点をしっかりもって，参加者の視点を十分に相対化できるかが課題になる。

いずれにしても，参加観察では，内部者である参加者の視点と外部者である観察者の視点とを行きつ戻りつすることで，どちらか一方の視点だけでは見えてこないものを捉えられる可能性が高まる。また，参加観察には，何よりも対象者の行為や行動を，それらが日常的に展開している場で直接観察して記録できるという，インタビューにはない強みがある。しかし，対象フィールドへのアクセスが容易でなかったり，フィールドにおける対象者との信頼関係構築に時間がかかったりすることも多々ある，という難しさもある。

②非参加観察

参加観察に対して非参加観察は，その名のとおり，フィールドの対象者と直接関わらずに観察記録をとる方法である。研究対象者から事前に同意を得た上で，同室の離れた場所から，あるいは別室からマジックミラー越しに対象者を観察する方法や，録音・録画機器を設置して記録をとる方法などがある。

非参加観察では，対象者が調査者の存在を意識せず，ふだんどおりにふるまう可能性が高くなる。だが，対象者は収録機材の存在が気になる可能性はある。また，録音の場合，対象者の表情やボディーランゲージなどの非言語的コミュニケーションに関する情報は当然得られない。

（3）データ収集法選択の原則

複数のデータ収集法を組み合わせて調査する方が，一つの方法で調査するよりも，多様なデータが得られて，より厳密な分析結果を生み出せるように思われる。その可能性を否定するものではないが，一つのデータ収集法のみで行った質的研究が，必ず複数の方法を使った質的研究よ

りも質が低いのかといえば，まったくその限りではない。これまで実施されてきた質的研究を見渡しても，一つのデータ収集法で十分に質の高い研究が多くされている。考え方の原則は，研究テーマと調査実施上の現実的な制約を踏まえて，最も必要とされるデータ収集法を必要なだけ実施するということであり，多く実施する方が確実に良いということでは決してない。

4. 質的データの分析

（1）「分析」とは「解釈」のこと

　質的研究では「分析」とはすなわち「解釈」である。量的研究では，解析結果は数値で出され，それを言葉で解釈して考察が行われる。一方，質的研究では，分析結果はそもそも言葉で表される。つまり，質的研究で行われている「分析」とは，逐語録や観察記録など言葉で記録されたデータを，さらに言葉で解釈していく過程なのである。

　ただし，分析＝解釈だから自分の独断で解釈すればよい，ということではない。その解釈が適切であるかどうかは，それが自分以外の視点から見ても十分な説得力をもっているかどうかにかかっている。では，誰の視点を特に意識すべきかといえば，対象者やその対象者と属性や経験を共有する人々と，自分の研究テーマに関心をもってくれる研究者などである。

　したがって，分析＝解釈を進める過程で，折りに触れてその時点の結果を大学院のゼミや研究会か学会などで発表し，意見や感想を求めよう。また，対象者に暫定的な分析＝解釈の結果を見てもらい，事実確認をしてもらったりコメントをもらったりするのも良い。さらに，関連する先行研究の結果と自分の暫定的な結果とを十分に比較考察し，両者の重なりと違いを明確にして，自分の研究の独自性を確認しよう。こうした手続きにより自分の分析＝解釈を相対化し，分析結果を多角的かつ包括的で適切なものにすることができる。

（2）質的データ分析法のタイプ

　看護・保健領域で活用されている質的データ分析法（質的研究法）を

第9章　看護・保健系領域における質的研究　｜　**207**

表9-2　看護・保健領域で活用されている質的データ分析法（質的研究法）

- KJ法／質的統合法
- グラウンデッド・セオリー・アプローチ（GTA）
- 内容分析
- テーマティック・アナリシス（thematic analysis）
- 質的記述的研究
- ライフストーリー／ライフヒストリー
- 現象学的アプローチ
- エスノグラフィー
- エスノメソドロジー／会話分析

表9-2に列挙した。各方法の詳細については，『質的研究法マッピング』（サトウ他，2019）や参考文献に挙げたテキストなどを参照されたい（なお，複数あるGTAの一バージョンであるM-GTAについては第10章，エスノメソドロジー／会話分析については第11章を参照）。本項では，これら多様な質的データ分析法をタイプ別に理解するために，分析のベクトルを軸とした帰納重視⇔演繹重視という分類枠組みと，分析結果の示し方を軸とした概念化・モデル化重視⇔詳細記述重視という分類枠組みを示す。

① 帰納重視タイプ⇔演繹重視タイプ

帰納重視タイプの質的データ分析法は，インタビューの逐語録など個別具体的なデータから，それらを統合的に理解できる概念（カテゴリー，テーマ），理論，仮説モデル，記述などを分析結果として提示する。帰納とは，複数の個別事例からもっと一般的に通用する概念や理論をボトムアップに導き出すことであり，看護・保健領域の質的研究では，この帰納重視タイプの分析法が多用される。

このタイプの分析法で分析を進めていく際に留意すべきは，具体的なデータからボトムアップ的に分析すれば，自ずと概念や理論が浮かび上がってくるわけではないという点である。まず，特定のデータ部分から概念などを生成し，それらを確からしい説明力があるものにしていく過程には，他の関連するデータ部分によっても，それらの概念が十分に支持されるかどうかを検証するプロセスが含まれる。言い換えれば，そこ

には帰納的な分析手続きのみならず演繹的な分析手続き（後述）が含まれている。この意味で，あくまでも帰納重視の分析法なのであって，演繹的要素をまったく除外した帰納的分析法なのではない。

　また，例えばGTAでは，帰納重視タイプの分析アプローチで概念を複数生成し，それらを関連づけて理論を生成する必要があるが，特にこの諸概念を関連づける手続きは，最終的な結果がどのようなものであるかといった，研究者による全体像の見通しなしには困難である。つまり，ボトムアップ的な概念の生成と関係づけを優先しつつ，同時にその過程で常に最終結果の全体像をイメージすることで，生成されたすべての概念（やカテゴリー）を統合的に関係づけるデータ分析の収束化が必要なのである。ここにも，帰納重視の解釈手続きを軸にしつつも演繹的な解釈手続きも含まれていることが確認できる。

　帰納重視タイプの対極にあるのは演繹重視タイプであり，このタイプの質的分析法では，既存の概念，理論，仮説モデルなどを，自ら収集した具体的なデータと照らし合わせて有効性や汎用性を検証したり，データ分類の枠組みとして活用したりする。演繹重視タイプの方法でも帰納的要素をまったく除外するのではなく，例えば既存の概念枠組みを使ってデータを分類し，分類した項目ごとにデータを解釈的に分析して概念などを生成する方法では，演繹的な分析を軸にしつつも帰納的な分析も行われる。

　表9-2に列挙した質的データ分析法の多くが帰納重視タイプに分類されるが，内容分析とテーマティック・アナリシスは演繹重視タイプにも分類される。

② 概念化・モデル化重視タイプ⇔詳細記述重視タイプ

　概念・モデル化重視タイプの質的分析法は，データのコード化（coding）という分析手続きを基盤とする。コード化とは，研究テーマを枠組みに逐語録や観察記録などの生データを分析する過程で，端的な名称を生成して把握していく手続きを指す。生成される端的な名称は，質的分析の方法や段階によって「概念」「コード」「カテゴリー」「テーマ」「表札」など様々に呼称されるだけでなく，それぞれ生成の仕方も有す

る説明力も異なるが，それらを列挙したり関連づけたりして，対象現象を統合的に理解可能にする概念構成やモデル（理論など）を分析結果として提示する点は共通している。

一方，詳細記述を重視するタイプの質的分析法では，生データのもつディテールや文脈の多様性に重きを置いて分析と結果の記述が行われる。結果に概念構成的なものが示される場合もあるが，詳細記述重視タイプの質的分析法では，詳細なデータそのものが結果の記述における中心であり，概念化・モデル化重視タイプのように，結果の中心である概念や理論を生成するための素材としてデータが位置づけられるのではない。それから，分析対象となる事象が学術的にも社会的にもよく知られていない場合，詳細記述重視タイプの分析法による分析結果は物語的で読みやすく，読者にリアリティ感をもって理解してもらいやすい。

KJ法／質的統合法，GTA，内容分析，テーマティック・アナリシスは，基本的に概念化・モデル化重視タイプに分類され，質的記述的研究，ライフストーリー／ライフヒストリー，現象学的アプローチ，エスノグラフィー，エスノメソドロジー／会話分析は，基本的に詳細記述重視タイプに分類される。ただし，上述のとおり，詳細記述重視タイプの分析法であっても，結果が端的な概念構成も示す形でまとめられることもある。

（3）質的データ分析支援ソフト（アプリ）の利用

看護・保健領域の質的研究でも，分析においてコンピュータ・ソフトウェアないしアプリケーションを利用する研究者が増えている。代表的なものにNVivoやMAXQDAがあり，これらは英語圏ではCAQDAS（Computer-Assisted Qualitative Data Analysis Software），日本ではQDAソフトと総称される。こうしたソフトないしアプリの利用において留意すべきは，それらが研究者のデータ分析＝解釈を肩代わりしてくれるわけではなく，例えば特定の言葉を複数の逐語録を横断的に検索して見つけたり，同じコードが付与された語りを一覧表示できたり，生成したコードやカテゴリーを関係づけて概念図を作成できたりと，あくまで分析

における作業的な手続きをコンピュータ上で支援してくれるものである，という点である。とはいえ，質的分析におけるデータ解釈は往々にして時間を要するものであるため，それ以外の分析作業を QDA ソフト（アプリ）の利用により効率化できるのはメリットである。

5. 分析結果のまとめ方・表し方

　質的研究の結果のまとめ方は，概念化・モデル化重視タイプの分析法を採用した場合と，詳細記述重視タイプの分析法を採用した場合とでは異なる。既述のように，概念化・モデル化重視タイプでは，分析結果はいくつかの概念を列挙したり理論の形にまとめたりして提示される。一方，詳細記述重視タイプでは，結果は生データをふんだんに記述する形でまとめられるので，概念化・モデル化重視タイプのように結果を端的に把捉するのは難しく，読み物的に全体を細読して理解する形になる。

　また，質的研究では量的研究と異なり，論文化に際して結果と考察をまとめて表すことがある。これは，質的研究では分析＝解釈であるという先の説明と関係している。表9-3に示したように，量的研究では結果は数値であり，その数値に対する言葉での解釈が考察であるのに対して，質的研究は結果がそもそも言葉による解釈で生みだされ，しかもその解釈過程で関連文献の知見との重なりや違いを吟味しているので，量的研究が結果の考察において行っている解釈を，質的研究では結果を生成する過程ですでに行っている。したがって，質的研究による論文では，結果と考察をまとめて提示するケースが出てくるのである。

表9-3　質的研究と量的研究のデータ・分析（解析）・結果・考察の違い

	質的研究	量的研究
データ	言葉（文字）	数字
分析／解析	解釈	計算
結果	言葉（文字）	数字
考察	言葉で表された結果を言葉で解釈	数字で表された結果を言葉で解釈

しかし，最終的に結果と考察をどのように書くかは，投稿論文であれば投稿先の雑誌の規定に準じて決まってくる。両者を分けて提示する場合，結果部分では分析により生成した概念や理論あるいは詳細記述による結果の提示に限定し，考察部分では結果と先行研究の知見とを関連づけて論じる。大学院の学位論文では，両者をいかに記述するかは選べるかもしれないが，いずれにせよ選択の根拠を明確に説明できるようにしておこう。

6. 質的研究の質

（1）厳密性の強化

質的研究の質を高めるには，研究のあらゆる局面で厳密性を強化する必要がある（Liamputtong, 2020）。質的研究における厳密性（rigor：「確からしさ」とも訳される）は，量的研究における信頼性と妥当性を総合したようなものとイメージするとわかりやすい。

厳密性を強化する具体的な方法として，複数の調査者・分析者，データ収集や分析の方法，あるいはデータ源などを組み合わせることで，結果の妥当性を高めようとするトライアンギュレーション（triangulation）や，研究対象者に分析結果を示して感想や意見をもらうことで，結果の信用性を高めようとするレスポンデント・バリデーション（respondent validation）などがある（ポープ・メイズ，2008）。さらに，質的研究の実施経験が豊かな者に自分の研究を指導してもらうことで，研究の質を担保できるという考え方もある。

では，データ収集や分析に際してトライアンギュレーションを，結果が出たらレスポンデント・バリデーションを実施し，研究全体を通じて質的研究の熟練者に指導を仰ぎさえすれば，それで質的研究の厳密性は十全に強化されるかといえば，そうはならない。厳密性の強化は，研究のある時点で特定の手続きを踏めば実現するわけではない。それは研究のデザインから論文を書き上げるまで，随時かつ全体的に，他の様々な研究手続きと並行して，研究者自らが意識的に行っていかねばならない。

（2）思考の徹底的な外在化

　研究の開始から終了まで意識的に厳密性の強化を図るには，自らの思考を徹底的に外在化し続ける必要がある。そのためには研究期間中メモ魔になって，自分の行った選択やその他の判断の根拠，思い浮かんだアイディアなどは無論のこと，とにかく思い立ったら一見研究と無関係そうなことも含めて何でも書きつけ，読み返し，自問し，自答すべくまた書くというように，自らの思考のログを取る形で徹底的に思考を外在化することが重要である。

　この思考のログで，なぜ自分はこの研究をするのか，看護・保健系領域におけるどのような研究蓄積に自分の研究は位置づけられるのか，なぜこのように研究テーマを設定するのか，なぜこのデータ収集法を選択するのか，データをなぜこの方法でこのように解釈するのか，なぜその解釈が他の解釈よりも適切だといえるのか，分析結果をなぜこのように記述し主に誰に向けて発信するのか，といった一連の問いに対して，自分と自分の研究の読者が納得できる答えを明確に言語化できれば，その質的研究の厳密性は総合的に強化される。

（3）分析手続きの詳細な記述説明

　複数のきわめて著名な英文総合医学誌に掲載された質的研究のレビュー（Yamazaki et al, 2009）によると，研究方法の項で「○○法を採用した」というように方法名を記載したものが多かったが，約4割の論文ではそうした看板は掲げておらず，研究者が分析に際して実際に踏んだ具体的な手続きを，自分の言葉で詳細に書き記していた。

　こうした分析手続きの詳細な記述説明が多かったのは，雑誌の編集委員や査読者が論文著者に要請したためだと思われるが，そうした要請の根幹にある前提は，論文の結果がどのように導かれたのかを査読者や読者が詳しく追えなければ，分析手続きの適切さを評価しようがない，ということである。質的研究法には，その分析手続きが標準化や明文化されていないものも多く，質的研究者の間でさえ分析手続きの理解が共有されていることが前提ではない。また，各方法の採用者が，自分なりの

工夫や修正を加える余地も十分ある。したがって，採用した分析手続きについて明確に自分の言葉で具体的に説明する必要がある（萱間，2013）。

　もちろん投稿論文では字数制限があるため，できるだけ詳細に具体的な分析手続きを説明しようにも限りがあるのは致しかたない。しかし，それでも実施した具体的な分析手続きを，限られた範囲内で最大限詳しく記述すべきである。一方，学位論文のように紙面にゆとりがある場合には，方法を記述する箇所で十分に分析手続きを詳述し，考察を記述する箇所では，採用または参照した方法について，自分なりに加えた修正や編み出した新たな工夫などについて適宜論じるべきである。こうした実践は，自分の研究の厳密性を高めるだけでなく，自分の属する研究者コミュニティに対する学術的な貢献にもつながる。

学習の課題

1. 質的研究の実施を想定して自分の研究関心を吟味の上，研究テーマを設定し，どのようなデータ収集法とデータ分析法が適切であるかを検討しよう。
2. 質的研究による論文で自分の関心に即したものを探して読み，その研究の質を厳密性の評価により検討しよう。

引用文献

- 萱間真美『質的研究のピットフォール：陥らないために／抜け出るために』医学書院，2013.
- クレスウェル JW・バイアス JC『質的研究をはじめるための30の基礎スキル』廣瀬眞理子訳，新曜社，2021.
- Liamputtong P.『質的研究方法：その理論と方法』木原雅子・木原正博監訳，メディカル・サイエンス・インターナショナル，2020.
- 能智正博．『臨床心理学をまなぶ6　質的研究法』東京大学出版会，2011.
- ポープ，キャサリン・メイズ，ニコラス『質的研究実践ガイド：保健・医療サービス向上のために』第2版，大滝純司監訳，医学書院，2008.
- サトウタツヤ・春日秀朗・神崎真実編『質的研究法マッピング：特徴をつかみ，活用するために』新曜社，2019.
- Schram TH. Conceptualizing and proposing qualitative research (2nd ed.). Pearson Prentice Hall, 2006.
- Yamazaki H, Slingsby BT, Takahashi M, Hayashi Y, Sugimori H, Nakayama T. Characteristics of qualitative studies published in influential journals of general medicine : a critical review. BioScience Trends 3(6) : 202-209, 2009.
- 山崎浩司「質的研究の技術1：基本編」『日本認知症ケア学会誌』10(1)：106-113，2011.

参考文献

<KJ 法／質的統合法>
- 川喜田二郎『発想法：創造性開発のために』中央公論社，1967.
- 川喜田二郎『続・発想法：KJ 法の展開と応用』中央公論社，1970.
- 山浦晴男『質的統合法入門：考え方と手順』医学書院，2012.

<GTA>
- ストラウス，アンセルム＆コービン，キャロル『質的研究の基礎：グラウンデッド・セオリー開発の技法と手順』第2版，操華子・森岡崇訳，医学書院，2004.
- シャーマズ，キャシー『グラウンデッド・セオリーの構築：社会構成主義からの挑戦』抱井尚子・末田清子監訳，ナカニシヤ出版，2008.
- 戈木クレイグヒル滋子編『グラウンデッド・セオリー・アプローチ：理論を生みだすまで』医学書院，2006.

第9章　看護・保健系領域における質的研究 | **215**

＜内容分析＞

・有馬明恵『内容分析の方法［第2版］』ナカニシヤ出版，2021.

・舟島なをみ『質的研究への挑戦［第2版］』医学書院，2007.

＜質的記述的研究＞

・サンデロウスキー，マーガレット『質的研究をめぐる10のキークエスチョン：サンデロウスキー論文に学ぶ』谷津裕子・江頭裕之訳，医学書院，2013.

＜テーマティック・アナリシス＞

・土屋雅子『テーマティック・アナリシス法：インタビューデータ分析のためのコーディングの基礎』医学書院，2016.

＜ライフストーリー／ライフヒストリー＞

・アトキンソン，ロバート『私たちの中にある物語：人生のストーリーを書く意義と方法』ミネルヴァ書房，2006.

・桜井厚・小林多寿子編著『ライフストーリー・インタビュー：質的研究入門』せりか書房，2005.

＜現象学的アプローチ＞

・松葉祥一，西村ユミ『現象学的看護研究：理論と分析の実際』医学書院，2014.

＜エスノグラフィー＞

・道信良子『ヘルス・エスノグラフィー：医療人類学の質的研究アプローチ』医学書院，2020.

・箕浦康子編著『フィールドワークの技法と実際』ミネルヴァ書房，1999.

＜質的データ分析支援ソフト＞

・古川亮子『看護研究のための NVivo 入門』新曜社，2019.

・佐藤郁哉『QDA ソフトを活用する実践・質的データ分析入門』新曜社，2008.

10 | 質的研究法⑴　修正版グラウンデッド・セオリー・アプローチ

山崎　浩司

≪学習のポイント≫　日本の看護・保健領域の研究で質的研究方法論として多用される修正版グラウンデッド・セオリー・アプローチ（M-GTA）について，その基本特性と分析の展開および手続きを，具体的な研究例を引用しながら解説する。どのような場合に M-GTA を選択すべきか，M-GTA で分析する際の要点と留意点は何かについて確認する。
≪キーワード≫　理論生成，分析テーマ，分析焦点者，分析ワークシート，実践と理論

1.　質的研究方法論としての M-GTA

　修正版グラウンデッド・セオリー・アプローチ（Modified Grounded Theory Approach：M-GTA）は，1960年代半ばに米国の社会学者バーニー・グレーザーとアンセルム・ストラウスが考案したグラウンデッド・セオリー・アプローチ（GTA）を，日本の社会学者である木下康仁が批判的に修正を加えて独自に再体系化した質的研究方法論であり，現在日本の看護・保健領域の質的研究で最も多用されている方法論の一つである。

　木下自身による M-GTA の解説は，方法論的体系化の集大成である『定本 M-GTA』（木下，2020）を始め，数多くの概説書で読むことができる（木下，1999, 2003, 2007, 2009, 2014, 2019）。また，『分野別実践編グラウンデッド・セオリー・アプローチ』（木下，2005）には，多様な看護・保健領域で M-GTA を使った研究の実践報告が所収されており，読者は M-GTA による研究の開始から終了までの過程を具体的にイメージできる。

これらの書籍に加えて，GTA の古典的テキストである『データ対話型理論の発見』（Glaser & Strauss, 1967=1998）と，GTA 体系化の基となったモノグラフ『死のアウェアネス理論と看護』（Glaser & Strauss, 1965=1988）を併せて読むことを薦める。そうすることで，グレーザーとストラウスによるオリジナル版 GTA と M-GTA の重なりと差異が明確になり，それぞれの方法論的理解が深まる。

2. M-GTA の基本特性

M-GTA は，インタビュー調査で収集した質的データに根ざした分析により，主に人と人との関わりあいで成り立つ社会現象を説明する理論を生み出す質的研究方法論である。

（1）理論を生成する

M-GTA による分析の結果は，後述する結果図とストーリーラインから成る理論（theory）にまとめる。オリジナル版 GTA で生成する理論には，特定の領域に密着した限定的な説明力をもつ理論である substantive theory（M-GTA では具体理論と領域密着型理論と訳される）と，人間の社会的行動一般を説明する高度に抽象的で汎用性の高い理論である formal theory（フォーマル理論）があるが，M-GTA では主に具体理論／領域密着型理論（以下，単に理論と記す）の生成を目指す。

（2）社会的相互作用のプロセスを‘見える化’する

分析結果として示す理論は，特定の領域で人と人が関わりあうことで成り立つ社会現象のプロセスを説明できるものでなくてはならない。人と人の関わりあいを社会学では社会的相互作用と呼ぶが，M-GTA で研究をする限り，社会的相互作用に注目してそのプロセスの理論化を目指すことは必須である。つまり，自分の研究関心が社会的相互作用のプロセスの理論化ではないのなら，M-GTA を質的研究方法論としてそもそも選択すべきではない。

社会的相互作用のプロセスとは，人と人との関わりあいが展開する過

程のことである。M–GTA では，例えば医療者と患者といった特定の人間集団が関わりあうとき，そのプロセス（展開過程）は，どのようなメカニズムで成り立っているのかを‘見える化’できる理論の生成を目指す。ここで注意すべきは，個別の医療者と患者が関わりあう過程を現実の時間的展開に則して‘見える化’するのではなく，そうした個別性を踏まえつつも，あくまで人間集団として関わりあうプロセスの機構（メカニズム）を‘見える化’した理論を生成することである。

（3）Grounded on data な分析をする

　理論の生成は，半構造化インタビュー（第6章・第9章）などにより収集した質的データを分析して複数の概念とカテゴリーを生成し，それらの関係性を検討して関係づけることで行われる。概念やカテゴリーは理論を構成するパーツであり，すべての概念とカテゴリーは，具体的なデータによって裏づけられていなければならない。つまり，データに根ざした（＝grounded on data）分析により概念とカテゴリーが生成され，それらをパーツとして理論が最終的に生成されることで，その理論はグラウンデッド・セオリー（grounded theory）となる。

（4）理論を実践現場に還元する

　M–GTA では，生成した理論を関連する現場の人々に還元し，実際に応用してもらうことが前提とされている。理論は法則ではなくあくまで一つの説明モデルであるため，個々の現場で応用されることでその有効性が検証される。この意味で，M–GTA で生成する理論は，そもそも現場の人々にとって納得感があって容易に理解でき，彼（女）らが注目する社会的相互作用のプロセスを理解するために現場で応用・検証したくなるような，実践的なものでなければならない。

（5）【研究する人間】を重視する

　M–GTA では，分析過程を含む研究の最初から最後まで【研究する人間】を重視する。【研究する人間】とは，徹底して内省的かつ実践的な

研究者のあり方を指す。M-GTAは，特定の目的や価値観をもった研究者その人を，社会活動としての研究過程のうちに明確に位置づけることを要請する。

したがって，質的研究方法論としてM-GTAを選択した者は，なぜこの研究をするのかという根本的な問いは無論のこと，対象者と自分の関係をどう捉えるのか，分析においてデータとどのように向き合うのか，生成する理論を誰にどのように応用してほしいのか，といった問いと徹底的に向き合い，答えを明確化し続けることを求められる。

このような【研究する人間】の重視は，対象現象にどのような視座からいかにアプローチし，どのようにテーマを設定するかといった，研究の方向性を規定する。M-GTAでは，この研究の方向性の決定において，分析テーマと分析焦点者という独自の方法論的枠組の設定を導入している。

3. M-GTAの分析手続き

（1）分析テーマの設定

分析テーマとは，「研究テーマをデータに即して分析していけるように絞り込んだもの」（木下，2007：144）であり，「何々プロセスの研究」（木下，2007：150）と端的に表現することが推奨されている。したがって，M-GTAでは研究テーマと分析テーマは区別され，研究者は大きな問題関心にもとづく研究テーマから，より具体的な照準や方向性をもった分析テーマを意識的に見出してゆく。

例えば，山崎（2006）では，「性的に活発な男女高校生に対して，性交渉時のコンドーム常用を促し，意図しない妊娠と性感染症罹患を防ぐ方策を検討する」という研究テーマを掲げた。この研究テーマでデータを分析し，社会的相互作用のプロセスの理論化を図ろうとしても，あまりにテーマが大きすぎて，データのどの部分にどのように焦点化するのが適切なのかが判断できない。そこで，先行研究レビューなどを踏まえて検討を重ね，「性的に活発な男女高校生のコンドーム使用・不使用決定プロセス」を明らかにすることに焦点化し，これを分析テーマ案とし

た。

　分析テーマの設定において重要なことは，「データに即して分析していけるように」することである。分析テーマが「データに即して」いるかどうかは，データと向きあってからでないとわからない。つまり，データ収集前に先行研究レビューを踏まえて研究テーマから絞り込んだものは，あくまでも分析テーマ案である。分析テーマ案を枠組みにデータを読み込んでゆくと，往々にして見えてくるのは，社会的相互作用にまつわる対象現象について，研究者が考える重点と対象者が考える重点とのズレである。

　例えば山崎（2006）では，実際の逐語録を読み込むと，対象者の多くが性経験の初期にはコンドームを使っていたが経験を重ねた今は使っていないことについて，詳細豊かに語っていた。そこで，対象者の重点に即して，分析テーマ案を「性的に活発な男女高校生がコンドーム不使用に至るプロセス」に修正し，これを最終的に分析テーマとした。

　以上からわかるように，分析テーマの設定には二つの局面がある。第1の局面は，研究の動機，社会的意義，学術的意義の確認や，インタビュー調査のための質問項目の検討など，研究計画段階の内省と考察を踏まえた，研究テーマから分析テーマ案への絞り込みである。第2の局面は，データの収集，逐語録の作成・熟読，分析の開始によってデータの特性を把握した結果，そのデータの特性に即して行われる，分析テーマ案の修正による分析テーマの確定である。

　研究者が第2の局面で行っているのは，M-GTA の grounded on data（データに根ざすこと）の原則に忠実たらんとすることである。実際にデータと向きあうことで，データ特性と分析テーマ案との間に乖離や違和感が見出されたのなら，データの特性に合わせる方向で分析テーマ案を修正する。分析テーマ案に合わせる方向でデータを解釈するのではない。それでは grounded on data の原則に反してしまう。

　最終的に分析テーマが適切に設定されると，結果として描き出したい現象がどのようなプロセスをもった社会的相互作用なのか，分析の方向性が明確になり，データのどの部分に注目すべきなのかも見えてくる。

なお，分析テーマは研究者が自らの研究関心に基づいて意識的に設定するものであるため，関心が多岐に渡れば複数設定することができる。例えば，一部の中学生が怪我でも病気でもないのに頻繁に保健室を訪れる理由を探る研究において，分析テーマを学校保健研究的な関心に基づいて，「中学校保健室頻回来室者にとっての保健室の意味深まりプロセス」（酒井他，2005）とすることもできれば，健康行動科学的な関心から，「中学生の保健室頻回来室にいたる行動変化のプロセス」（酒井他，2006）と設定することもできる。

（２）分析焦点者の設定

　分析焦点者とは，「研究計画上設定される分析上の抽象的存在」（木下，2020：56）である。言い換えれば，データ分析の視点として研究対象者を抽象化した存在が分析焦点者であり，これを設定することで，研究者は必ず分析焦点者の視点を介してデータを分析（解釈）することになる（図10-1）。

　例えば酒井他（2005）では，研究対象者を「A県B中学校3年生（保

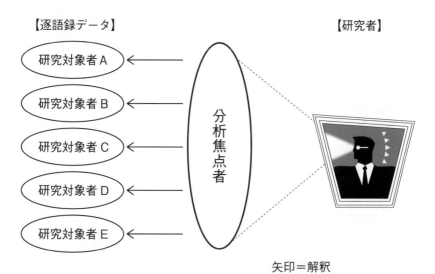

図10-1　分析焦点者の視点によるデータ分析（解釈）

健室）頻回来室者」とし，それを「中学校保健室頻回来室者」と抽象化
して分析焦点者を設定している。特定の地域，学校，学年（および性別）
を捨象することで，それらの違いに限定されない「中学校保健室頻回来
室者」一般の視点を介して，研究者はデータ分析に臨んだことになる。

　ここで留意すべきは，仮に酒井らが，学年が違えば「中学校保健室頻
回来室者」の社会的相互作用のプロセスも違ってくるであろうと判断す
れば，分析焦点者は「中学校3年生の保健室頻回来室者」と設定されて
いたであろうという点である。こうした判断は，先行研究レビューや研
究者の経験知をもとにされる部分もあるが，主にインタビュー調査にお
ける対象者の発言や逐語録から読み取れたデータの特性を踏まえてなさ
れる。つまり，分析テーマの設定と同じく，研究計画段階で設定したも
のは分析焦点者案であり，データと実際に対峙することでそれが修正さ
れ，最終的な分析焦点者が確定される。

　分析焦点者を設定することでデータ分析の視点がブレにくくなり，一
定の視点で概念の生成や関係づけができるため，最終的に産み出される
理論はそれが還元される現場の人々にとってもわかりやすく，実践的に
応用・検証しやすいものになる。また，分析焦点者の設定は，データ分
析において，研究者や実務者としての自分の視点を無意識に優越させて
しまうのを防ぎ，適度な分析的距離の確保を可能にする。さらに，分析
焦点者は研究対象者を抽象化した存在であるため，その視点を意識する
ことで，データにおける研究対象者個々人の個別性に囚われすぎること
を抑制できるだけでなく，今回の研究では直接対象者にはなっていない
が，彼（女）らと同様の属性や経験をもつ者の視点からも，データの意
味の解釈が可能になる。

（3）分析過程

　M-GTAにおける分析過程には，データに根ざした分析により概念を
生成してゆく局面（オープン化）と，相当数の概念が生成された時点か
ら重点的に取り組み始める概念の関係づけの局面（収束化）がある（図
10-2）。

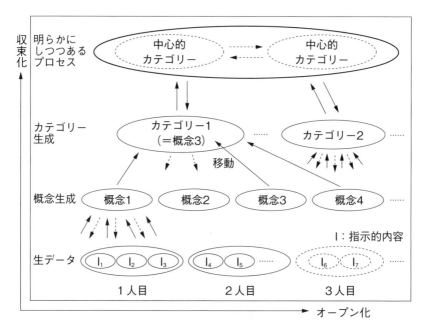

図10-2　分析過程の全体像
（木下，2020：160）

（4）概念生成：分析ワークシートの活用

　概念生成は，つねに分析テーマと分析焦点者を強く意識しながら，分析ワークシート（表10-1）を活用して，以下の手順で行われる。

① 逐語録を読み込み，分析テーマと照らし合わせて重要と判断したデータ部分（バリエーション）を一つ切り出し，分析ワークシートのバリエーション欄に書き込む。切り出すバリエーションの大きさは，分析テーマを参照しつつ研究者が根拠をもって判断する。また，なぜ最初にこのバリエーションが重要と判断したかの理由も明確化する。

② バリエーションの意味を深く解釈し，その解釈内容を文章化して定義欄に書く。なお，この段階の定義は，一つ目のバリエーションに基づく暫定的なものである。

③ 暫定的な定義を踏まえて，それよりもコンパクトでインパクトのある概念名を考え，概念欄に書き込む。この概念名も先の定義と同じく

表10-1　分析ワークシートの例

概念名	まなび舎
定義	養護教諭との関わり合いから，生徒自身が保健室で成長している，学んでいると思うこと
バリエーション	No.1「私的には学びましたね。あー，そっかぁって，んーなんて言ったらいいんだろう。……あー，話を聞いてもらって，アドバイスしてもらって，それを活かせるかなって思えた」 No.3「C先生と喋るのが，良くなってきた。いろんなこと教えてくれるから。それが目的で……行くようになった」 No.11「先生（＝C先生）に注意されたりすると，なんか本当にいけないことなんだなとか，わかる気がする。他の先生もそうなんだけど（笑）（C先生に注意されたのと，他の先生に注意されたので，何か違いとかある？）それはないけど（笑）なんか，C先生だとなんか，いいよなーって思う（笑）」 No.13「生きていくうえで……いいなーと」 No.14「ためになる。これから努力していこうとか，思う。そんな感じ」 No.15「自分のわからなかったことがわかったりする。友達の話（＝友達とC先生との話）を聞いてても。」 （他は省略）

理論的メモ：例えば恋愛や友達とのつきあい方など，教科以外のことについても話をしたり教えてもらったりしている。担任や他の教師にも相談や話をしているのか。話していないなら何故養護教諭には話せるのか。他にも成績評価をしない大人は学校にはいる。（図書館司書，事務員，用務員など）養護教諭にだけ話をするならば，それは何故か。養護教諭のパーソナリティーや職務の特質以外にも，保健室という空間の特徴も影響しているのか。また，「まなび舎」は保健室の意味変化のどの段階なのか。

（酒井・岡田・塚越，2005：225，一部改変）

暫定的なものである。

④　暫定的な定義・概念名と照らし合わせて，類似と対極の両方向でバリエーションを探し，類似と判断したものはバリエーション欄に書き込む。暫定的な定義を否定したり覆したりする対極的なバリエーションは，見つかれば理論的メモ欄に書き込んで，なぜそれが対極的と判

断できるかの根拠も明確にしておく。

⑤　④を繰り返し行い，その都度必要に応じて暫定的な定義と概念名を
　修正してゆく。

　生成する概念（および後述するカテゴリーやサブカテゴリー）は，最
終的に産み出す理論を応用・検証する現場の人々にとって，論理的に説
得力があるだけでなく，感覚的にも納得がいくものでなくてはならな
い。いくら具体的なデータの分析に根ざした実証的な概念で，研究者コ
ミュニティでは十分に理解されるものであっても，それが現場の人々に
とって経験的にしっくり来ず，直感的に受容しがたいものであれば，そ
うした概念で構成された理論は現場で実践的に応用・検証してはもらえ
ない。

　また，定義を踏まえて概念名を考える際，抽象度に気をつける。概念
の抽象度は，理論の「応用者（論文の読み手）がその概念名からどのよ
うな現象を表した言葉なのかが理解でき，かつ，応用者が自身の現実場
面で置き換えられ，類推できるような距離感」（酒井・岡田，2005：
224）が適切である。抽象度が高すぎても低すぎてもダメだが，特に注
意すべきは，分析ワークシートに明文化した定義を概念名からほとんど
読み取れないほど，概念の抽象度を上げすぎることである。データに根
ざした分析で定義を作り，その定義に根ざした分析で概念を作る（そし
て，その概念に根ざした分析で理論を作る）という grounded on data
の原則を忘れないようにしよう。

　概念生成の過程でもう一つ重要なことは，分析ワークシートの理論的
メモ欄に，概念生成の過程で出てきた様々な解釈案，選択的判断の根
拠，自問自答，着想といった自分の思考のログを徹底的につけることで
ある。このように分析過程における思考をくまなく外在化することで，
自分の行った解釈と判断の過程や根拠がいつでも確認できるだけでな
く，他者にも明確に説明できる。また，理論的メモ欄には，生成中の概
念とすでに生成した概念との関係に関する，萌芽的な検討内容も記して
おくとよい。これは，分析の重点が概念生成から概念の関係づけに移行
し，理論を生成してゆく際に活かされる。

（5）概念の関係づけ：結果図とストーリーラインの作成

概念の関係づけによる結果図（図10-3）とストーリーライン（コラム参照）の作成は，理論的メモ・ノート（メモ書き用に作成した新規の文書ファイル）の活用を軸に，分析ワークシートの理論的メモ欄に書いた概念間関係の萌芽的な検討内容も活かしつつ，以下のとおり進める。なお，概念生成と同じく概念の関係づけも，常に分析テーマと分析焦点者を明確に意識しながら行う。

① 生成した概念の中からコア概念を明確化する。コア概念とは，今回の理論生成において絶対に欠くことができない概念のことである。なお，コア概念は一つとは限らず，関連する2～3の概念でも良い。

② コア概念を基点に，それ（ら）と関連があると判断した概念を関係づける。

③ ②で関係づけた概念に対して，それらと関連があると判断した概念をさらに関係づけ，また別の概念を関係づけ……とくり返してゆく。

④ ③の過程で関係づけたいくつかの概念ごとにそれぞれの関係性を明確化し，その概念間関係をコンパクトに表現したカテゴリーを生成し

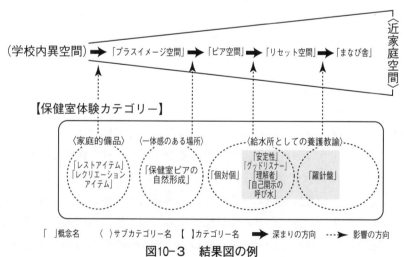

図10-3　結果図の例
（酒井・岡田・塚越，2005：326，一部改変）

てゆく。この際留意すべきは、カテゴリーを構成する概念間の関係性は類似とは限らない、ということである。「カテゴリーにまとめる」イメージだと類似を前提しがちだが、実際の概念間関係はそれ以外にも対極的、因果的、順序的（時間的前後）、往還的、包含的など多様な関係性があり得る。また、概念をカテゴリーに昇格させるケースもある（図10-2、カテゴリー1（＝概念3））。なぜなら、M-GTAで生成した概念の抽象的説明力にはバラツキがあり、中にはカテゴリーレベルのものがあるからである。

⑤ 生成したカテゴリー同士を概念の場合と同様に関係づけてゆき、必要ならばサブカテゴリーも生成して相互に関係づけて、結果図を作成する。

コラム：ストーリーラインの例（酒井・岡田・塚越, 2005：326, 一部改変）

　頻回来室者は、保健室での体験（【保健室体験カテゴリー】）を重ねることで、彼らにとっての保健室の意味が深まる（【保健室の意味深まりプロセスカテゴリー】）。【保健室体験カテゴリー】のうち、まずは「レストアイテム」および「レクリエーションアイテム」を包含した〈家庭的備品〉により、学校内異空間からまずは漠然と保健室に対し好印象を抱く「プラスイメージ空間」へとなる。次に「保健室ピアの自然形成」を包含した〈一体感のある場所〉により、保健室は「プラスイメージ空間」から保健室にいる他の生徒を仲間だと思う「ピア空間」へとなる。そして「個対個」および〈給水所としての養護教諭〉のうち、「安定性」「グッドリスナー」「理解者」「自己開示の呼び水」により、次の行動へのエネルギーを得たり、自己調整をしたりする「リセット空間」へ、〈給水所としての養護教諭〉のうち「羅針盤」により、生徒自身が成長している、学んでいると思う「まなび舎」へと保健室の意味が深まる。「プラスイメージ空間」から「まなび舎」まで一連の保健室の意味は、保健室を家庭に近い空間、即ち自分の存在が認められたり、成長するための栄養を与えてくれたりする空間などと捉える〈近家庭空間〉に包含される。

⑥　結果図を文章化してストーリーラインを作成する。ストーリーラインは現在形で書き，結果図で視覚化した社会的相互作用のプロセスが，どのような機構（メカニズム）で成り立っているのかを端的かつコンパクトに説明する。

　理論的メモ・ノートには，なぜそれ（ら）がコア概念なのかといった判断の根拠や，これら複数の概念やカテゴリー（サブカテゴリー）はどのような関係性なのかといった自らの解釈を，分析ワークシートの理論的メモ欄に書いた萌芽的な概念間関係の検討も参照しつつ記述（箇条書きで列挙）し，結果図とストーリーラインの作成に活かしてゆく。

　なお，既述のとおり M-GTA で生成する理論とは，結果図とストーリーラインのセットであり，両者は合わせ鏡のように完全に対応していなければならない。ただし，そのようにするのは容易でなく，実際に結果図を文章化しようとすると，大抵の場合，概念やカテゴリー（サブカテゴリー）の名称あるいはそれらの関係づけ方を再検討せざるを得なくなり，結果図の組み直しとストーリーラインの書き直しを何度も行うことになる。この分析手続きをしっかりと踏むことで，最終的な理論の完成度が高まる。

4.　M-GTA による研究の促進と発展

（1）仲間とスーパーバイザー

　初学者が単独で M-GTA をよく理解して使いこなし，最初から社会的相互作用のプロセスを適切に見える化した理論を生成できるかといえば，それはきわめて難しい。これまでの解説からわかるように，M-GTA は質的研究の単なる技法ではなく，特定の前提や志向性をもつ方法論であり，その全体をしっかりと把握してフル活用するのは容易でなく，特に質的研究の初学者が独力でできるものではない。

　したがって，M-GTA で研究する初学者には，研究を促進させるにあたって，仲間とスーパーバイザーの存在が不可欠である。異なる分野やテーマであっても，自分と同じく M-GTA を現在使って研究しているか，過去に M-GTA を使って研究した経験があり，自分の研究に少なか

らず関心をもってくれる人が，仲間やスーパーバイザーとして最適である。この条件を自分が所属する研究室の院生仲間や指導教員が満たしていなければ，全国各地にある M–GTA 研究会への参加をとおして探してみると良いだろう。

　なお，M–GTA を使って研究している（または，これから研究しようとする）仲間で自主的に集まり，どのようにグループワークを実施すれば学びを深められるのかについて，『定本 M–GTA』（木下，2020）第 8 章と第 9 章で具体的に説明されているので参照されたい。

（2）実践の理論化と理論の実践化の循環

　研究者が M–GTA により描き出そうとする社会的相互作用のプロセスとは，人と人との関わり合いの展開過程であり，端的にいえばそれは人間の日常的実践である。この意味で，質的研究方法論としての M–GTA が研究者に提供するのは，実践の理論化である。

　ただし，M–GTA では，実践の理論化をもって研究が完了するとは考えていない。既述のように，生成した理論は実践現場に還元され，応用・検証されることが前提とされている。そして，検証結果を踏まえて理論をさらに実践的なものにすべく修正を加え，精緻化することも M–GTA では構想されている。理論を応用・検証・修正・精緻化するこの過程は，いわば理論の実践化である。

　現状では M–GTA による研究のほとんどが，実践の理論化を図る研究（開拓研究）にとどまっている。しかし，M–GTA は，実践の理論化と理論の実践化の循環を構想する質的研究方法論であり，今後は理論の実践化を促進する研究（最適化研究）の発展が期待される。また，実践の理論化と理論の実践化が循環する中で，理論の対象を広げて汎用性を高めるために一般化（フォーマル理論の生成）を目指す研究（新規発展研究）の展開も構想されている。M–GTA が構想するこれら 3 タイプの研究の循環的展開は，「実践と理論のらせん的三重サイクル論」（木下，2020：316-324）と呼ばれる（図10-4）。

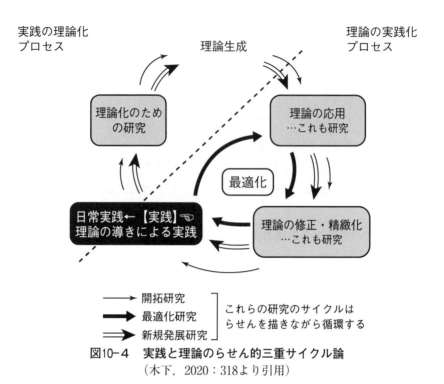

図10-4　実践と理論のらせん的三重サイクル論
（木下，2020：318より引用）

学習の課題

1. M-GTAの基本特性を確認し，自分が実施したい質的研究の方法論として適切かどうか検討しよう。
2. M-GTAによる研究論文を入手して読み，生成された理論が十分に実践的なものであるかどうか検討しよう。

引用文献

- Glaser BG, Straus AL. Awareness of Dying. Chicago : Aldine Publishing Company, 1965.（木下康仁訳『死のアウェネス理論と看護：死の認識と終末期ケア』医学書院，1988.）
- Glaser BG, Straus AL. The Discovery of Grounded Theory : Strategies for qualitative research. Chicago : Aldine Publishing Company, 1967.（後藤隆，水野節夫，大出春江訳『データ対話型理論の発見：調査からいかに理論をうみだすか』新曜社，1996.）
- 木下康仁『グラウンデッド・セオリー・アプローチ：質的実証研究の再生』弘文堂，1999.
- 木下康仁『グラウンデッド・セオリー・アプローチの実践：質的研究への誘い』弘文堂，2003.
- 木下康仁編著『分野別実践編グラウンデッド・セオリー・アプローチ』弘文堂，2005.
- 木下康仁『ライブ講義M-GTA：実践的質的研究法　修正版グラウンデッド・セオリー・アプローチのすべて』弘文堂，2007.
- 木下康仁『質的研究と記述の厚み：M-GTA・事例・エスノグラフィー』弘文堂，2009.
- 木下康仁『グラウンデッド・セオリー論（現代社会学ライブラリー17）』弘文堂，2014.
- 木下康仁「修正版グラウンデッド・セオリー・アプローチと健康領域での活用」井上洋士編著『改訂版ヘルスリサーチの方法論：研究実践のための基本ガイド』所収：（pp. 132-151）放送大学教育振興会，2019.
- 木下康仁『定本M-GTA：実践の理論化をめざす質的研究方法論』医学書院，2020.
- 酒井都仁子，岡田加奈子，塚越潤「中学校保健室頻回来室者にとっての保健室の意味深まりプロセスおよびその影響要因：修正版グラウンデッド・セオリー・アプローチを用いた分析」『学校保健研究』47(4)：（pp. 321-333），2005.
- 酒井都仁子，岡田加奈子「学校保健：中学校保健室頻回来室者にとっての保健室の意味深まりプロセスおよびその影響要因」木下康仁編著『分野別実践編グラウンデッド・セオリー・アプローチ』所収：（pp. 215-236）弘文堂，2005.
- 酒井都仁子，岡田加奈子，塚越潤「中学生の保健室頻回来室にいたる行動変化のプロセスとその意味」『日本保健医療行動科学年報』21：（pp. 149-166），2006.
- 山崎浩司『解釈主義的社会生態学モデルによる若者のセクシャルヘルス・プロモーション：性的に活発な高校生のコンドーム使用促進のための要因探索および対策・援助検討型研究』京都大学大学院人間・環境学研究科2005年度博士論文，

2006.（DOI：10. 14989/doctor.k11996）

参考文献

＜看護系雑誌の M–GTA 特集＞
・木下康仁他「焦点：修正版グラウンデッド・セオリー・アプローチをめぐって」
『看護研究　増刊号』38(5)，1998.
・木下康仁他「特集：M–GTA その進化と展望」『看護研究』53(7)：(pp. 524-582)，
2020.
＜保健・医療・福祉系の M–GTA モノグラフ＞
・唐田順子『乳幼児虐待予防のための他機関連携のプロセス研究：産科医療機関に
おける「気になる親子」への気づきから（質的研究法 M–GTA 叢書２)』遠見書
房，2023.
・木下康仁編著『ケアラー支援の実践モデル（M–GTA モノグラフシリーズ２)』ハ
ーベスト社，2015.
・小嶋章吾，嶌末憲子『M–GTA による生活場面接研究の応用：実践・研究・教
育をつなぐ理論（M–GTA モノグラフシリーズ１)』ハーベスト社，2015.
・長山豊『保護室を長期使用している精神疾患患者に対する隔離解除へ導く看護援
助プロセスに関する研究：精神科病院において重度精神障害者の開放的な治療環
境の構築・リカバリー促進につながる看護実践を探究する（質的研究法 M–GTA
叢書３)』遠見書房，2024.
・竹下浩『精神・発達・視覚障害者の就労スキルをどう開発するか：就労移行支援
施設（精神・発達）および職場（視覚）での支援を探る（質的研究法 M–GTA 叢
書１)』遠見書房，2020.

11 | 質的研究法⑵ エスノメソドロジー・会話分析・ワークの研究

海老田　大五朗

≪学習のポイント≫　エスノメソドロジーは，社会学および現象学的なものの見方が融合することで立ち上がった研究方法論である。この章では，エスノメソドロジー研究の基本的な考え方から実際のデータ分析の基本方針までを解説する。

≪キーワード≫　エスノメソドロジー，会話分析，ワークの研究

1. はじめに

　　看護師というわれわれの天職にあっては，そうした正確な観察の習慣こそが不可欠なのである。というのは，身についた正確な観察習慣さえあれば，それだけで有能な看護師であるとは言えないが，正確な観察習慣を身につけないかぎり，われわれがどんなに献身的であっても看護師としては役に立たない，といって間違いないと思われるからである。

　　もしあなたが観察の習慣を身につけられないのであれば，看護師になるのを諦めたほうがよいであろう。なぜなら，たとえあなたがどんなに親切で熱心であるにしても，看護はあなたの天職ではないからである。

（ナイチンゲール『看護覚え書　改訳第 8 版』「13 節　病人の観察」より引用）[1]

1　下線強調は引用者による。

ナイチンゲールによれば，正確な観察習慣を身につけることこそが，看護師という専門職になるための必要条件である。これは，同じく他の保健領域や代替補完医療領域や福祉領域で働く人びとにとっても当てはまるだろう。この必要条件を踏まえた想定なのだが，この講座の受講生の多くは，いわゆる現場経験を経て自分の観察力に多少の自負や自信をもっているのではないだろうか。「この人は苦しそうだ」「この人は困ってそうだ」ということを一瞥して判断ができる，そういう能力を，多くの看護・保健現場，あるいは他の医療福祉系近接領域で経験を積むことで身につけてきた人びとが，その観察力を基盤にしてさらに多くのことを学びたいと思い，この講座を受講しているのではないかと筆者は想定している。

2. 観察と記述

誤解を恐れず簡潔に言い表すならば，エスノメソドロジー研究[2]とは，人びとが使用する方法論についての「観察と記述の社会学」[3]である。もちろん，希少で特殊な観察能力や記述能力が必要なわけではない。看護・保健領域での実践において，「何がなされているのか」「何が成し遂げられているのか」「何が理解できるのか」を観察できて，かつ記述できる能力さえあれば，看護・保健領域あるいはこれらの近接領域におけるエスノメソドロジー研究は可能である。このような意味において，ケアや支援の実践になじみのある受講生は，その観察能力や記述能

---

[2] この講義は「質的研究法(2)」となっているが，エスノメソドロジーを人文・社会科学における質的研究のなかでどのように位置づけるかという問題もある。詳しくは小宮（2023）の議論を参照のこと。

[3] ただし注意しておきたいのは，特にエスノメソドロジー研究に関していえば，エスノメソドロジー研究は調査方法として観察法のみしか使用できないということを意味しない。フィールドワーカーがフィールドワークを行った際，観察して不明な点を調査協力者に聞き取ることは，フィールドワークにおいて基本的な活動であるし，むしろそうしなければならないだろう。エスノメソドロジー・会話分析研究が観察を重視するのは事実であるし，重視する理由もあるが，聞き取り調査を自らのフィールドワークから除外する必要は全くない。

力を活かすことができるため，エスノメソドロジー研究を行う上でとても有利な立場にいる[4]。

フランシスとヘスター（2004＝2014：43-45）は，観察可能であるということを二つの問いに分けて考えることを提案している。一つは，観察者は自分が見ているものを，いかにして特定の現象として理解することができるのかという問いである。もう一つは，その観察された現象はどのようにして，その現象として観察可能なものとして，観察できる形で作り出されたり組み立てられたりするのかという問いである。つまり，エスノメソドロジーは，社会的活動の日常的な観察を取り上げ，事実として観察できるものが，その産出という観点からみて，どのように成り立っているのかを問うのである。このような観察の構えこそ現象学[5]からエスノメソドロジーが学んだことなのだが，このように問うことによって，私たちの探究は社会的活動にそなわっている「方法的な性質」へと向かうことになる。

サックス（1992：10-11）は，私たちが観察によって得られる理解可能な「方法的性質」を記述することについて，以下のように述べている。

> それがどんなことであれ，しなければならないことをしているときに，人びとが使う様々な方法を収集することから始めるというのが，私たちにできる一つのやり方である。そして私たちは，そうした様々な方法が，あらゆる科学的記述がそうであるのと同じ意味

---

4 ただし気をつけなければならないことは，ここでの観察が専門職的なものの見方や専門職的な解釈を要請されているわけではないということである。この点についてはむしろ逆である。専門職的なものの見方や解釈をいったん棚上げするような仕方で観察することが求められている。

5 現象学に依拠した看護研究として有名なのがベナーとルーベルの研究（1989＝1999）である。この研究については放送大学の教材である『現代に生きる現象学』（2023）や榊原（2018）に詳しい解説がある。現象学とエスノメソドロジーの関係については，この講座で議論するのは紙幅の関係上難しい。詳しく学びたい人はリンチ（1993＝2013）や前田（2020b）などを参照のこと。

｜ で，再現可能な記述だとわかる。

　さて，ここでいう社会活動にそなわっている「方法的な性質」とは，どのようなものだろうか。

　まず確認したいのが，方法とはそもそも再現性を指向するものであるということだ。料理のレシピとは料理の作り方が書かれているわけだが，そのレシピ通りに料理を作れば，だれであれ同じ料理が作れるはずである。つまりレシピは料理の再現性を指向している。

　さらに議論を進めるために挨拶を例に考えよう。例えば，大学教員である筆者が，大学構内で名前がわからない学生より，会釈をしながら「おはようございます」と言われたとしよう。筆者も「おはようございます」と発声して返したり，会釈をしたりするなどの方法で挨拶を返すことが可能である。この場合，筆者が挨拶を返すことができるのは，学生の「おはようございます」という発声が時宜を得ており，かつ私に向けられた挨拶という行為として理解可能であるためであろう。この時点ですでにこの挨拶には，挨拶を観察可能にする様々な「方法的性質」が含まれている。例えば，ある学生が「おはようございます」と発声したとしても「私に向けられた」挨拶と理解できなければ（たまたま私の隣にこの学生の友人が立っていたかもしれない），挨拶を返すことはないだろう。挨拶をする人間は，挨拶を挨拶であると他者に理解してもらうための「方法的性質」を，自覚的ではないかもしれないが体得しているのである。つまり挨拶という現象として観察ができ，かつ挨拶として観察できる形で作り出されたり組み立てられたりするためには，**どのようにして挨拶する相手へ志向するのか，どのような**言葉を発声しなければならないのか，**どのような**身体動作が伴うのか，という様々な「**方法的性質**」が含まれていなければならず，挨拶を交わし合う人間はこれらの「**方法的性質**」が観察可能なかたちで示されていなければならない。こうした「方法的性質」は観察可能であるがゆえに，再現可能なように記述可能でもある。また，こうした「方法的性質」はだれにでも観察可能であり，だれにでも理解可能であり，だれにでも利用可能であるという

意味において，「方法的性質」の記述は一般性[6] をもつのである。日本語話者と英語話者のように使用する言語が異なっていても挨拶が可能なのは，挨拶の「方法的性質」が言語の壁を超えて一般性をもっているためである。

3. 社会学者ガーフィンケル

では，人びとが使用する方法論についての「観察と記述の社会学」と述べたときの，社会学的側面をどのように理解すればよいだろうか。エスノメソドロジー研究を打ち立てたガーフィンケルは，社会学者のデュルケームを引き合いに出し，エスノメソドロジー研究指針を次のように特徴づけようとする。

> 社会的事実の客観的現実こそが社会学の根本原理であるというある種のデュルケームの教えを対照としつつ[7]，その代わりに，この教えを引き受けて次のような研究指針として使おう。つまり，社会的事実の客観的現実は日常生活の協働的活動を通して進行的に達成されたものであり，その達成の仕方はごく普通の，しかも巧妙なやり方でなされる。そしてこの達成方法はメンバーによってよく知られており，いつも使われていて，あたりまえのものとされているのである。そして，メンバーによる協働的な達成としての社会的事実の客観的現実は，社会学を行っているメンバーにとって根本的な現

---

6 この場合の一般性は，帰納法によって導かれるような一般性とは異なることには注意が必要だ。この場合の一般性とはさしあたり，「自然言語の習得者であれば多くの人がいつでも共通して使用でき，かつ再現できる」くらいの意味である。このような一般性を具体的に考えるためには，「料理のレシピ」を思い浮かべるとよいかもしれない。料理に使用される具材や手続きが書かれている「料理のレシピ」は，自然言語の習得者であれば多くの人が共通して使用でき，かつそのレシピに従って調理すれば同じような料理が再現可能である。

7 「〜を対照としつつ」は in contrast to〜の日本語訳である。このイデオムをどのように訳すかは，この文章を理解するためにはたいへん重要になる。詳しくは石飛（1998）や中島（2021）の議論を参照のこと。

象なのである。

(Garfinkel 1967 : vii)

ここで対照されているデュルケームの社会的事実について確認しておこう。デュルケームによれば「社会的事実とは，その固定性に関わりなく個人に外的拘束を及ぼしうる，あらゆる行為様式のことである。さらにいえば，それは，個人的な表現から独立したそれ自身の存在性をもつ，所与の社会に一般的に広まっているあらゆる行為様式である」(Durkheim 1895 = 2018 : 64)。つまり，社会学の研究対象たる社会的事実とは，これを構成する個々人には還元されえない行動様式（行動・思考・感覚の様式）である（菊谷 2021 : 2)。具体的には法規則・道徳規範・宗教教義・職業的慣習・金融システム・言語体系といった一定の固定性をもつものから，集会において生じる熱狂・激憤・憐憫といった「社会的潮流」とも呼ぶべき流動性をもつものに至るまで，様々なものが挙げられる（菊谷 2021 : 2-3)。また，社会的事実は，個人に対する「外在性」と個人に対する「拘束性」（菊谷 2021 : 3）の2点で特徴づけすることができる。ここで社会的事実について述べられていることは，同時に社会学の一潮流であるエスノメソドロジー研究の研究対象についても述べていることになる。つまり，エスノメソドロジー研究は，具体的には法規則・道徳規範・宗教教義・職業的慣習・金融システム・言語体系といった一定の固定性をもつものから，集会において生じる熱狂・激憤・憐憫といった「社会的潮流」とも呼ぶべき流動性をもつものに至るまで，様々なものまでを研究対象にできるということでもある[8]。

ただしガーフィンケルは，この社会的事実をあらかじめ理論的に与えられたものとして考えるのではなく，「協働的活動を通して進行的に達成されたものであり，その達成の仕方はごく普通の，しかも巧妙なやり方でなされる」と考えるのである。この「協働的活動を通して進行的に

---

8 デュルケームの社会学的方法をエスノメソドロジーがどのように継承するかについては，ガーフィンケル（2002）の『Ethnomethodology's Program』およびこの本に収録されているアン・ロールズの議論を参照のこと。

達成されたものであり，その達成の仕方はごく普通の，しかも巧妙なやり方」を文字化して捉えるために，日常生活や看護・保健領域における実践の観察と記述が重要になるわけである。

4. 看護・保健医療領域における
エスノメソドロジー・会話分析の成果

（1）問診の秩序はいかにして可能か[9]

医療のエスノメソドロジーといわれる先行研究を探してみると，特に問診の会話分析的研究の成果は豊富にある（ヘリテッジ＆メイナード〈2015〉など）。なぜなら特殊な事情でもないかぎり，医療というものは問診などの医師（あるいは看護師などの医療専門職者）と患者のやりとりが必ず生じるからであるからである。さらにいえば，このやりとりを中心とする診断の重要性を，医療専門職者で疑う人がいないだろう。そうであるならば，この問診や診断などの，医師をはじめとする医療専門職者と患者の相互行為を研究対象としたいと考える研究者が多くなるのは当然であるし，医療実践者もそうした問診の実践を直接分析できるならば，その意義を認める医療者は多いのではないだろうか。例えば串田（2023）は，患者が医療機関を受診する際，受診理由を十分に述べる必要があるが，受診理由が不十分にしか述べられない場合，その不十分さを解消するように医師側が患者側に説明を求めることがあることなどを詳細に分析した。また黒嶋（2021）は，医師が診療において医療記録を読み上げたり，読んだり，見たりすることで組織されるものを分析し，ときには医師は患者の症状に関して管理する主体であることを示した

---

9 社会学に特有の問いとして，大澤（2019）は「社会秩序 social order はいかにして可能か」という問いを挙げている。この講義でも，エスノメソドロジーはこの社会学特有の問いを引き受けているということを示すため，このような小見出しをつけている。ところでこの「秩序」という概念は，社会学になじみのない人にはわかりにくいものかもしれない。「秩序」とは order の訳語である。order は他にも「順番」「注文」「命令」と翻訳される。これらの訳語に共通することを彫琢すると，「緩やかに手続きが定まっている状態」「概ね見通しが立つ状態」くらいの意味になる。

り，ときには医療記録が医師としての責任ある行為をするための道具として扱われることを明らかにした。このように受診理由の十分さを示すこと，あるいは受診理由を十分に述べることが求められること，あるいは医療記録を使用しながら患者と会話をするときになされる行為，診察の開始時の問題呈示の扱われ方（須永2021）など，受診時になされる数分（あるいは数十秒）の会話の断片を切り取っても，記述すべきことは相当あることがわかるだろう。

ヘレナ・ウェッブ（2010）は，健康診断における肥満患者と医師の会話を分析し，肥満というものが怠惰，強欲，自己管理の欠如など，道徳的な失敗として象徴化されていることを明らかにした。精神保健医療領域においては，薬物処方をめぐる患者の要望の示し方と医師の説得技法が河村（2022）によって分析され，医師が処方内容の決定権を有するからといって，ただちに医師による一方的な処方決定に行きつくわけではなく，患者に気を遣うような説明を用いて同意を得るような診療場面が記述されている。

特に会話分析は，分析対象として会話実践を扱うことになるため，医療者と患者のコミュニケーション場面を研究対象としたい研究者で，かつ直接アクセスすることができ，かつ映像データを収集できる人であれば，研究で使用することができる分析である。

（2）看護・保健実践における協働やチーム活動の秩序はいかにして可能か

他方で，看護や保健実践を，医療専門職者と患者のコミュニケーションという1対1の単位で捉えることよりも，チームの実践として捉えることに興味をもつ研究者も多いのではないだろうか。チーム医療という用語を引き合いに出すまでもなく，看護・保健実践は多種多様な複数の支援者によって，あるいはある種のネットワークによって可能になるし，チーム活動こそが看護・保健実践の方法論であるともいえる。

前田と西村（2020）によれば，「現場の看護師たちの志向にあわせて，実践の成り立ちを理解しようと試みるとき，それぞれの行為が独立

になされているわけではないし，それぞれの経験が独立に生じているわけでもない，ということにすぐに気づかされる。看護実践は，本質的に協働的なものだ。協働的だというのは，協働することが大事だという理念的な主張なのではない。そうではなく，それぞれの行為は，次の行為につながっていくものとして理解され，それぞれの経験は報告され，他の経験を作るものとして理解される」（pp. 3-4.）。より具体的にみてみよう。この『急性期病院のエスノグラフィー』の第1章では，「ナースコールが鳴らない」ことについての分析をすることで，看護師たちのチーム活動の秩序を明らかにしている。この「ナースコールが鳴らない」という記述は，よく考えてみれば不思議な記述である。というのも，ナースコールは鳴らない時間の方が圧倒的に長い。逆にいえば，ナースコールが鳴っている瞬間以外はいつでもナースコールが鳴っていない時間を過ごしている。さらにいえば，私たちは看護師であろうとなかろうと，そして病院の中であろうと外であろうと，そのほとんど全ての時間が「ナースコールが鳴らない」時間なのだ。つまり，ある患者からの「ナースコールが鳴らない」と記述できるのは，その当該患者からかなりの高確率でナースコールが鳴ることを予想できるときだけなのである。そしてこの予想は，担当看護師からの引継ぎなどの協働作業[10]によって可能になる。

　浦野（2023）は，地域の精神保健活動におけるチームカンファレンスを分析することで，地域精神医療の実践の論理を抽出している。浦野の分析によれば，地域精神医療の実践の論理とは，①多様で広範な生活課題とトラブルを対象とすること，②こうした課題とトラブルを分散的で限定的な仕方によって把握するということ，③このような限定的な把握の集積とその接合に基づいた分担の3つである。①については特に病院精神医療と対照することで，その多様性を際立たせている。②について

[10] 前田（2023a）は，病棟の入り口のインターホンに対応する看護師たちの協働作業を分析している。インターホンが鳴ったときに誰がでるのかという実践は，お互いがお互いに自分の作業状況を微細な動きで示しあいとしてなされ，それによってインターホンに誰が対応するのかを決定している。

も①と同様に，問題や課題を単一の原則や規則のもとで管理しようとする病院精神医療と対照することで，その分散性や限定的な問題把握の仕方を特徴づけている。したがって③のような地域精神医療の実践の論理，あるいはそれを可能にする方法論が導かれるのである。そしていうまでもなく，こうした地域精神医療の実践の論理こそが，地域精神医療の組織的なチーム活動を可能にしているのである。

　秋葉（2004）は，養護教諭と生徒たちの日常的なやりとりや保健室という場そのものに入り込み，看護学や保健学という観点というよりは，教育社会学的な観点から「保健室の実態および保健室をめぐる問題の諸相を構造的に解明し，教育現場に臨床的示唆と資料を提供」している。筆者の見立てでは，こうした保健室のエスノメソドロジー研究の強みは，学校の制度性や組織運営についての規範や規則を相対化できる点ではないかと思われる。なぜなら目の前にある規範や規則を相対化することによって，研究者や実践者の独断的で独善的な「よい保健室の在り方」の提示を回避することが可能になるからである。これは他の医療・看護・福祉実践のエスノメソドロジーにおいても同様のことがいえるだろう。

（3）看護・保健実践における道具連関の秩序はいかにして可能か

> 　看護師のためにつけ加えておきたい。常に物を同じ場所に置くようにしなさい。物をいつも決まった場所に置いて眼に触れさせて覚えておく習慣をつけておかなければ，突然にそれを探すように頼まれて，あわてるあまりに，自分で置いた場所がわからなくなるようなことが，いつ起こるかもしれないからである。
> （ナイチンゲール『看護覚え書　改訳第8版』「13節　病人の観察」より引用）[11]

　これまでエスノメソドロジー研究において積極的かつ中心的テーマとして分析されてきたわけではないが，「看護・保健実践における道具連

11　下線強調は引用者による。

関の秩序」を明らかにするという試みは，看護・保健実践における質的研究として，その展開可能性が広がっている。ただし道具の分析については，基本的な説明が必要だろう。

　まず，道具連関の秩序とはどのような秩序を指しているのだろうか。身近な例として自宅のキッチンにおける砂糖，塩，小麦粉の配置を観察してみよう。小麦粉は調理をしない一人暮らし世帯などでは置いていない[12]かもしれないが，砂糖と塩はだいたいセットでキッチンのどこかに配置されているのではないだろうか。小麦粉は砂糖もしくは塩の隣り，あるいは砂糖と塩のセットとは少し離れたところに配置されているかもしれない。ちなみに拙宅での配置を確認したところ，「小麦粉，砂糖，塩」の順に配置されていた。何がいいたいかというと，砂糖と塩の間に小麦粉が配置されることは，あまりないのではないかということである。砂糖，塩，小麦粉の道具性を考えてみよう。道具は「本質的に〜するためのもの」（ハイデガー＜1927＝2003＞的にいえば「適所性」を帯びている）であるため，目的—手段分析が可能である。砂糖，塩，小麦粉はそれぞれどのような目的を達成するための手段なのか。砂糖も塩も小麦粉も，形状だけでいえば粒度が粗い細かいなどの違いは大きいが白い粉末である。特に砂糖と塩は見た目がとても似ている。しかしながら，料理素材を味づけるためのものという目的—手段分析から抽出される道具性は，砂糖と塩については同じである。他方で，小麦粉は料理素材の食感に変化をつけるために使用されることは多いが，料理素材を味づけるために使用されることはあまりない（小麦粉味にしようとはいわない）。つまり目的—手段として分析した場合，砂糖・塩と小麦粉は異なる道具存在となる。私たちは，特別に自覚的ではないかもしれないが，こうした道具存在の分類によって，モノを配置している。

　また，拙宅のコーヒー豆が置かれているそのすぐ隣には，ミル，ペーパーフィルター，ドリッパーが集合的に配置されている。ミルはコーヒー豆を挽くために使用されるし，ミルによって挽かれた豆はペーパーフ

---

[12] もしキッチンに小麦粉が置いていないならば，なぜ「小麦粉が置いていない」という記述が可能なのか考えてみよう。

ィルターに落とされ，そのペーパーフィルターはドリッパーにセットされる。そのセットされたドリッパーのなかにある挽かれた豆に熱湯をかけてコーヒーを淹れる。こうした作業を分析することで，道具は次の作業に使用される道具を指示するように連関していることがわかる。したがって，この4つのモノや道具は，近接して配置した方が，コーヒーを淹れるという作業はしやすくなる。さて，これらのような「砂糖・塩／小麦粉」の配置の仕方，あるいは「コーヒー豆，ミル，ペーパーフィルター，ドリッパー」の使用方法を含んだ集合的な配置の仕方は，単なる筆者の嗜好や選好に帰属されるものなのだろうか。これらの配置は個人に対する「外在性」と個人に対する「拘束性」をもつものといえる。例えば「砂糖，塩，小麦粉」あるいは「コーヒー豆，ミル，ペーパーフィルター，ドリッパー」が分散的かつ全くばらばらに配置されていたら，近接して再配置したくなるだろう。頻度の差はあるかもしれないが，料理をしたり，コーヒーを淹れたりする習慣のある人であれば，どのような性格であってもどのような性別であってもどのような年齢や人種であっても「砂糖・塩／小麦粉」あるいは「コーヒー豆，ミル，ペーパーフィルター，ドリッパー」という組み合わせは，この組み合わせとして理解可能であり観察可能であるように配置するだろう。つまり道具連関の秩序は個人の属性や選好を超えた一般性をもつものであり，こうした道具連関の秩序は，その道具の使用方法を含めて分析することで明らかになるのである。

　このような道具連関の秩序の分析は，医療器具などであふれている看護・保健実践がなされる空間においては，その実践を明らかにするためには効果的ではないだろうか。しかしながら，そこで使用される道具やモノは，あまりにその空間に馴染みすぎて透明化してしまい，見えにくくなっているかもしれない。こうした道具連関の秩序を明らかにできるような分析が可能であれば，道具の配置の問題だけではなく，道具連関の一般性も明らかになるし，それによって看護・保健実践も明らかになる。特定の道具の使用が，まさに人びとのやりとりの展開に埋め込まれており，活動が成し遂げられることにとって切り離しがたい関係にある

ならば，道具の研究をしていく積極的な理由があるだろう。筆者は［「見守り」を可能にするもの：精神障害者就労継続支援A型施設で使用される「日報」の分析］（2023）という論文のなかで，就労継続支援施設で使用されている「日報」の道具性を分析している。この論文では道具によって指示されるもの（ハイデガー 1927＝2003）を追跡し，「日報」の道具性を分析することによって組織的に「見守り」が可能になることを示唆している。

　もちろん，こうした道具連関の秩序を明らかにする研究は特別に新しい研究視角ではなく，エスノメソドロジー研究はその最初期から文書などの道具性を分析してきたのである。例えばガーフィンケル（1967）はカルテを対象にした分析を行っている。西阪ら（2008）は助産院で，海老田（2018）は整骨院で，それぞれ超音波画像診断装置を使用した分析を行っている。前田と西村（2020）は，病院で痛みを測定する装置としてのフェイススケールの使用を分析し，患者がかかえる痛みの測定に用いられると同時に，看護師たちの情報共有が可能になることを明らかにした。

5．エスノメソドロジー・会話分析研究の手順

　このように，これまでも看護・保健領域，あるいはさらに広くは医療領域において，たいへん多くのエスノメソドロジー・会話分析研究がなされてきたわけだが，これらの研究はどのような手順に従ってきたのだろうか。フランシスとヘスターは，エスノメソドロジー研究の方法論として，以下3つを手順としてまとめている。

1．何ものかとして観察可能な，何らかの言葉や語り，活動や場面等に注目する。
2．「この観察可能な特徴が，どのようにして，そうしたものとして認識可能なように産出されているだろうか」という問いをたてる。
3．その観察可能な特徴が産出され，認識されるにあたって，利用

されている方法について考え，分析し，記述する。

(フランシス&ヘスター　2004＝2014：46-47)

　エスノメソドロジー研究の方法論については，上記のような特徴があるものの，特に映像撮影をしないフィールドワークを展開するならば，そのフィールドワークの手順ややり方については特別エスノメソドロジー研究にしかない固有のものがあるわけではない。社会学や人類学における調査者が理解しやすく使用しやすい，一般的なフィールドワークの入門書（スプラッドレイ　1979＝2010，エマーソン・ショウ・フレッツ1995＝1998，前田・秋谷・朴・木下　2016，岸・石岡・丸山　2016，新原2022など）を読めばよいだろう。

　ビデオデータを収集して対面相互行為的な研究しようとするならば，秋谷（2018）の「相互行為データの収集と分析の初歩」[13] が参考になる。秋谷は撮影後の分析のプロセスとして①トランスクリプト[14]を作る，②コレクションを作る，③コレクションの比較・分類，④詳細な分析，⑤例外事例の確認，と分析作業の手順を示している。

　特に会話分析などになじみのない研究者にとって①のトランスクリプト作り（と解読）は難しく感じるかもしれない。会話分析で使用されるトランスクリプト表記法は，ゲイル・ジェファーソンによって考案されたジェファーソンシステム[15] と呼ばれる。このジェファーソンシステム

---

13 主に録画された映像データを前提にしている。

14 トランスクリプトとは辞書的には「転写物」ということになるが，ここでは聞こえた音を紙などの媒体へ転写したものである。より一般的に「文字起こし」といっても間違いではないが，特に細かい分析においては呼吸音なども転写するため，転写されるのは文字だけともかぎらない。実際，海老田（2018）は「患者の呼吸音を柔道整復師はどのようなものとして扱うか」という分析をしている。

15 会話分析における書き起こしの手順などについては串田・平本・林によって書かれた『会話分析入門』の第3章などに詳しく記されている。ただし，こうしたトランスクリプト作成をはじめとする会話分析の作法については，独学で学ぶよりもエスノメソドロジー・会話分析研究会などが主催する会話分析入門セミナーなど，実際の会話分析研究者が講師をする講座を受講してみることを推奨する。

は，会話における沈黙や発話の重なりや声の強勢などを可視化するためのものである。もし会話分析をするならば，トランスクリプトはこのジェファーソンシステムによってトランスクリプト化されなければならないし，実際に会話分析をしないエスノメソドロジー研究でも，人びとのやりとりの問題を研究しようとするならば，こうした会話上の際立ちは可能なかぎりジェファーソンシステムで書かれることが，エスノメソドロジー・会話分析研究コミュニティでは推奨されている。

串田（2010）によって示された次の例を見てみよう。

抜粋1　トランスクリプトの例

```
01   ダイゴ：    ユキエちゃんアメフト好き::？（新聞を見なが
                 ら）
02         (1.5)
03   ユキエ：    アメフト：？
```

上記のように，エスノメソドロジー・会話分析で使用されるトランスクリプトは，話者の発話ごとに番号を振って発話者を書き，そのあとで聞こえる音の転写をする。このとき，いくつかの記号が使われる。こうしたトランスクリプト作成システムが，ジェファーソンシステムである。ここではコロン（：）が記号として使用されているが，このコロンは直前の音が引き延ばされていることを示している。「？」は，ここでは疑問文を示しているというより尻上がりの抑揚を指している記号[16]である。音の引き延ばしと尻上がりの抑揚がコミュニケーション上，どれほど重要なのかピンとこない受講者も多いと思うが，その場合はこのトランスクリプトを使って，音を引き延ばさない場合と引き延ばして尻上がりの抑揚をつけた場合の違いを，実際に発声して比べて欲しい。後者の方が疑問文として聞き取りやすいことがわかるだろう。音を引き延ばさないと，ユキエはアメフトが好きであることを断定しているような言

---

16 研究者によっては音の尻上がりの抑揚を「？」ではなく「↑」で示す。

い方に聞こえるはずだ。また，02にある（1.5）は，1.5秒の音のない状態[17]を転写している。このように，少し長めの無音状態は，その無音状態の時間を，上記のように転写する。

「②コレクションをつくる」というのは，分析対象のコレクションである。例えば患者が来院理由を述べるときの述べ方に関心があるならば，そのような場面をコレクションすることになる。ただし，このときに少し注意が必要なのは，この場合のコレクションは，科学実験のような実証主義的研究でなされる仮説検証のために必要なのではないということである。次の手続きとして「③コレクションの比較・分類」とあるように，コレクションは現象の相対化のために必要なのであって，実証したい仮説や理論を検証するためになされるわけではない。これはエスノメソドロジー・会話分析研究において「データとは概念のリマインダーである」ことと関係する（詳しい議論はクルター1979など）。例えば初期の会話分析の基本的な文献（例『会話分析基本論集』など）では，会話データを分析することで，「会話の中で話をできるのは一人だけ」「質問者は回答者に合わせて質問をデザインする」などの知見が導かれる。だが，これは「会話の中で話をできるのは一人だけ」「質問者は回答者に合わせて質問をデザインする」という仮説や理論を実証しているわけではない。こうした問題は「エスノメソドロジー・会話分析研究とは何か」という問題を超えて，「研究とはどのような知見を導くものなのか」「科学的認識とは何か」などのような科学哲学的問題にかかわってくるため，ここでは立ち入らない。一つだけ簡単に指摘しておきたいのは，エスノメソドロジー・会話分析研究が対象としているのは，そのほとんどが習慣化・身体化された会話やワークや活動であり，そのよう

---

17 この1.5秒の無音状態は，ダイゴの沈黙ではなく，ユキエの沈黙と言いたくなるし，実際そうだと思われる。しかし，そうだとしたらこの1.5秒の無音状態はなぜ「ユキエの沈黙」と記述できるのだろうか。このことについてはぜひ串田・好井編（2010）の第1章を読んで欲しい。この串田によって書かれた第1章は，筆者が知る限り，日本語で書かれた会話分析の解説として，最も平易で最もわかりやすく読みやすい。

な会話やワークや活動にかかわる人びとの志向に即して実践を記述するのが，エスノメソドロジー・会話分析の研究方針だということだ。私たちは日常生活のなかで，「会話の中で話をできるのは一人だけ」「質問者は回答者に合わせて質問をデザインする」という知見を実証したり検証するために会話をしたり質問をしたりしているわけではない。このようなことを志向して会話をしたり，質問をしたりしているのである。複数人で会話をしているときに，複数の人びとが同時発話をしてしまったとしよう。このとき，同時発話をした者たちのあいだで発言権を譲るようなやりとりが生じるのは「会話の中で話をできるのは一人だけ」という規範に志向していることの現れである。

「会話やワークや活動にかかわる人びとの志向に即して実践を記述する」という方針が理解できてくると，「④詳細な分析」や「⑤例外事例の確認」についても，なぜこのようなことが必要なのかが腑に落ちるだろう。まず詳細な分析といっても，エスノメソドロジー・会話分析は，いたずらに詳細な分析をしているわけではない。この場合の詳細さとは，私たちの日々の実践に即した詳細さである。実は，ある現象というものを細かく分類していこうとすると，原理的にはどこまでも細かく分類することが可能である。つまり，分析を詳細にするだけでは研究の価値がないのである。例えば医師が患者に薬を処方するとき，「また同じ薬を同じ量出しておきますね」という医師の提案に対して，患者がすぐに「わかりました」というケースと，2秒くらいの沈黙があって「わかりました」というケースでは，この患者の「わかりました」の取り扱いが異なるのではないかという予想が成り立つ[18]。前者の場合はそのまま提案通りの薬が提案通りの量だけ処方されるだろうと予想されるのに対し，後者は医師から「今の薬で気になるところはありますか」などのような，確認の質問が続くかもしれない。こうした予想が共有されうるのは，私たちは，ある提案に対して不同意を示す方法，あるいは全面的に

---

18 もしこのような予想が共有できないならば，医師役と患者役にわかれて，実際に発声してみるという，ロールプレイ的な演習をしてみることをお勧めする。

同意しているわけではないことを示す方法を習慣的に体得しているからである。ここでの「実践に即した詳細さ」とは，このような水準での詳細さである。

また，上記①から⑤に挙げられたものではなく，かつ絶対に必要なものでもないのだが，筆者が強く推奨するデータ分析の手続きとして，「データセッションを実施する」というものがある。データセッションも，データの種類（エスノメソドロジー・会話分析研究で検討されるデータの多くは映像データであるが映像データに限定される理由もない），トランスクリプトの作成方法から分析視覚の提示までフォーマットがかなり厳密に規定されるようなセッションの実施の仕方から，データの種類を限定せずにデータを見て思いついたことを素朴に共有するような実施の仕方まで，幅広く存在する。だが，どのような実施の仕方であれ，データセッションでなされることは，複数人でデータからわかることやデータから導けることを共有したり，データの見え方や読み方を提示したりしあうことである。データセッションに参加するメンバーは，研究仲間や同僚などが想定されるが，患者や他の医療専門職者などが参加しても全く問題ないし，場合によってはそうした人びとの参加が推奨されることすらある。データセッションは，このデータから何を導くことができるのかというような，その分析の妥当性を考える上では重要な研究活動である。

6.　看護学や保健学，あるいは臨床実践への貢献

この講義では，エスノメソドロジー研究が人びとが使用する方法論についての「観察と記述の社会学」であると述べ，とりわけ看護・保健領域におけるエスノメソドロジー・会話分析研究をレビューし，こうした先行研究にならって研究していくための手順を示した。しかしながら，この講義の想定受講者が看護・保健領域，あるいはその近接領域のケア・支援実践者であることを勘案すると，次のような問いが思い浮かぶかもしれない。つまり［「観察と記述の社会学」であるエスノメソドロジー研究によって明らかになった知見や記述された方法論は，看護学や

保健学，あるいは臨床実践に対してどのような貢献をもたらすのか］という問いである。あるいは，より理解が得られやすいように「よい看護・よい保健医療とは何か」という問いを，エスノメソドロジー研究はどのように引き受けるかという問題といってもよい。これについては，二つの方向からの回答の与え方がある。

　一つは，ハイブリッド性（池谷 2019）と呼ばれるエスノメソドロジー研究の特性と関連する貢献の方向性である。エスノメソドロジー研究では，「よい看護・保健とは何か」という問いに対して，研究者が自らの研究能力を過信して独善的に回答を提示することはない。そもそも，「よい看護・保健とは何か」という問いは，研究者よりもだれよりもまず，患者を含めた看護師や保健医療にかかわるすべての医療福祉実践者たちにとっての問いである。したがって，研究者と医療福祉実践者たちが一緒にこの問題について考えることができる（これがハイブリッド性の意味）という方向性である。研究者と医療福祉実践者たちが一緒に考えるといっても，複数の医療福祉専門職者と研究者たちが，膝を突き合わせて相談するという場面を想像する必要はない。医療福祉領域の看護支援実践者たちは，特殊な事情でもないかぎり，通常はそのコミュニティで共有されている「よい看護・ケア」を志向して実践しているだろう。したがって，こうした通常の「よいケア」を観察して記述することができれば，そこから「よい看護・保健」を学ぶことができる。実際，ガーフィンケルによれば，エスノメソドロジー・会話分析研究によって明らかになる知見は，チュートリアル性[19]（ガーフィンケル 2002）をもつといわれているが，チュートリアル性をもつことができるのもこのためである。

　もう一つは，「よい看護・よい保健医療とは何か」という問いを基礎づけるようなメタ的な研究になりうるという点である。看護・保健のエスノメソドロジー・会話分析研究はその研究プログラムの特性上，「よい看護」「よい保健」実践達成のための研究には直結しない。あるいは

---

19 ここでは「個別指導的」「ケースに即した教示的」くらいの意味。

そのような研究として読まれにくい。なぜなら「何がよくて何が悪いのか」ということを，データ分析に先立って設定することをしない[20]からである。精確に「よい看護」「よい保健」を特定しようとすればするほど，その過程を明らかにすることが必要になる。[なにをもって支援実践者たちに，あるいは患者から「よい」と評価されるのか]「なぜその看護・保健実践はよいものとされるのか」「誰にとってどのような意味でよいのか」[どのような方法を用いることで，どのような手続きを踏むことでその「よい」看護・保健実践は達成されるのか]など，よい看護，よい保健医療というものを少し考えただけでも，その過程の捉え方は多経路であることがわかるだろう。つまり看護・保健のエスノメソドロジー・会話分析研究（社会学的研究）はその研究プログラムの特性上，（看護学・保健学的研究に含まれることが多い）「よい看護・保健とは何か。」という価値判断に直接回答するような研究デザインをしないが，その位置づけ方によっては「よい看護・保健とは何か」（看護学・保健学的研究）という問いに回答するような実践を下支えするメタ的な研究（＝メタ看護学・メタ保健学）になりうる。これはなにも難しい話ではない。「現在のワークプレイス（職場）がなんらかの理由で働きにくいから働きやすい職場に改善したい」「そのための研究をしたい」と考えたとしよう。この場合，最初にやるべきことは，目の前にある現状を可能なかぎりバイアスをもちこむことなく記述することではないだろうか。これができないかぎり，現状を改善するという段階に進むのは難しい。なぜなら誤った，あるいは偏った現状把握の上に，改善策を積み上げることになるからだ。

---

20 このように，ある現象の分析に先立って様々な理論や価値判断を置かないことを，「エスノメソドロジー的無関心」ということもある。ただし，もちろんこの無関心というのは，研究対象に対して関心を持たないという意味ではない。

7. まとめにかえて：エスノメソドロジー・会話分析を 学ぶ人のために

　この章で少しでもエスノメソドロジー・会話分析研究に興味をもった初学者がいたら，ぜひとも入門書を読み進めて欲しい。

　表11-1の4と5を読めばすぐにわかることだが，そしてこれらの本を直接読むことが望ましいが，会話分析はガーフィンケルのエスノメソドロジー研究に触発されながら，独自の発展を遂げているといってよいと思う。本章ではエスノメソドロジー研究を人びとが使用する方法論についての「観察と記述の社会学」と（やや乱暴に）言い表したのだが，会話分析研究が現在頻繁になされているのは社会学的領域よりも，おそらくは社会言語学や応用言語学といった言語学的領域である。このことには注意が必要である。したがって，筆者が推薦するのは，1．2．3．6．7．あたりでエスノメソドロジーの研究方法を学び，それでも

表11-1　日本語で読めるエスノメソドロジー・会話分析初学者向けの教科書

	書籍名	出版年	出版社	編者・主な著者
1	エスノメソドロジーへの招待	2004＝2014	ナカニシヤ出版	ヘスター＆フランシス（中河伸俊・岡田光弘・是永論・小宮友根訳）
2	ワードマップ　エスノメソドロジー	2007	新曜社	前田泰樹・水川喜文・岡田光弘
3	エスノメソドロジーを学ぶ人のために	2010	世界思想社	串田秀也・好井裕明
4	会話分析の基礎	2016	ひつじ書房	高木智世・細田由利・森田笑
5	会話分析入門	2017	勁草書房	串田秀也・平本毅・林誠
6	エスノメソドロジー・会話分析ハンドブック	2023	新曜社	山崎敬一・浜日出夫・小宮友根・田中博子・川島理恵・池田佳子・山崎晶子・池谷のぞみ
7	ハロルド・ガーフィンケル	2013＝2024	新曜社	ダーク・フォン・レーン（荒野侑甫・秋谷直矩・河村裕樹・松永伸太朗　訳）

なお会話分析に特化して進みたいという初学者は4．5．へと読み進める道筋である。

　学問を学ぶのであればどのような学問分野であれ同じことがいえると思うが，研究のやり方というのはゼミ，研究会，学会など，どこかの研究コミュニティに所属して修得するのが望ましい。なぜなら学問は一人の人間によって成立することはありえないからである。幸い本邦では，日本語で読めるエスノメソドロジー・会話分析の初学者のための入門書が充実してきている。こうした入門書や関連書を読み進めて，自分に最適な研究コミュニティを探していくことが，入門書を読み終えたあとの次の一手となるだろう。

学習の課題

1．家族，友人または同僚との日常会話を数分録音させてもらい，トランスクリプトを作成してみよう。

2．家族，友人または同僚との協働がどのようにして可能になっているのか，協働場面の事例を一つ取り上げて記述してみよう。

3．自宅のキッチンや仕事場の道具の配置について記述してみよう。

参考文献

- 秋葉昌樹，2004，『教育の臨床エスノメソドロジー研究：保健室の構造・機能・意味』東京：東洋館出版社.
- 秋谷直矩，2018，「相互行為データの収集と分析の初歩：医療者教育を研究するために」樫田美雄，岡田光弘，中塚朋子（編著）『医療者教育のビデオ・エスノグラフィー：若い学生・スタッフのコミュニケーション能力を育む』京都：晃洋書房.
- Benner, P. & Wrubel, J. 1989, The Primacy of Caring : Stress and Coping in Health and Illness, Addison-Wesley. (＝1999，難波卓志（訳）『現象学的人間論と看護』東京：医学書院).
- Coulter, J. 1983. Contingent and a Priori Structures in Sequential Analysis : Introduction : On the Combinatorial Logic for Illocutionary Acts. Human Studies. 6 (4) : 361-76.
- Durkheim, É. 1895→1960. Les Régles de la méthode sociologique. Presses Universitaires de France. (＝2018，菊谷和宏（訳）『社会学的方法の規準』東京：講談社.)
- 海老田大五朗，2018，『柔道整復の社会学的記述』東京：勁草書房.
- 海老田大五朗，2020，『デザインから考える障害者福祉』鹿児島：ラグーナ出版.
- 海老田大五朗，2023，［「見守り」を可能にするもの：精神障害者就労継続支援Ａ型施設で使用される「日報」の分析］『保健医療社会学論集』34(1)：78-88.
- Emerson, R. M. & Fretz, R. I. & Show, L. L. 1995. Writing Ethnographic Fieldnotes. University of Chicago Press. (＝1998，佐藤郁哉，好井裕明，山田富秋（訳）『方法としてのフィールドノート：現地取材から物語作成まで』東京：新曜社.)
- Francis, D. & Hester, S. 2004. An Invitation to Ethnomethodology : Language, Society and Social Interaction. Sage Publications. (＝2014，中河伸俊・岡田光弘・是永論・小宮友根（訳）『エスノメソドロジーへの招待』京都：ナカニシヤ出版.)
- Garfinkel, H. 1967, Studies in Ethnomethodology, Prentice-Hall.
- Garfinkel, H. 2002, Ethnomethodology's Program, Rowman & Littlefield.
- Heidegger, M. 1927. Sein und Zeit. Max Niemeyer. (＝2003，原佑・渡邊二郎（訳）『存在と時間』東京：中央公論新社).
- Heritage, J. & Maynard, D. 2006, Communication in Medical Care : Interaction between Primary Care Physicians and Patients, Cambridge University Press. (＝2015，川島理恵・樫田美雄・岡田光弘・黒嶋智美（訳）『診療場面のコミュニケ

ーション：会話分析からわかること』東京：勁草書房.）

・池谷のぞみ，2019，「社会課題とエスノメソドロジー研究との関わり：救急医療におけるワークの研究を中心に」『年報社会学論集』32：12-22.

・石飛和彦，1998，「ハロルド・ガーフィンケルのテキストにおける言説空間設定の問題」『天理大学学報』187：127-142.

・河村裕樹，2022，『心の臨床実践：精神医療の社会学』京都：ナカニシヤ出版.

・岸政彦・石岡丈昇・丸山里美，2016，『質的社会調査の方法：他者の合理性の理解社会学』東京：有斐閣.

・小宮友根，2023，「事例の観察と知見の一般性の関係：会話分析の場合」井頭昌彦（編著）『質的研究アプローチの再検討：人文・社会科学からEBPsまで』東京：勁草書房.

・黒嶋智美，2022，［医療記録を「読むこと」と「見ること」の会話分析］『保健医療社会学論集』31（2）：67-77.

・串田秀也，2023，「診療におけるアジェンダの協働的産出：大学病院における全人的医療の実践」小宮友根・黒嶋智美（編）『実践の論理を描く：相互行為のなかの知識・身体・こころ』東京：勁草書房.

・串田秀也・好井裕明（編），2010，『エスノメソドロジーを学ぶ人のために』京都：世界思想社.

・Lynch, M. 1993. Scientific Practice and Ordinary Action. Cambridge University Press.（＝2012，水川喜文・中村和生（監訳）『エスノメソドロジーと科学実践の社会学』東京：勁草書房.）

・前田泰樹・水川喜文・岡田光弘（編），2007，『ワードマップ　エスノメソドロジー』東京：新曜社.

・前田泰樹・西村ユミ，2020，『急性期病院のエスノグラフィー：協働実践としての看護』東京：新曜社.

・前田泰樹，2023ａ，「インターホンに対応する」小宮友根・黒嶋智美（編）『実践の論理を描く：相互行為のなかの知識・身体・こころ』東京：勁草書房.

・前田泰樹，2023ｂ，「現象学とエスノメソドロジー：経験の一人称性と社会性」『フッサール研究』17：87-106.

・前田拓也・秋谷直矩・朴沙羅・木下衆（編），2016，『最強の社会調査入門：これから質的調査をはじめる人のために』京都：ナカニシヤ出版.

・中島道男，2021，「ガーフィンケル：エスノメソドロジー」デュルケーム／デュルケーム学派研究会，中島道男他（編）『社会学の基本：デュルケームの論点』東京：学文社.

・Nightingale, F. 1860→1954, Notes on Nursing. D. Appleton and Company.

（＝2023，湯槇ます他（訳）『看護覚え書　改訳第8版』東京：現代社.）

・西阪仰・高木智世・川島理恵，2008，『女性医療の会話分析』東京：文化書房博文社.

・大澤真幸，2019，『社会学史』東京：講談社.

・Sacks, H. 1992, Lectures on Conversation I. Blackwell Publishing.

・Sacks, H., Schegloff, E., Jefferson, G., 1974. A Simplest Systematics for the Organization of Turn Taking in Conversation. Language, 50：696-735.（＝2010，西阪仰（訳）「会話のための順番交代の組織：最も単純な体系的記述」『会話分析基本論集』pp. 7-153. 京都：世界思想社，）

・榊原哲也，2018，『医療ケアを問いなおす：患者をトータルにみることの現象学』東京：筑摩書房.

・榊原哲也・本郷均，2023，『現代に生きる現象学：意味・身体・ケア』東京：放送大学教育振興会.

・新原道信（編），2022，『人間と社会のうごきをとらえるフィールドワーク入門』京都：ミネルヴァ書房.

・Spradley, J. 1980. Participant Observation. Holt, Rinehart and Winston.（＝2010，田中美恵子・麻原きよみ（監訳）『参加観察法入門』東京：医学書院.）

・須永将史，2021，［診察の開始位置での問題呈示はどう扱われるか：「ちょっと先生さきに相談あるんだけど」の受け止め］『保健医療社会学論集』31（2）：57-66.

・浦野茂，2023，「地域精神医療の実践の論理：カンファレンスの検討から」小宮友根・黒嶋智美（編）『実践の論理を描く：相互行為のなかの知識・身体・こころ』東京：勁草書房.

・Webb, H. 2010, 'I've Put Weight on Cos I've Bin Inactive, Cos I've 'ad me Knee Done'：Moral Work in the Obesity Clinic. In Pilnick, A. & Jon Hindmarsh, H. & Gill, V.（Eds），Communication in Healthcare Settings：Policy, Participation and New Technologies. Wiley-Blackwell. pp. 68-82.

・山崎敬一・浜日出夫・小宮友根・田中博子・川島理恵・池田佳子・山崎晶子・池谷のぞみ（編），2023，『エスノメソドロジー・会話分析ハンドブック』東京：新曜社.

12 | 混合研究法

亀井　智子

≪学習のポイント≫　混合研究法は，一つの研究において，量的研究（データ）と質的研究（データ）を集め，それを統合することによって事象を深く理解するための新しい研究パラダイムである。この章では，混合研究法の基本的デザインについて解説し，混合研究法がどのような場合に適するのか，また研究法としての必要要素を考えていく。
≪キーワード≫　混合研究法，収斂デザイン，説明的順次デザイン，探索的順次デザイン

----

1. 混合研究法とはどのような研究方法か

（1）混合研究法の特徴

　混合研究法は1990年代に発展した新たな研究パラダイムである。混合研究法は，質的研究，あるいは量的研究のいずれか一方による単一研究法（モノメソッド）では見出すことができない，事象をより深く理解するために優れた研究方法である。混合研究法は，質的研究（データ）と量的研究（データ）を一つの研究の中で計画的に行い，分析プロセスにおいて両者を統合（integrate/mixing）するマルチメソッドである。両種のデータを統合して，そこからわかったことをメタ推論し導き出すという特徴がある。

　看護・保健における研究では，複雑な背景をもつ生活者と家族，それらの多様なニーズ，あるいは地域包括ケアシステム全体を扱うこともあるため，単一的な研究方法のみでは十分に事象を解明し難いことがある。そのため，より深く事象を理解するために，混合研究法を活用することで，理解する物事の深さが増すといえる。

混合研究法は質的研究，量的研究のどちらが優れているか二者対立的ではない。質・量 2 種類の研究データを集め，統合することによって，シナジー（相乗）効果を生み出し[2]，複雑な研究課題や様々な事象に対する理解を促進し，新たな知見を生み出す研究方法である（図12-1）。

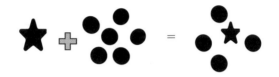

質的データ　　量的データ　　両種データの統合結果
図12-1　混合研究法のイメージ（1）

（2）混合研究法の動向

これまでの多くの研究方法は質的研究法，あるいは量的研究法に大別されてきた。両者は各々哲学的背景や基盤となる理論的前提，および考え方などが異なり，各々独立して発展してきた。例えば，ある支援の有効性を科学的に検討しようとする場合，多くの数のサンプルを収集する量的研究を計画し，統計学的解析によって有効性を評価する方法をとるだろう。また，ある状況下にある人が，どのような経験や体験をしているかについて理解したい場合には，質的研究法を採用して，インタビューや観察など，質的にデータを収集して分析することになるだろう。従来は，このどちらか一方を選んで，研究してきたといえよう。

混合研究法は，1980年代の終わり頃から本格的な論議が始まった[1]。混合研究法が誕生する背景には，質的研究学派と量的研究学派による1970年代から1980年代にかけての激しいパラダイム論争があったことが知られている[1]。そこでは，量的研究を支える「ポスト実証主義（post-positivism）」という立場と，質的研究が依拠する「構成主義（constructivism）」の立場の両者による人間研究の方法論としての優位性をめぐるバトルが繰り広げられた[1]。

その後，1980年代後半に質と量二つの研究手法の統合を目指す混合研究法が議論されるようになり，グリーンら（1989）[2] によって混合研究

法の分類や体系化がはじめて行われたとされる。そして，1990年代に入り，その論争に終止符を告げたのが，質的研究学派として著名なグーバー（1990）[3] による「The Paradigm Dialog」の書籍の発表であったといわれている[1]。

21世紀に入り混合研究法は質的研究と量的研究の両者を相互に補完し，組み合わせた第3の研究方法のムーブメントとして発展した研究パラダイム[1][4]-[6] といえる。このパラダイムを「功利主義あるいは実用主義（pragmatism）と呼んでいる[7]。功利主義では，使われる研究方法よりも，リサーチクエスチョン（RQ：研究設問）そのものの方が重要であるという立場に立ち，帰納と演繹はどちらも重要であるとして，「多元論的（pluralistic）」な視点を推奨している[7]。このような背景の元，最近では，混合研究法の方法論研究やより厳密なデータ統合方法の研究，ジョイント・ディスプレイの研究など，混合研究法自体の検討が進んでいる。

（3）最近の学術動向

2007年に国際的専門誌であるJournal of Mixed Methods Research（JMMR）[8] が創刊された。過去5年間のインパクトファクター（文献引用の影響度）は4.9，社会科学110誌中7位に位置している（2024年5月現在）。

米国国立衛生研究所（NIH）では2011年[9] と2018年[10] に「健康科学におけるベストプラクティスのための混合研究法」を公開している。そこでは，複雑化した健康問題を探求するためのマルチレベルアプローチとして，社会文化的健康・疾病・wellbeingの課題を包括的に理解して，両データの統合により各研究の強みを最大化し，弱みを最小化することができる健康科学の研究方法として，混合研究法を推奨している。これをきっかけとして，健康科学分野での混合研究法の活用が進むようになったといえる。

2013年に国際混合研究法学会（MMIRA）が設立され[11]，医学，看護学，公衆衛生学，心理学，社会科学，行動科学など，健康科学の関連領

域や教育学，言語学，ビジネス，コンピュータサイエンス分野などの学問領域に混合研究法が広がり，分野を超えた研究者が研究方法論を基軸につながる国際コミュニティが誕生した。MMIRA では，国際大会や地域会議を主催しており，分野の垣根を超えたディスカッションの場となっている。また，Mixed Methods Webinar Series がアルバータ大学（カナダ）をホストとして配信されており，2019年12月には，初の日本人講師による Webinar による講義「混合研究法と評価」が行われた[12]。

一方，わが国では2015年に日本混合研究法学会（JSMMR）[13] が設立され，2017年に JSMMR は MMIRA の Chapter（支部）として承認され，年次大会や国際学会，初学者向けセミナーの主催など，混合研究法の国内外での普及に貢献している。学会誌 Annals of Mixed Methods Research（AMMR）を刊行しており，日英語で混合研究法の方法論についての論文が投稿できる。

2020年に刊行された米国心理学会（American Psychological Association：APA）論文作成マニュアル第７版[14] に「混合研究法による論文執筆のスタンダード」が加えられた。そのため，APA スタイルを遵守している雑誌などでは，混合研究法を用いた論文の投稿の際は，これらの要件をふまえた論文執筆が必要となっている。

このように，モノメソッドによる研究方法を採用する研究の限界が認識されるようになり，両者を混ぜ合わせたマルチメソッドである混合研究法への関心が高まっている。

2. 混合研究法とは

（1）定義

混合研究法は，質的研究と量的研究の両者を相互に補完し，組み合わせる研究方法で，質的研究（データ）と量的研究（データ）を一つの研究のプロセスの中で収集し，それらを統合（integrate/mixing）する研究方法として，発展してきた研究パラダイムである[1)4)-7)]。

（2）混合研究法の要件

混合研究法は，混合研究法のリサーチクエスチョンをたて，一つの研究において，①質的・量的2種類のデータを収集すること，そして②研究経過の中で両者のデータを統合するプロセスをおくことが不可欠である。これにより，質・量両者の視点を混ぜ合わせた研究結果を導出し，リサーチクエスチョンへのより深い理解や洞察が得られる（図12-2）。量的データには，質的な意味や解釈を加えることができ，質的データには，数的な理解を加えられるため，質と量の両データを統合するシナジーを得ることができる。

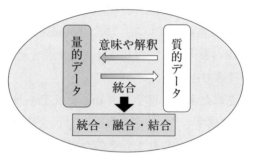

図12-2　混合研究法のイメージ（2）[15]

（3）研究計画の考え方

どのようなことを知りたいのか，リサーチクエスチョンに照らして，いつ，どのような順序で質的データと量的データを収集し，いつ両種のデータを統合するのか，研究計画の段階で十分考えておく必要がある。

例えば，ある集団に対して評価尺度を用いた数量的な評価を行い（量的研究），その中から無作為に選んだ数人に対してインタビュー調査を行う（質的研究）場合，対象は同じ母集団から選び，先に量的データ収集し，その後，質的データ収集を行うことになる。そして，各々を別々に分析してから，両種のデータを統合する手順となる。質的データからは意味することや解釈を導出し，量的分析結果の意味を解釈できるようになる。このようなマルチメソッドによって，「その事象が何であるのか」，あるいは「そこで何が生じているのか」をより深く，立体的に理

解することが可能となるといえる。

3. 混合研究法のすすめ方

（1）混合研究法のスタートライン：リサーチクエスチョンの設定

　混合研究法の強みは，性質の異なる質と量の2種類のデータを統合して，単一研究方法や，質的・量的研究を別々に行うことだけでは解明できない事象について，深く理解を得ることである。まず研究計画の段階で，なぜ混合研究法でなければ解明できない事象なのかを考え，その背景や意図を説明する。そして，何を知りたいのか，「リサーチクエスチョン」を設定し，それを解明するための方法論を検討し，計画的にデータ収集を行う（Box12-1）。

　例えば「その事象の構成要素は何か」というリサーチクエスチョンと「その事象はどの位の頻度で生じているか」というリサーチクエスチョンでは，それを解明するための研究方法は異なる。前者では質的研究方法，後者では量的研究方法による研究計画を立案することになる。一般に，質的研究では，事象の予測や実験環境のような外的コントロールを加えることは難しいため，対象者のありのままの経験や体験をインタビューなどにより収集し，それを質的分析することが行われる。

　一方，量的研究では，一般に，変数間の関係性を証明することや，何らかの介入による変化や効果を統計学的分析によって検証することができるが，そこで対象者にどのようなことが起きていたのか説明を行うことは難しい。各研究方法には利点があるが限界もあるため，それらを補完するようなリサーチクエスチョンを立てることが重要となる。

　混合研究法を用いて解明しようとするリサーチクエスチョンを立てる場合，以下の3つを含めた疑問文[1]の形で立てることが望ましい。

---

①検討しようとしている中心的な事象
②質的データと量的データの内容
③どのような対象者を研究対象とするのか。

Box12-1　混合型研究のリサーチクエスチョンの具体例

<u>慢性疾患Aのある高齢者</u>に生じる<u>困難の様相</u>には，
　　研究対象者　　　　　　　　　質的データ

<u>セルフケア力</u>（尺度）とどのような関連があるのか。
　量的データ　　　　　　　　検討する中心的事象

（2）混合研究法の基本型デザイン

ここでは，混合研究法のデザインの中でも，3つの基本型デザインについて紹介する。

①収斂デザイン（convergent design）

質と量の2種データを独立的（別々）に，並行して収集する方法のデザインである。各データ収集は独立して行われるため，双方のデータはもう一方のデータから影響を受けることはない。収斂のタイミングは，各々収集されたデータを別々に解析した後で行うことになる[4)5)]（図12-3）。

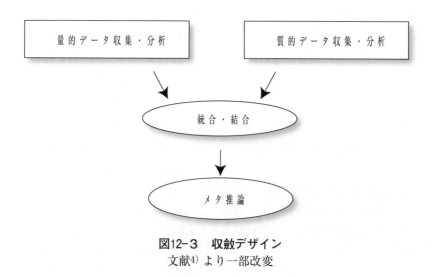

図12-3　収斂デザイン
文献4)より一部改変

②説明的順次デザイン (explanatory sequential design)

説明的順次デザインは，量的研究を先に行い，その結果について，後に行う質的研究によって深化する方法である[4)5)]（図12-4）。

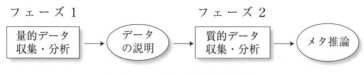

図12-4　説明的順次デザイン
文献[4)] より一部改変

③探索的順次デザイン (exploratory sequential design)

質的研究を先に行い，そこから導かれた仮説を立てて，次に行う量的研究によって一般化したり，検証したりする方法である[4)5)]（図12-5）。

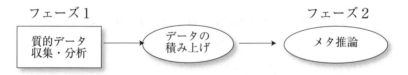

図12-5　探索的順次デザイン
文献[4)] より一部改変

(3) 手続きダイアグラム

混合研究法は計画が複雑化しやすいため，データ収集する具体的な時期，各データの分析時期，質と量の2種データを統合・結合するタイミングなどについて，その実施経過をわかりやすく，かつ簡潔に図12-6で示す。これを「手続きダイアグラム」[4)5)] と呼んでいる。各研究の具体的な研究手順，各種データの収集時期，統合のタイミングを時間軸で示すことが大切である。手続きダイアグラムの例を示す。

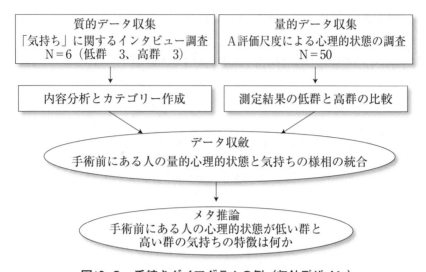

図12-6　手続きダイアグラムの例（収斂デザイン）
亀井作成

（4）データの統合－なぜ２種のデータを統合するのか？

データを統合する理由には以下のようなものがある[5)6)]。

① 分析結果に複数の視点を得るため
② データを組み合わせて包括的に理解するため
③ 量的な結果を質的に説明するため
④ 質的結果と量的結果の両者を探求して，背景情報を考慮して探求するため
⑤ 介入プログラムの実施経過を観察するため
⑥ 事例を説明するため

などである。

　データの統合には，収集したデータの種類，データ収集のタイミングが関係する。以下クレスウェル[4)]（抱井訳[5)]）による統合方法を紹介する。

第12章　混合研究法 **267**

1）結合：merge

　データの「結合」とは，質的データと，量的データの結果を比較するために統合するものである。

> 例）在宅療養生活中に生じる苦痛の程度と，それによる反応を解明しようとする研究
>
> 　対象者グループの全員に対し，苦痛に関する自記式質問紙調査を行い，集団全体としての苦痛の程度（量）を理解する。そのグループの中から，苦痛の程度が高かった者，低かった者の中から5名ずつ抽出して，インタビュー調査を行う。苦痛による反応の語りは質的に，独立して分析を行う。その後，量的な苦痛の程度の多寡（量）に質的結果を結合して，苦痛の程度とそれによる反応を統合的に理解し，メタ推論する。

2）説明：explanation

　データの「説明」とは，質的データが量的データの結果を説明するために使用される方法で，説明的順次デザインで用いられる。

> 例）ある対象グループの療養生活で生じている苦痛の体験を，痛みや呼吸困難の量的評価から説明する研究
>
> 　グループの対象者（仮に15名とする）に対し，現在体験している苦痛について深いインタビュー（in-depth interview）を行い，結果が飽和状態になるまで対象者へのインタビュー調査を続け，それを質的に分析し，対象者が体験している事柄を質的にカテゴリーにまとめる。次に，この15名の対象者に対し，ペインスケールと呼吸困難評価ケールによる量的評価を行う。痛みなど苦痛の体験内容を，尺度による痛みの評価結果と重ね合わせて，苦痛の体験を説明し，メタ推論を行う。

3）積み上げ：building

データの「積み上げ」とは探索的順次デザインで用いられ，質的データの結果が次の尺度開発や介入研究の計画など，量的研究を構築するために使用されるというもの。

例）療養生活で生じる苦痛を評価する尺度の開発研究。

　グループの対象者15名程度に対し，現在体験している苦痛について深いインタビュー（in-depth interview）を行い，質的に分析して，苦痛を構成するカテゴリーを作成する。次に，そのカテゴリーに沿って，尺度の質問項目を作成し，500名を対象に尺度の信頼性妥当性を検証するための調査を行い，信頼性妥当性のある苦痛評価尺度の開発を行う。その尺度を用いて苦痛の量的評価を行う。

4）埋め込み：embedded

データの「埋め込み」とは，実験研究に質的データが加えられるというように，質的データが量的データを補強したり，裏付けたりするために使用されるものである。介入デザインで行われる。

例）療養生活で生じる苦痛の程度（量）を生活習慣で説明しようとする研究。

　対象者グループ15名程度に対し，評価尺度を用いて現在体験している苦痛の量を明確化する。苦痛の量を，生活習慣の特徴を聞き取って，質的データとして埋め込んで，苦痛と生活のありようを理解する。

第12章　混合研究法 | **269**

（5）統合結果の表示－ジョイント・ディスプレイ

　ジョイント・ディスプレイとは，混合研究法に特有なもので，両データの統合結果を一つの図や表に書き表したものをいう[4][5]。ジョイント・ディスプレイは，データを統合する段階で研究者が「創造」するものである。現在新しいタイプのジョイント・ディスプレイが次々と発表されている。以下は，クレスウェル[4]，亀井ら[15]が紹介しているものである。

　最近では，表に留まらず，図による複雑な表記や，縦断的な混合研究法デザインの結果による時系列で示したジョイント・ディスプレイなども報告されている。本書紙面の都合や著作権の関係で，ジョイント・ディスプレイの具体例掲載をすることができないため，引用文献やJMMR，AMMR誌などの参照をお勧めする。

①対照比較型ジョイント・ディスプレイ

　質的テーマと量的統計結果を一つの表に並べて配置するもので，収斂デザインで用いられる[4]。質的結果と量的結果が収束しているか，または見解が異なっているかを読者が理解することができるものである（表12-1）。

表12-1　対象比較型ジョイント・ディスプレイの例

N＝20

テーマ （質的研究から抽出 されたテーマ）	c尺度の点数 （各テーマを中心的に 語った人の尺度得点）	メタ推論 （質的研究結果と量的研究結果の 統合からわかったこと）
A	平均10.5（SD）3.2点	テーマAを強調して語っていたグループに属する対象者群は，c尺度の得点がテーマB群よりも高く，支援によって肯定的感情が生じたためではないか。一方，テーマBに属する群は，支援によっても否定的な自己像への振り返りしか生じていないため，尺度得点が低いのではないか。
B	平均5.5（SD）1.2点	

$p＝0.001$

②テーマ別統計量型ジョイント・ディスプレイ

　横軸に質的テーマをあげ，縦軸には量的データを示し，各セルの中に，語りの引用や頻度などを示していく方法[4] である。

　これは収斂デザインに特徴的なジョイント・ディスプレイで，対象群別の尺度得点結果の数量的な違いと，その意見の違いなどを一つの表に示すことができ，各群別に該当している人々の特徴を深く理解することができる（表12-2）。

表12-2　テーマ別統計量型ジョイント・ディスプレイの例

N = 60

特性 （対象者の特性）	カテゴリー （語りの内容のカテゴリー）			メタ推論 （質的研究結果と量的研究結果の 統合から分かったこと）
	A (n = 20)	B (n = 20)	C (n = 20)	
平均年齢	50	60	70歳	カテゴリーAとBに属する群は平均年齢で10歳ほどBの方が高いが，治療期間や不安，うつについての違いはない。Cに属しているのは最も高齢の群で治療期間も長く，うつがある人の割合が3割となっている。Cに属する群は，治療期間の長期化による心理的状態への影響が示唆される。
性別（女性）	45	46	45%	
治療期間	1.1	1.0	1.5年	
不安尺度の点数	30	30	40点	
うつの割合	10	15	30%	

③結果追跡型ジョイント・ディスプレイ

　説明的順次デザインで描かれる。量的結果を表の一つ目のカラムに示し，二つ目のカラムには質的フォローアップを示し，いかに質的結果が量的結果の説明に役立つかを三つ目のカラムに示すという方法である[4]（表12-3）。

　不安の高い群と低い群のインタビュー結果のちがいが明確になり，なぜそのちがいが生じるのか，を複数の視点から推論(メタ推論)できる。

表12-3　結果追跡型ジョイント・ディスプレイの例

N＝60

不安の状態 （量的結果）	カテゴリー （インタビュー調査の 質的分析結果）	メタ推論 （質的研究結果と量的研究結果の統合 から分かったこと）
不安 　高群（n＝20） 　（≧不安尺度50点） 　低群（n＝20） 　（49点≦）	【病気への気がかり】 【治療への心配】 【家族に迷惑をかけたくない】 【病気とともに生きる】 【楽しみを見つける】	不安が高い群に属する人々へのインタビュー結果から、病気や治療への心配と家族への気配りが不安に関係しているようであったが、不安が少ない群の人々からはそれらは語られず、病気とともにあることを受け止めつつ、楽しみを見つけているようである。両群の量的結果と質的結果は一致し、インタビューの質的結果が不安の量的結果を具体的に裏付けているようだ。

④縦断的混合研究法デザインによるジョイント・ディスプレイ（図12-7）

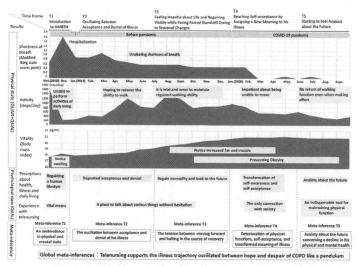

図12-7　前向き縦断的混合研究法によるジョイント・ディスプレイの例[16]
Kamei 他，JMMR, 15(3), 413-436, 2021. より引用

上半分には量的データの縦断的分析結果を図で示している。下半分には質的データの各調査時点の主なカテゴリーを示している。最下段には、各時点（T1からT5）のメタ推論を示し、最後に5時点のメタ推論を統合した全体的なメタ推論を述べている。

⑤その他の様々なジョイント・ディスプレイ

　量的研究結果と質的研究結果を統合し，同時に表や図に示す方法は，各研究者の自由な発想に基づいて，実に多様の形になっている。混合研究法の専門雑誌で確認してみることをお勧めする。ジョイント・ディスプレイの中にメタ推論を述べているものはまだ多くない。両種データの統合によって何がわかったのかを明確に述べるようにすることが望ましい。

（6）メタ推論
①メタ推論とは？

　混合研究法で行うメタ推論とは，2種データを統合した結果から，一つの推論を導き出すことをさしている。すなわち，量的および質的2種データを統合した過程を経たことによって，新たに導き出された知見を推論することである。したがって，メタ推論は，混合研究法による研究によってのみ導出することができる，最も特徴的な着地点である[16]といわれている。混合研究法では，2種のデータの統合の結果「何が得られたのか」「どのような理解や洞察が得られたのか」という考察が重要になる。両種のデータを統合して最終的に導かれた結果を「それはどのようなことであるのか」「それは何であるのか」を検討することがメタ推論である。

②メタ推論の利点

　2種データを統合した結果が一致することもあるが，質的データと量的データのそれぞれの結果や意味が矛盾する場合もあり得る。その場合，なぜ結果に矛盾が生じるのか，なぜ異なる事象が得られたのかについて，理由を探求し洞察を深め，それらの疑問点がなくなるまで分析や検討を繰り返していくことができる。また，メタ推論によって，結果の解釈を視覚化することができる。このことで，質的分析のみ，あるいは量的分析のみの単一データの分析では達成が困難であるレベルにまで統合結果が示す意味を深く読み取り，理解することが可能となるのである。

第12章　混合研究法 | **273**

　このように，２種データの統合結果からメタ推論を行うことで，はじめてリサーチクエスチョンへの答えを提示することができるようになる。つまり，メタ推論は，モノメソッドの方法にはないプロセスであり，結果の深い洞察そのものだといえる。

（7）混合研究法で使用される記号

　混合研究法では質的データや量的データを示したり，どちらの研究に重きを置いているかを表現したりするために，表12-4のような記号を略号として使用する場合がある。

表12-4　混合研究法で用いられる記号

QUAL / qual ＝	質的データ qualitative data を表す。
QUAN / quan ＝	量的データ quantitative data を表す。
＋　データの収斂を表す。	
→　順序を表す。	
QUAN＋QUAL	別々に収集されたデータを１つに収斂することを意味し，大文字同士は，研究において平等の重要性を表す。
QUAN→QUAL	先に量的データを収集し，次に質的データを収集することを意味し，どちらの研究も同等に重要であることを表す。
QUAL→quan	先に質的データを収集し，次に量的データを収集し，質的研究に重点が置かれていることを表す。
QUAN（qual）	質的研究が量的研究デザインに埋め込まれていることを表す。

注）大文字同士は同等，大小文字併記では，大文字の方法論に重きをおいている
　　研究であることを表している。

引用文献17）より

4.　まとめ―看護・保健研究に混合研究法を活用するために

　「研究」とは，統制的な方法で行われる疑問への回答，あるいは問題解決をはかるための系統的な探求[18]であり，新しい知を創出する営みである。看護や保健の現場では，複雑な事象が多いため，それらをひも解くための研究方法として，混合研究法は活用可能であるといえる。

274

🔋 学習の課題 ────────────────────────

1．混合研究法について，どのような方法か説明してみよう。
2．混合研究法により解明したり，リサーチクエスチョンを書いてみよう。
3．混合研究法基本デザインを使用して，2のリサーチクエスチョンを解明するための研究を考え，具体的に手続きダイアグラムを書いてみよう。

引用文献 ▌

1) 抱井尚子：『混合研究法入門─質と量による統合のアート』医学書院，東京，2015.

2) Green, J. C., Caracelli, V. J., & Graham, W. F : Toward a conceptual framework for mixed methods evaluation designs, *Educational Evaluation and Policy Analysis*, 11(3), 255-274, 1989. doi : https://doi.org/10.3102/01623737011003255

3) Guba, E. G. : *The Paradigm Dialog*. Thousand Oaks, CA : SAGE Publications, 1990.

4) Creswell, J. W. : *A Concise Introduction to Mixed Methods Research 2ⁿᵈ Ed*, Thousand Oaks, CA : SAGE Publications, 2021.

5) 抱井尚子：『早わかり混合研究法』Creswell, J. W.（著）．ナカニシヤ書店，京都市，2017.

6) Tashakkori, A., Johnson, R. B., & Teddlie, C. : Foundation of mixed methods research. Thousand Oaks, CA : Sage publishing, 2021.

7) Tashakkori, A., & Teddlie, C., Eds : *SAGE Handbook of mixed methods in social and behavioral research*. Thousand Oaks, CA : SAGE publications, 2010.

8) Journal of Mixed Methods Research. Retrieved from https://journals.sagepub.com/home/mmr

9) National Institutes of Health : *Best practices for combining qualitative and quantitative research, 2011*. Retrieved from https://www.nih.gov/news-events/news-releases/nih-releases-best-practices-combining-qualitative-quantitative-research

第12章　混合研究法 | **275**

10) National Institutes of Health. *Best practices for mixed methods research in the health science, 2018.* Retrieved from https://search.nih.gov/search?utf8=%E2% 9C%93&affiliate=nih&query=mixed+methods&commit=Search

11) Mixed Methods International Research Association（MMIRA）. Retrieved from http://mmira.wildapricot.org/

12) Hisako Kakai & Tomoko Kamei : *How to evaluate mixed methods－focusing on the quality of data integration* 『混合型研究の評価：データ統合の質に焦点を当てて』2019. Retrieved from https://www.ualberta.ca/international-institute-for-qualitative-methodology/webinars/mixed-methods-webinar/archived-webinars. html

13) 日本混合研究法学会（JSMMR）. Retrieved from http://www.jsmmr.org/

14) American Psychological Association : *Publication Manual of the American Psychological Association, Seventh Ed.* American Psychological Association, 2020.

15) 聖路加国際大学看護学研究科亀井科研編：混合研究法を用いた看護研究の考え方と進め方ハンドブック，平成27年度～平成29年度科学研究費挑戦的萌芽研究，2017.

16) Fetters, D. M : *The Mixed Methods Research Workbook*, Thousand Oaks, CA : SAGE Publications, 2019.

17) 大谷純子（訳）：人間科学のための混合研究法：質的・量的アプローチをつなぐ研究デザイン．J. W. クレスウェル，& V. L. プラノクラーク（著）．京都：北大路書房，2010.

18) Polit, D. F., & Beck, C. T : *Nursing Research 9th. Edition*（pp. 3）．Wolters Kluwer Health-Lippincott Williams & Wilkins, Philadelphia, USA, 2012.

参考文献

・Fetters, M. D., & Freshwater, D. : The 1＋1＝3 Integration Challenge. Journal of Mixed Methods Research, 9(2) : 115-117, 2015. doi : 10.1177/1558689815581222

・亀井智子：混合研究法，よくわかる看護研究の進め方・まとめ方．横山美江（編）．2章3．東京：医歯薬出版，2017.

・亀井智子：看護における混合研究法の活用例，混合研究法への誘い―質的・量的研究を統合する新しい実践研究アプローチ．日本混合研究法学会（監）．第8章基調講演3．東京：遠見書房，2016.

専門誌

- Journal of Mixed Methods Research　https://journals.sagepub.com/home/mmr
- Annals of Mixed Methods Research／混合研究法　https://www.jstage.jst.go.jp/browse/ammr/1/0/_contents/-char/ja

動画教材

- Mixed Methods Webinar Series, University of Alberta　https://www.ualberta.ca/international-institute-for-qualitative-methodology/webinars/mixed-methods-webinar/index.html

13 | 看護・保健系領域における介入研究

米倉　佑貴

≪学習のポイント≫　看護・保健領域での介入研究は，実験室内で行われる実験研究よりも教育プログラム等のようにフィールドで実施されることが多い。そこで，プログラム評価研究を主眼におき，介入研究のデザインの基礎にはじまり，実施・評価方法，留意点等を実例とともに解説する。
≪キーワード≫　プログラム評価研究，ランダム化比較試験（RCT：Randomized Controlled Trial），無作為化，盲検化，プロセス評価

1．介入研究，プログラム評価研究

　人を対象とする生命・医学系研究に関する倫理指針における「介入」は第4章で紹介したとおり，以下のように定義されている。

　「研究目的で，人の健康に関する様々な事象に影響を与える要因（健康の保持増進につながる行動，医療における傷病の予防，診断又は治療のための投薬，検査等を含む。）の有無又は程度を制御する行為（通常の診療を超える医療行為であって，研究目的で実施するものを含む。）をいう。」

　看護・保健系領域における介入研究では，投薬や検査，手術等の生物医学的な介入よりは，情報提供や教育，相談等の心理社会的，行動科学的な介入を行うものが多い。医薬品の開発に，実験室での基礎研究が必要なように，心理社会的，行動科学的な介入の開発の際も，基礎となる理論や先行する観察研究等を参考に，効果が出る可能性が高い介入を開発する必要がある。心理社会的，行動科学的な介入は情報提供や心理的支援等を複合的に提供するようなものも多く，医薬品や医療機器による介入よりも実験的コントロールが困難で介入効果の検証には考慮すべき

ことも多くなる。また，教育や心理的援助等は介入を提供する人によって効果が変わる可能性があるため，可能な限り介入の仕方を統一するような工夫も必要となる。

本章では介入効果を検証するための介入研究のデザインを解説するとともに，看護・保健領域で応用される複雑な心理社会的，行動科学的介入の開発から介入効果や効率性までを評価するプログラム評価研究の進め方について解説する。

2. 介入研究のデザイン

（1）介入研究のデザインの種類

介入研究のデザインには，おおまかに前後比較試験，非無作為化比較試験，無作為化比較試験（RCT：Randomized Controlled Trial）の三つがある。前後比較試験，非無作為化比較試験を合わせて準実験研究，RCTを実験研究と呼ぶこともある。

前後比較試験は介入の前後で効果指標が変化するかを観察するデザインである。直感的には介入の前後で効果指標が変化すれば介入の影響だと考えたくなるが，それでは不十分である。介入以外の原因で変化することもあるからである。例えば，風邪を引いて熱が出たので病院を受診し，処方された薬を飲んでいたら2日後に治ったとしよう。このとき一見すると薬の効果で風邪が治ったと考えたくなるが，この情報からでは本当に薬の効果で風邪が治ったかはわからない。なぜなら，通常の風邪であれば，薬を飲まなくても休養をとっていれば自然に治るからである。第4章で因果関係の同定には様々な条件があることに触れたが，前後比較試験で確保されているのは，時間的前後関係のみである。介入と効果指標の変化の因果関係を検証するためには，時間的前後関係に加えて，介入があった場合の変化と介入がなかった場合の変化を比較する必要がある。

介入効果を検証するために，介入を行う群の比較対照となる群のことを対照群という。対照群には介入を全く行わない場合もあれば，対象者が介入群か対照群かわからないようにするために，本当の介入に似てい

第13章　看護・保健系領域における介入研究 | **279**

るものの効果がないと想定される介入であるプラセボ介入を行う場合がある。「プラセボ」とは有効成分を含まない偽物の薬のことで，薬を飲んだと思うだけで効果がでる（プラセボ効果）影響を考慮するために対照群にプラセボを投与する。

　対照群を設けて，介入群と比較することでより正確に介入の効果を検証することができる。しかし，ただ対照群を設けるだけでは不十分である。例えば，健康の維持増進のために高齢者を対象とした運動プログラムを開発し，介護予防に対する効果を検証することを考えよう。その際，研究対象者の希望に応じて運動プログラムに参加するかどうかを決めると，参加を希望する人のほうが健康に対する意識が高く，運動以外の食事や生活習慣も良好で，その後要介護になる可能性が低いことが考えられる。そうすると運動プログラムの効果が過大に評価されてしまうことになる。

　偏りなく介入の効果を推定するためには，介入の有無以外の条件が同一になるように介入の有無を割り付け，介入後の効果指標を比較すればよい。それを集団レベルで可能にするのが無作為化（ランダム化ともいう）という操作である。無作為化により介入の有無を割り付けるデザインを無作為化比較試験（RCT），無作為化以外の方法で介入の有無を割り付けるデザインを非無作為化比較試験と呼ぶ。

　ここまで紹介した介入研究のデザインのなかでは，RCT が最も偏りなく介入の効果を推定でき，最も望ましいデザインである。したがって，実現可能であれば無作為化比較試験を実施することが望ましい。保健医療の臨床現場でRCT を行う場合，通常業務と並行して行ってもらう必要があるため，現場の担当者と十分に協議の上現場に過大な負担がかからないように実施計画を作成する必要がある。また，介入群へのケアのほうが優れているとみなされやすいため，無作為に介入群と対照群に分けることに抵抗を示される場合もある。実際には介入は新しい方法ではあるが，優れた方法であるかは不明であり，そのため RCT を企画し，効果を検証する。こうした点を丁寧に説明し，理解してもらった上で実施する必要がある。また，可能であれば研究期間終了後に介入群に

提供した介入を対照群にも提供するようにすると，受け入れられやすくなるだろう。

（2）割り付けの方法
①個人単位の無作為化
　無作為化とは対象者を複数の群にランダムに割り付ける操作である。代表的な無作為化の方法は，以下で紹介する，単純無作為化，置換ブロック法，層別無作為化，最小化法である。割り付けの管理は単純無作為化や置換ブロック法等の比較的単純な方法の場合はExcel等の表計算ソフトで管理することも可能であるが，最小化法のように複雑な方法の場合は専用の割り付け管理システムを使用したほうがいい場合もある。無料で利用できる割り付け管理システムとしては，大学病院医療情報ネットワーク（UMIN）のINDICE Cloud（https：//www.umin.ac.jp/indice/）やムジンワリ（https：//mujinwari.biz/users/login）等がある。

1）単純無作為化
　各対象者をサイコロ，コイン，乱数のような確率にしたがって，いずれかの群に割り付ける方法である。例えば，介入群と対照群の2群に分ける場合，サイコロをふって奇数がでたら介入群，偶数が出たら対照群というように分ける方法やプログラムによって0から1までの一様乱数を発生させ，0.5以下だったら介入群，0.5より大きければ対照群というように分ける方法である。

　単純無作為化法は研究対象者数がある程度多ければ，確率的に各群の人数や属性のバランスが取れるが，偶然偏りが出てしまうことがある。研究対象者数が少ない研究では，その可能性が高くなってしまう。そこで，無作為性は維持しつつ，各群の人数や属性に偏りが出にくくなるような方法を用いる。

2）置換ブロック法
　置換ブロック法は各群の人数に偏りが出にくくなるように工夫された方法である。まず，一定の人数のまとまりである「ブロック」を作る。ブロックに含める人数をブロックサイズといい，ブロックサイズは割り

当てる群数の倍数かつ大きすぎない数を設定する。例えば，２群に割付ける場合は，ブロックサイズを２や４や６に設定する。

次に，各ブロック内で，それぞれの群に割り当てられる人数が同数で割り付けの順序が異なるブロックを作成する。例えば，Ａ群Ｂ群の２群，ブロックサイズを２で割り付ける場合は，ＡＢの順で割り付けるブロック，ＢＡの順で割りつけるブロックの２つができる。ブロックサイズが４の場合は，ＡＡＢＢ，ＡＢＡＢ，ＡＢＢＡ，ＢＢＡＡ，ＢＡＢＡ，ＢＡＡＢの６通りのブロックができる。

このブロックを当確率で引き，そのブロックの割り当て順のとおりに対象者を割り当てる。ブロック内の各群の人数は同じであるため，対象者数がブロックサイズの倍数の場合は各群の人数が同数になり，ブロックの途中で割り当てが終了したとしても，各群の人数の差は最大でブロックサイズの半分に抑えることができる。

置換ブロック法の欠点としては，ブロックサイズがわかってしまうと，各ブロックの最後の対象者がどちらの群に割り当てられるかがわかってしまう点である。対象者がどちらの群に割り当てられているかが対象者や研究関係者に知られてしまうとバイアスの原因となってしまう。そのため，可能な限り盲検化を行い，ブロックサイズは計画書には記載しないのが一般的である。

3）層別無作為化法

層別無作為化法は，各群で人数のバランスをとりたい特徴に基づいて対象者を群分けし，その群の中で単純無作為化や置換ブロック法等で無作為化を行う方法である。例えば，疾患の重症度に偏りが出ないようにしたい場合は，重症度で群分けをした後，その群の中で無作為に介入群と対照群に割り付ける。

注意点は層の組み合わせごとに割り付けをすることになるため，考慮すべき層が多くなると，それにより偏りが生じてしまう可能性があることである。そのため，考慮すべき層は特に重要なものに限定して少数にする必要がある。

4）最小化法

　最小化法は割り付け以外の背景要因のバランスをとりつつ，各群の人数のバランスも取るために，それまでの割り付けの結果を考慮して，次に登録される対象者の割り付けを決める方法である。最も簡単な最小化法の方法は，これから割り付ける対象者の背景要因に一致する各層の人数の合計を比較し，少ない方の群に割り付ける，または少ない方の群の割り付け確率を高くするというものである。同数になる場合は，通常どおり各群にランダムに割り付ければよい。なお，少ない方の群に確実に割つけると，割り付けが予見できてしまい，バイアスが生じるため，確実に割つけるのではなく，割り付け確率を0.5より大きくして，割り付けられやすくするほうが望ましいといわれている。

　例えば，性別（男性，女性の2分類），年代（40歳未満，40-64歳，65歳以上の3分類），重症度（高，低の2分類）でバランスを取ることとして，これまでに表13-1のように割り付けされているとする。このとき，（男性，65歳以上，重症度高）の人が対象者として登録されるとすると，介入群でこの属性に一致する人の各層の人数は以下のようになる。

　介入群：男性5人＋65歳以上5人＋重症度高6人＝16人
　対照群：男性6人＋65歳以上6人＋重症度高7人＝19人

表13-1　架空の割り付け結果

		介入群	対照群
性別	男性	5	6
	女性	8	8
年代	40歳未満	3	4
	40-64歳	5	5
	65歳以上	5	6
重症度	高	6	7
	低	7	7
合計		13	14

介入群は16人，対照群は19人なので，新しく登録する人は人数が少ない介入群に割り付けるとバランスが取れる方向になるため，介入群に割り付けられる確率を0.5より大きくして割り付けを行えばよいことになる。

②RCT以外における割り付け（対照群の選定）

何らかの理由でRCTを実施できない場合は非無作為化比較試験または前後比較試験によって介入の効果を推定することになる。非無作為化比較試験では無作為化以外の方法で対照群を得る必要がある。

1）自己対照

対象者本人のデータを対照として使用する方法である。介入開始前の無介入期間にアウトカムデータを収集し，介入後のデータと比較する。前後比較試験も自己対照の一種と考えることができる。無介入期間に複数回アウトカムデータを収集し，介入後にも複数回データを収集することで，無介入期間での変化と介入後の変化を比較することもできる。このような介入効果の推定方法を差分の差（Difference in Difference：DID）法という。

時間経過の影響が少ないアウトカムであれば比較的バイアスを小さく抑えることができるが，研究期間中に災害や大きな制度の変化等のアウトカムに大きな影響を与えるような事象が起こった場合には介入効果の推定が困難になってしまう。

2）ヒストリカルコントロール

医療機関で研究を実施する場合等で，カルテ等の記録から介入群と比較可能なアウトカムや背景情報を得られる場合は，その情報を利用することもできる。自己対照と同様，介入する時期とコントロールを得る時期でアウトカムに大きな影響がないと考えられる時期から対照群のデータを得る必要がある。

3）時期によるグループ分け

臨床現場等で行う介入研究で，現場のスタッフに看護ケアや情報提供等の介入を行ってもらう場合，対象者によってケアや情報提供の仕方を

切り替えるのが煩雑なため困難である場合がある。そのような場合は，介入を実施する期間と通常ケアを実施する期間を分け，各期間のうちは同意を得られた対象者全員にその期間に実施することになった介入やケアをし，比較をする。自己対照，ヒストリカルコントロールと同様，それぞれの時期にアウトカムに大きな影響を与えるような事象が起こると介入効果の推定が困難となる。また，アウトカムが季節の影響を受けるような指標の場合は，同じ季節内で介入と対照の両方を行うことや介入と対照を切り替えるのを年単位で行う等の工夫が必要になる。

4）空間によるグループ分け

　介入内容が，情報提供や教育の提供のように，比較的容易に対象者間で情報伝達ができてしまうようなものの場合，個人単位で無作為化を行っても，介入群に割り当てられた対象者と対照群に割り当てられた対象者が情報交換を行ってしまい，実質的に群分けが機能しなくなってしまう状況もある。例えば，小学校の生徒をランダムに2群に分け，各群で同じ内容について異なった授業方法で教える場合，各群の生徒間で授業内容について話さないように制御するのは至難の業であり，個人単位の無作為化で介入効果を検討するのは困難である。このような場合，生徒間で情報交換が起こらないよう，学校レベルで介入と対照を割り付け，比較をすることで，介入効果を検討することができる。グループの割り付けは無作為に行うことも，無作為でない方法で行うこともできるが，可能であれば無作為に行うことで，より偏りなく介入効果を推定することができる。このようなグループをランダムに割り付けて比較する方法をクラスターランダム化比較試験という。

（3）盲検化

　盲検化とは，対象者が介入群か対照群かわからないようにすることである。介入研究の関係者が割り付けを知ることによって様々なバイアスが生じてしまう。研究対象者が，介入群に割り当てられたことを知った場合はプラセボ効果のように介入をされているという情報が入ることが結果に影響を与える場合もある他，介入群に割り当てられることを期待

していた対象者が対照群に割り当てられたことを知った場合，研究参加を取りやめてしまうといったバイアスが生じることもある。担当医等の介入を提供する人やアウトカム評価者，解析者等の研究者側が割り付けを知ってしまった場合は，介入効果が大きくなるようなバイアスが生じてしまう可能性が高くなる。そのため，可能な限り研究に関係する者には割り付けは知らせないことが重要である。

盲検化の対象は研究対象，担当医（介入や通常のケアをする人），アウトカム評価者，解析者が含まれる。研究対象，介入をする人に対して盲検化したものを二重盲検，さらに評価者に対して盲検化したものを三重盲検，さらに解析者に対しても盲検化した場合は四重盲検という。

（4）アウトカム（エンドポイント）の順位付け

介入のアウトカムは対象者の利益になる程度によって，真のアウトカム（エンドポイント）と代替アウトカム（エンドポイント）に分けられる。真のアウトカムは死亡，疾患の発症，QOLの高さ等対象者の利益（害）そのものであると考えられるアウトカムである。一方代替アウトカムは対象者の利益そのものではないものの，利益や害の原因等であって，それを変化させることで利益が得られる可能性が高くなるようなものである。例えば，血圧が高いと脳血管疾患のリスクは高く重要なリスクファクターではあるが，脳血管疾患の発症そのものではない。また，禁煙することで将来がんや循環器疾患を予防することができるが，禁煙プログラムに参加することで一時的に禁煙という行動変容が起こったとしても，その後再度喫煙習慣が戻ってしまえば，最終的にはプログラムに参加した人とそうでない人で疾患の発症率は変わらない可能性もある。しかし，資金や労力の制約がある中で，真のアウトカムが発生するまで対象者を追跡し続けることは困難であることが多い。研究は時間や資金，労力の制約がある中で実施するため，研究の実施期間中に観測でき，測定が簡便な代替アウトカムが効果指標として使用されることは多い。

介入によって変化することが期待されるアウトカムが一つに絞られる

ことは稀であり，複数のアウトカムを想定できることが多い。例えば，
禁煙するための教育プログラムでは，変化しうる対象者の状態として，
喫煙の害に関する知識の向上，禁煙を継続する自信（自己効力感）や禁
煙継続期間，肺がんの罹患率など様々なものが考えられる。介入が効果
を発揮するメカニズムに沿ってそれを評価可能な指標をモニタリングす
ることは有用であるが，介入が有効かどうかを判定するための指標は重
要なものに限定するのが一般的である。アウトカムのうち最も重要で効
果の判定に用いるものを主要評価項目（主要エンドポイント，主要アウ
トカムともいう），それ以外に効果を評価する指標を副次評価項目（セ
カンダリエンドポイント，セカンダリアウトカムともいう）という。主
要評価項目は一つに絞ったほうが解析がシンプルになり望ましいが，複
数設定することもできる。主要評価項目を複数設定し，統計的仮説検定
によって効果を判定する場合は，すべての主要評価項目が有意だった場
合に効果ありと判定するか，そうでない場合は検定の多重性を考慮し，
多重比較の調整を行って介入が有効かどうかを判定する必要がある。

（5）サンプルサイズの計算

　統計的仮説検定によって介入効果を検証しようとする場合は，事前の
サンプルサイズ計算が必須である。第7章で解説したとおり，統計的仮
説検定では，相関係数や平均値の差のような効果量が同じであったとし
ても，サンプルサイズが少なければP値は大きく，有意と判定されにく
くなり，サンプルサイズが大きければP値は小さく，有意と判定されや
すくなる。そのため，サンプルサイズを非常に大きくすれば，臨床的に
は意義のないような小さな差も「有意」と判定され，効果ありと結論づ
けてしまうことになる。また，研究にかけられる労力や予算は限られて
いるため，臨床的に意義のある差を必要最小限の労力と予算で検出でき
るようにしたほうが望ましい。こうした理由から介入研究では，事前に
必要サンプルサイズを計算することが求められる。

　サンプルサイズの計算は，第7章で紹介したように効果量，第1種の
過誤の確率（α エラー），検出力（$1-\beta$ エラー）を元に計算することが

できる。慣例として，αエラーは0.05（5％），検出力は0.8（80％）が指定されることが多い。効果量は臨床上意味のある差などから設定する方法や，効果検証のための介入研究に先駆けてパイロット研究を行い，その結果をもとに設定する方法等がある。

（6）欠損や脱落の扱い

　無作為化はバイアスや交絡を制御し，介入効果を偏りなく推定するための強力な方法であるが，割り付けどおりに最後まで対象者を追跡し，アウトカムについてのデータを完全に得られなければ，介入効果を偏りなく推定することはできない。何らかの理由で研究参加を中止することになった対象者のデータを欠損として扱い，分析から除外すると，推定される介入効果には偏りが生じてしまう。例えば，薬剤の治療効果の評価で，介入群で使用される薬は副作用が非常に強いが，副作用に耐えられれば生存率がきわめて高いような場合，副作用が出た対象者は脱落として扱い，それ以上追跡しないことにすると，介入群には副作用に耐えられた対象者のみが残ることになり，介入群の治療成績が過大に評価されてしまう。また，1年間毎週開催される健康教育プログラムの効果の評価の際，介入群はすべてのプログラムに参加した人のみを解析対象としてしまうと，すべてに参加するほど意欲の高い対象者のみが残ることになり，これもまた介入効果を過大評価してしまうことになる。

　このようなバイアスを避けるため，Intention To Treat（ITT）の原則に従って解析することが求められる。ITTの原則とは「治療に用いる治療方針により得られる効果は，実際に受けた試験治療ではなく，被験者を治療しようとする意図（予定した試験治療規定）に基づくことにより最もよく評価できる，ということを主張する原則」である[1]。このITT原則に従った解析対象を「最大の解析対象集団（Full Analysis Set；FAS）」と呼ぶ。医療機関に通院する患者等で，研究からの脱落後も通院は継続し検査値や転機が把握できるような場合にはITT原則に従うことは可能であるが，地域ベースで行う介入研究でアウトカムのデータを質問紙で収集する場合は脱落後のデータ収集が非常に困難な場合が多

い。脱落が起こりにくく、脱落してもデータ収集はできるような工夫をすることは重要であるがそれでもデータを収集できない状況は起こり得る。そのような場合は多重代入法等の欠損値補完をすることで、ITT 原則に可能な限り従うような解析を行うことができる。

（7）研究計画の作成と事前登録

上記のような介入研究のデザインについて、研究計画書に記述する際のポイントは SPIRIT 声明[2)3)] を参考にするとよい。また、無作為化比較試験の結果を報告する際のガイドラインとして CONSORT 声明[4)]、非無作為化比較試験の結果を報告する際のガイドラインとして TREND 声明[5)] がある。報告ガイドラインは研究計画を立てるときにも有用な視点を提供してくれるので、目を通しておくとよい。

人を対象とする生命科学・医学系研究に関する倫理指針において、指針上の介入を行う研究は厚生労働省が整備するデータベース（Japan Registry of Clinical Trials：jRCT）等の公開データベースに研究を実施する前に研究計画を登録することが求められる。jRCT 以外の試験登録データベースとしては、大学病院医療情報ネットワークが運営する UMIN-CTR もある。

3. プログラム評価研究の進め方

看護・保健分野におけるプログラム評価研究の進め方の方法は PRE-CEDE-PROCEED モデル[6)]、厚生労働省の「標準的な健診・保健指導プログラム[7)]」に示されている手順、ロッシらによるプログラム評価階層[8)] などがある。ここではロッシらによるプログラム評価階層に基づいて解説していく。

プログラム評価階層には、プログラムのためのニーズアセスメント、プログラムのデザインと理論のアセスメント、プログラムのプロセスと実施のアセスメント、プログラムのアウトカム／インパクトのアセスメント、プログラムの費用と効率のアセスメントの5階層がある。下の階層から開発を始め、その評価・修正をして十分によいものが得られたら

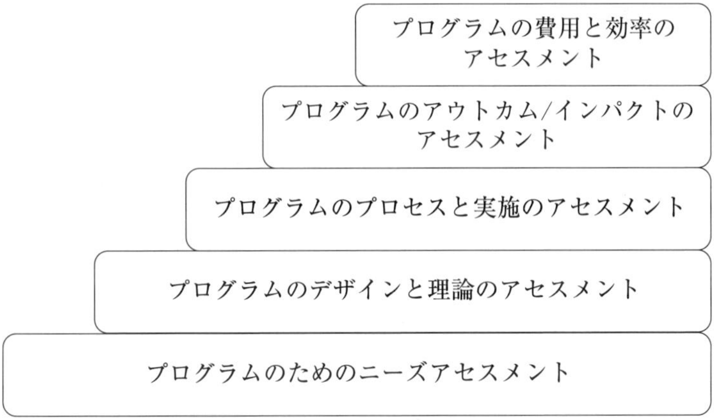

第13章　看護・保健系領域における介入研究　| **289**

図13-1　プログラム評価階層
文献8) の p.77　Exhibit3-C を元に筆者作成

Box13-1　各階層の典型的な評価クエスチョン8)

（1）ニーズアセスメント
- 扱われるべき問題の性質と強度はなにか。
- ニーズのある集団の特徴はなにか。
- その集団のニーズはなにか。
- どのようなサービス（介入）が必要なのか。
- どのくらいの量のサービスが，どのくらいの期間必要なのか。
- そうしたサービスをその集団に提供するためには，どのようなサービスの提供方式が必要なのか。

（2）デザインと理論
- どのような利用者集団がサービスを提供されるべきなのか。
- どのようなサービスが提供されるべきなのか。
- そのサービスにおける最良の提供システムとはなにか。
- そのプログラムはどのようにして利用者集団と思われる人たちを同定し，集め，それと確認することができるのか。
- そのプログラムはどのようにして組織されるべきか。
- そのプログラムに対してどのような資源が必要であり，また適切なのか。

（3）プロセスと実施方法のアセスメント
- 管理目標およびサービス目標は見合っているものであるか。
- 意図したサービスは意図している人たちに提供されているか。
- そのプログラムが必要であるのに届いていない人たちがいるか。
- サービス利用を開始した後，十分な数の利用者がサービスを完了しているか。

- 利用者はサービスに対して満足しているか。
- 行政，組織，および個人はうまく機能しているか。

（4）アウトカム／インパクトのアセスメント

- アウトカムのゴールや目標は達成されているか。
- そのサービスは受益者に対して利益効果を持っているか。
- そのサービスは受益者に対して利益効果を持っているか受益者に対して副作用効果をもっているか。
- 他のものよりもそのサービスから，より大きく影響されている参加者がいるか。
- そのサービスが目を向けている問題や状況はよくなっているか。

（5）費用と効率のアセスメント

- 資源は効率的に使われているか。
- 便益の大きさに対する費用は妥当であるか。
- 代替アプローチは，より少ない費用で同等の便益を生み出すであろうか。

（Rossi PH, Lipsey MW, Freeman HE. Evaluation : A Systematic Approach. 7th ed. SAGE Publications；2003. 大島巌，平岡公一，森俊夫，他監訳. プログラム評価の理論と方法：システマティックな対人サービス・政策評価の実践ガイド. 日本評論社；2005.）

次の階層に進んでいくことで，系統だって効果的なプログラムを開発・普及することができる。

以下それぞれの階層の概要，進め方を解説していく。

（1）ニーズアセスメント

この段階ではプログラムを通して解決すべき問題を見つけることや，その問題に関するデータを集め，その問題を分析していく。解決すべき問題は，臨床での経験からスタートすることもあるだろうし，各種統計結果から見つかる場合もあるだろう。解決すべき問題の発見や問題の解決の糸口を探るためには，これまでの章で紹介されてきた，文献検討や質問紙調査，インタビュー調査など様々な情報収集方法が活用できる。収集した情報をもとに問題を分析し，どのような人たちに何がおこっているのか，その問題の原因・要因はなにか，同じような問題は他のところで起こっていないか，起こっていたとしたらどのように解決されているかといった疑問への解答を探していく。こうした調査等を通して，問題を正確に定義し，介入の対象となる集団を定義・同定し，その集団の

サービス・介入へのニーズの性質を正確に記述するのがこのステップで必要とされることである。

(2) デザインと理論のアセスメント

この段階では，ニーズアセスメントで抽出された課題を解決するための具体的な介入（プログラム）のデザインを構築，記述する。具体的な介入をデザインするのに有用なのがプログラム理論を記述することである。プログラム理論の構成要素はインパクト理論，プログラムのサービス利用計画，およびプログラムの組織計画である。

インパクト理論は介入によって起こる一連のアウトカムの変化のプロセスであり，介入で直接的に変化すると考えられるアウトカムから，介入で最終的に目指す目的となるアウトカムの変化までの過程を記述する。これは医薬品でいえば作用機序に相当するものである。保健医療分野の心理社会的，行動科学的な介入においては，社会的学習理論[9]や計画行動理論[10]等の健康行動理論がインパクト理論の構築に有用である。例えば，慢性疾患を持つ人を対象とした自己管理支援プログラムである慢性疾患セルフマネジメントプログラム[11)12)]は，社会的学習理論をもとに開発されており，プログラムに自己効力感を向上させるような活動・要素を組み込むことで自己効力感を向上させ，それにより直接または行動が変容することを通じて健康状態が改善するというインパクト理論が記述されている（図13-2）。

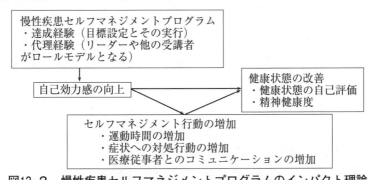

図13-2　慢性疾患セルフマネジメントプログラムのインパクト理論
米倉（2017）[12)]の図2を一部改変

```
┌─────────────────────────────────────────────────────────┐
│ プログラムの周知                                           │
│ ・ 医師や看護師にプログラムについて知ってもらい，担当する患者に紹 │
│   介してもらう。                                           │
│ ・ 患者会のメーリングリストで周知してもらう。                 │
│ ・ プログラムを紹介するウェブサイトを作成し，アクセスしてもらう。 │
│ ・ SNSで上記のウェブサイトやプログラム内容に関する短い動画を流し，│
│   アクセスしてもらう。                                      │
└─────────────────────────────────────────────────────────┘
                              │
┌─────────────────────────────────────────────────────────┐
│ 参加申込                                                   │
│ ・ プログラムのウェブサイトにフォームを設置し，そこから申し込んで │
│   もらう。                                                 │
│ ・ 電話で参加申込を受け付ける。                              │
└─────────────────────────────────────────────────────────┘
                              │
┌─────────────────────────────────────────────────────────┐
│ プログラムの案内                                           │
│ ・ 申込者にメールまたは電話または郵送で開催日時，会場を通知する。 │
└─────────────────────────────────────────────────────────┘
                              │
┌─────────────────────────────────────────────────────────┐
│ プログラムに参加する。                                     │
└─────────────────────────────────────────────────────────┘
```

**図13-3　プログラムの周知から参加までのフローチャート
（サービス利用計画）**

　次に，サービス利用計画は介入を対象者にどのように届けるかについ
ての具体的な計画であり，対象者にどのように介入を周知し，どのよう
に接触するのか，どのように介入を継続するのかといったことについて
の記述である。先の例の慢性疾患セルフマネジメントプログラムでいえ
ば，プログラムの対象となる慢性疾患をもつ人々にどのようにプログラ
ムを周知し，プログラムに参加してもらうかについての計画で，以下の
ような計画が考えられる（図13-3）。

　最後に組織計画は介入を提供するための，人的，物的，経済的資源に
関する計画である。先ほどと同様に慢性疾患セルフマネジメントプログ
ラムを例に取ると，以下の図13-4のようになる。実際には図のような
組織体制の他に，予算配分や人材確保の計画等もこの組織計画には含ま
れる。研究の段階ではここまで計画することは少ないかもしれないが，
介入を普及し，社会に広げていくためには必要な計画である。

（3）プロセスと実施方法のアセスメント

　このステップは，（2）でデザインしたプログラムが計画通りに機能
しているかを評価するもので，プロセス評価やプログラムプロセスモニ

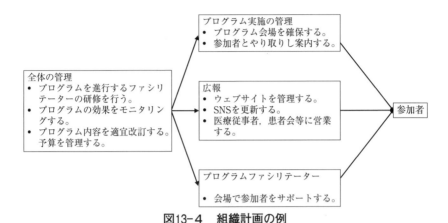

図13-4　組織計画の例

タリング等と呼ばれる。ここでは先に記述したプログラム理論の各要素が仮説や計画通りに実施されているかが評価の対象となる。

インパクト理論であれば，プログラムの内容が計画通りに提供されているかを評価することが該当する。先の慢性疾患セルフマネジメントプログラムの例では，自己効力感を向上させる要素がプログラム内で正しく実行されているかを評価する。評価方法は参加者の自己効力感を測定して実際に向上しているかを確認することや，ファシリテーターに自己評価してもらうこと，評価者が参加者になりすましてプログラムに参加して評価するなどの方法が考えられる。プログラムが効果を発揮するために重要な点が詳細に定義されていれば，それをチェックリストとして，それが満たされているかを評価することもある。

サービス利用計画であれば，プログラムの実施回数やプログラム参加者数，ウェブサイトのアクセス数，プログラムを最後まで受講した人の数など，実施状況に関する評価が該当する。

組織計画については，計画通りの人員や資金等が確保できているかが評価の対象となる。

プロセスと実施方法の評価は一度実施すればよいというものではなく，プログラムを運営している間は継続的に実施し続け，プログラムの質や実施体制が維持できているかをモニタリングする必要がある。

（4）アウトカム／インパクトのアセスメント

　この段階では，プログラムが目的とするアウトカム変化を起こせているかを評価する。評価は「2. 介入研究のデザイン」で紹介した方法で行う。プロセスと実施方法のアセスメントと同様，一度RCT等で効果を検証した後も，継続的に参加者のアウトカムを把握し，プログラムの質が変化していないかをモニタリングすることが望ましい。

（5）費用と効率のアセスメント

　このステップでは，プログラム実施にかかる労力や金銭的コストを評価する。介入効果が高かったとしても，プログラム実施にかかるコストが膨大であれば，持続的にプログラムを提供することは困難である。また，プログラムにかかるコストを明確にしておくことは，参加者や政策決定者等が様々な選択肢から選ぶ際の情報として重要となる。

　詳細な方法の説明はここでは行わないが，評価の方法は大きく分けて，アウトカムの変化を貨幣価値に換算して効率を評価する費用便益分析と，アウトカムの変化を貨幣価値に換算せず，単位金額あたりのアウトカムの変化を評価する，費用効果分析がある。保健医療領域のアウトカムは金銭的価値への換算が困難であるため，費用効果分析のほうが適切であるとみなされている[8]。

4. まとめ

　本章では介入効果を検証するための介入研究のデザインおよび，介入の開発から費用・効率の評価までを包括的に評価する評価研究の進め方について解説した。介入研究，プログラム評価は保健医療における実践のエビデンスの基盤となる重要な研究である。一方で，本章で見た通り，介入研究に至るまでの労力や時間は膨大であり，十分な時間と研究を遂行できる知識や技術，現場等との調整力，資金獲得の能力が必要となる。

第13章　看護・保健系領域における介入研究　｜　**295**

🔋 学習の課題 ─────────────────────

1．CONSORT 声明の日本語訳をダウンロードして読んでみよう。
2．文献データベースで関心のある分野の RCT の論文を検索・ダウンロードして読んでみよう。

引用文献 ▎

1) 医薬品規制調和国際会議. 臨床試験のための統計的原則. 1998.
   https://www.pmda.go.jp/files/000156112.pdf（2024年2月29日最終アクセス）
2) Chan AW, Tetzlaff JM, Altman DG, et al. SPIRIT 2013 Statement : Defining Standard Protocol Items for Clinical Trials. *Ann Intern Med.* 2013 ; 158(3) : 200. doi : 10. 7326/0003-4819-158-3-201302050-00583
3) Chan AW, Tetzlaff JM, Gotzsche PC, et al. SPIRIT 2013 explanation and elaboration : guidance for protocols of clinical trials. *BMJ.* 2013 ; 346（jan08 15）: e 7586-e7586. doi : 10.1136/bmj.e7586
4) 津谷喜一郎, 元雄良治, 中山健夫. CONSORT2010 声明　ランダム化並行群間比較試験報告のための最新版ガイドライン［再掲載］. 薬理と治療. 2017 ; 45 (4) : 669-679.
5) Des Jarlais DC, Lyles C, Crepaz N, the TREND Group. Improving the Reporting Quality of Nonrandomized Evaluations of Behavioral and Public Health Interventions : The TREND Statement. *Am J Public Health.* 2004 ; 94(3) : 361-366. doi : 10.2105/AJPH.94.3.361
6) Green LW, Kreuter MW. *Health Promotion Planning : An Educational and Environmental Approach.* 2nd ed. Mayfield Publishing Company ; 1991.（神馬征峰訳. 実践ヘルスプロモーション : PRECEDE-PROCEED モデルによる企画と評価. 医学書院 ; 2005）
7) 厚生労働省. 標準的な健診・保健指導プログラム（令和6年度版）. 2024.
   https://www.mhlw.go.jp/stf/seisakunitsuite/bunya/0000194155_00004.html（2024年5月31日最終アクセス）
8) Rossi PH, Lipsey MW, Freeman HE. Evaluation : A Systematic Approach. 7th ed. SAGE Publications ; 2003. 大島巌, 平岡公一, 森俊夫, 他監訳. プログラム評

価の理論と方法：システマティックな対人サービス・政策評価の実践ガイド.
日本評論社；2005.

9) Bandura A. Self-efficacy: toward a unifying theory of behavioral change. *Psychol Rev.* 1977; 84(2): 191-215. doi: 10.1037//0033-295x.84.2.191

10) Ajzen I. The theory of planned behavior. *Organizational Behavior and Human Decision Processes.* 1991; 50(2): 179-211. doi: 10.1016/0749-5978(91)90020-T

11) Yukawa K, Yamazaki Y, Yonekura Y, et al. Effectiveness of Chronic Disease Self-management Program in Japan: preliminary report of a longitudinal study. *Nursing & Health Sciences.* 2010; 12(4): 456-463. doi: 10.1111/j.1442-2018. 2010.00559.x

12) 米倉佑貴. 患者自己管理のすすめ　慢性疾患のセルフマネジメントプログラム.
循環 plus. 2017; 17(12): 10-12.

参考文献

・Hulley SB, Cummings SR, Browner WS, et al. Designing Clinical Research. 3rd ed. Lippincott Williams & Wilkins: 2007.
（木原雅子，木原正博訳. 医学的研究のデザイン：研究の質を高める疫学的アプローチ. 第3版. メディカル・サイエンス・インターナショナル；2009.）

・丹後俊郎. 無作為化比較試験：デザインと統計解析. Vol 5. 新版. 朝倉書店；2018.

14 | 既存データによる研究法

米倉　佑貴

≪**学習のポイント**≫　新たに調査データを収集するだけでなく，過去の研究成果を統合して結論を導いたり，データ・アーカイブにある調査データを用いて分析して執筆をしたり，調査データとは異なる巨大電子データを活用して分析をする場合もある。こうした既存データを用いた研究法の概要を解説する。
≪**キーワード**≫　システマティックレビュー，メタ分析，二次分析

1.　はじめに

　これまでの章では，調査を計画し，新たにデータを収集し，分析する方法を扱ってきた。新規にデータを収集することは，研究目的を達成するための有力な方法であるが，必ずしも新たにデータを収集しなくても研究目的を達成することができることもある。

　第3章の文献レビューの方法で紹介した，システマティックレビュー，メタアナリシスはそのような研究方法の一つであり，すでに公表された文献からデータを抽出し，統合することで，個々の研究よりも規模を大きくして，より精度の高い結論を得ることや，個々の研究ではできなかった，対象の属性を細かく分けた検討をすることも可能になる。

　また，国や企業，研究者等，様々な実施主体により調査が行われ，データが収集・記録されている。医療機関における診療記録や医療費請求のためのレセプト，企業によって運営されているオンラインサービスやオンラインショッピングの利用記録等，能動的な調査以外にも，業務等で蓄積されているデータは多い。既存の調査のデータや業務等で蓄積されたデータは近年では電子化されたものも多く，研究のためのデータと

して比較的容易に利用することができるものもある。こうした既存データをデータが収集された時点での目的とは異なる目的で解析することは二次分析と呼ばれる。

本章ではこうした，文献のデータを統合するメタアナリシスや既存のデータの利用した二次分析研究について，どのようなデータが利用できるか，利用の仕方等について解説していく。

2. 既存データの研究での利用方法

研究における既存データ，統計調査結果の用途は，論文や研究計画書の緒言や背景において研究テーマで扱う健康問題等の記述的なエビデンスを示すような文献としての利用と，統計解析，分析の対象としての利用に大別できる。

前者については，計画書や論文を執筆する際にほぼ必須といえるため，主要な指標，調査項目がどのような統計調査にアクセスすれば良いのかを知っておくことは重要である。日本の保健医療関係の主要な公的統計は次節で紹介している。外国のデータについては各国の政府や世界保健機関（WHO）などの国際機関が加盟国のデータを公開しているので必要時にアクセスするとよい。

後者については，冒頭に述べたように近年利用可能なデータが増加してきており，それにともなって既存データを再利用する二次分析の研究は増加してきている。自分の研究テーマに合致する既存データがいつも見つかるとは限らないため，二次分析を行うことができないこともあるが，二次分析が可能であれば，対象者の負担もかからない上，調査にかかる費用や労力，時間を大幅に削減することができるという大きなメリットがある。したがって，新規に調査を計画する前に，既存のデータで自分の研究テーマに合致するものがないか探すと良い。完全に自分のテーマに合致するものが見つからなくても，近いテーマで行われた調査データを見つけることができれば，その調査のデザインや質問項目を参考にすることで，自分の調査の質を高めることもできる。

3. 保健医療系の研究で使用できる既存データ

（1）公的統計

公的統計とは，国の行政機関や地方公共団体が作成する統計のことである。公的統計は，統計調査を行うことにより作成される調査統計，業務データを集計することで作成される業務統計，他の統計を加工することで作成される加工統計に分類される。

日本国政府が実施・作成した統計調査・統計は，統計法に基づき調査を所管する行政機関がウェブサイト等で公開している。保健医療に関係する統計調査の例は表14-1の通りである。これらの統計調査結果は政府統計のポータルサイトである e-Stat（https：//www.e-stat.go.jp/）から閲覧・入手することができる。e-Stat では政府統計の結果を検索してダウンロードできる他，時系列，地域別の集計や，地域別の集計結果の図示等，結果を加工することもできる。

公的統計のデータは集計する前の個票データも一定の条件で利用することができる。公的統計の個票データの利用形態は「匿名データの利用」「オーダーメード集計の利用」「調査票情報の利用」の３種類がある[1]。「匿名データの利用」は個票データを回答者が特定されないように調査票情報を加工した上で提供されるデータである。「オーダーメー

表14-1　保健医療関連の公的統計

所管省庁	調査名	主な調査項目
総務省	国勢調査	人口，世帯に関する情報
厚生労働省	人口動態調査	出生，死産，死亡，婚姻，離婚に関する情報
	国民生活基礎調査	家計支出，年金の加入状況，介護，所得，健康状態に関する情報
	国民健康・栄養調査	身体状況（身長，体重等），栄養摂取状況，生活習慣に関する情報
	患者調査	受療状況，推計患者数に関する情報
文部科学省	学校保健統計調査	児童・生徒の発育状態，健康状態に関する情報

ド集計」は調査の所管官庁に集計を委託し，集計した結果の提供を受けるものである。性・年齢・地域別等の基本的な集計についてはe-Statに収載されているものもあるが，必ずしも自分が関心のある項目で層別して集計した結果が提供されているとは限らない。オーダーメード集計では，そのようなe-Statに掲載されていない統計表の作成を依頼し，提供をうけることができる。「調査票情報の利用」は加工されていない調査票情報を利用する方法である。調査票情報は公的機関との共同研究や公的機関から委託を受けた研究等の研究目的や行政機関等の長が政策の企画立案に有用であると認める場合等の公益性を有する場合に利用可能である（統計法第三十三条第一項第二号）。また，2019年5月に施行された改正統計法により，上記の要件に加えて，大学や大学等に所属する教員が行う学術研究や，高等教育の発展に資する統計の作成のために使用する場合は情報セキュリティが確保されたオンサイト施設で調査票情報を利用するオンサイト利用が可能となっている。

　上記のような個票データの利用の方法や利用できるデータについては，ミクロデータ利用ポータルサイト（https：//www.e-stat.go.jp/microdata/）で詳しく紹介されている。

（2）行政，公的機関の保有する情報

　行政機関と共同研究を行う場合や，法令に基づいて請求することで行政の保有する情報を利用することもできる。

　調査を実施する際のサンプリングでは，住民基本台帳や選挙人名簿を閲覧することで，対象者を抽出することができる。また，住民基本台帳の情報はコホート研究等で追跡対象者の異動（転居や死亡）を確認する際にも重要なデータ源にもなる。住民基本台帳は住民基本台帳法第十一条の二に基づき，申請して許可されれば閲覧することができる。選挙人名簿については公職選挙法第二十八条の三に基づき，政治または選挙に関する統計調査や学術研究を行う場合に，申請して許可されれば利用することができる。

　その他の公的機関の保有する情報の利用の例としては，国立がん研究

センターが管理する全国がん登録の情報の利用も挙げられる。全国がん登録情報は集計統計利用による調査研究や，リンケージ利用による調査研究に利用することができる。前者は匿名化が行われた全国がん登録情報（特定匿名化情報を含む）を利用して，国や都道府県が定期的に公表していない詳細部位や地理的区分の「がん」の罹患数・率や生存率を調べることができるもの[2]で，後者はコホート研究等利用者が保有するデータに含まれる参加者等の情報と照合して，利用するものである。

　その他，匿名医療，保険等関連情報データベース（NDB，https : //www.mhlw.go.jp/stf/seisakunitsuite/bunya/0000177182.html）や匿名介護情報（https : //www.mhlw.go.jp/stf/shingi2/0000198094_00033.html）等を利用した研究も可能である。

（3）データ・アーカイブ等の利用

　データ・アーカイブは大学や行政機関，企業等やそこに所属する研究者や職員が実施した調査の個票データを調査の実施者からの寄託を受け，そのデータを整理・保存するとともに，そのデータを利用したい研究者等に提供する機関である。欧米諸国では学術目的で行われた調査のデータをデータ・アーカイブに寄託し再利用できるようにするのはなかば常識となっており[3]，アメリカのICPSR（Inter-university Consortium for Political and Social Research）やイギリスのUKDA（United Kingdom Data Archive）をはじめ，多くのデータ・アーカイブが整備されている。日本においては東京大学社会科学研究所附属社会調査・データアーカイブ研究センターが運営するSocial Science Japan Data Archive（SSJDA）や立教大学社会情報教育研究センターによって運営されているRikkyo University Data Archive（RUDA）等の大学が運営しているものや労働政策研究・研修機構が運営しているJILPTデータ・アーカイブのように独立行政法人が運営しているもの等がある（表14-2）。

　データ・アーカイブ以外にも，単体のプロジェクトでデータ共有をしている場合もある。そのような例としては東北メディカル・メガバンク計画（http : //www.dist.megabank.tohoku.ac.jp/）や，日本老年学的評価研究（https : //www.jages.net/kenkyukikou/）等がある。

302

表14-2 データ・アーカイブの例

データ・アーカイブ	概要
ICPSR (Inter-University Consortium for Political Social Research)	アメリカのミシガン大学の Institute of Social Research が運営する世界最大級の社会科学系のデータ・アーカイブ。25万件以上のファイルを所蔵している。ICPSR 国内利用協議会（https：//jna-icpsr.jp/）の会員機関である大学の教員，研究員，学生は原則として無償で利用できる。 https://www.icpsr.umich.edu/web/pages/index.html
UKDA (UK Data Archive)	イギリスのエセックス大学が運営しているイギリスのデータ・アーカイブ。9,500件ほどの研究のデータを所蔵している。ユーザー登録をすれば，特殊な制限がかかっていないデータは利用することができる。 https：//www.data-archive.ac.uk/
SSJDA (Social Science Japan Data Archive)	東京大学社会科学研究所附属社会調査・データアーカイブ研究センターが運営する日本最大級のデータ・アーカイブ。2,500件ほどのデータセットが提供されている。原則として大学または公的研究機関の研究者，教員の指導を受けた大学院生が利用できる。 https：//csrda.iss.u-tokyo.ac.jp/infrastructure/
RUDA (Rikkyo University Data Archive)	立教大学社会情報教育研究センターによって運営されているデータ・アーカイブ。大学，研究機関に所属する研究者，大学院学生，学部学生等が利用できる。 https：//ruda.rikkyo.ac.jp/dspace/
JILPT データ・ アーカイブ	労働政策研究・研修機構が運営しているデータ・アーカイブ。主に労働政策研究・研修機構が実施した調査のデータが提供されている。大学・研究機関に所属する研究者，教員の指導を受けている大学院生，行政機関等の職員が利用できる。 https://www.jil.go.jp/kokunai/statistics/archive/index.html

（4）診療情報の利用

　医療機関等に所属している場合は，所属している機関の診療情報を記録した電子カルテ等のデータを利用して研究を行うこともできる。こうした情報を利用する場合，電子カルテ等のデータのみを利用して後ろ向き研究を行うこともできるし，電子カルテ等のデータのみでは不十分な

第14章　既存データによる研究法　**303**

場合は新たに調査等を行ったデータと組み合わせて分析を行うこともできる。新たに調査等を行う場合でも，電子カルテ等で補完できる情報については，調査する必要がなくなるため，うまく利用すれば対象者の負担を軽減することもできる。利用にあたっては，個人情報保護法および人を対象とする生命科学・医学系研究に関する倫理指針に従って同意取得やオプトアウト等の手続きを行う必要がある。

4.　システマティックレビュー，メタアナリシスの実施

第3章で紹介したように，システマティックレビューは特定のレビュークエスチョン，クリニカルクエスチョンに従って，文献を系統的かつ網羅的に収集し，知見を整理するものである。メタアナリシスは各文献で報告された介入効果等のデータを量的に統合するものであり，システマティックレビューと必ずしも一体ではない。文献数が少ない，対象や介入が統合できるほど均一ではないなど，メタアナリシスを実施するのが不適切な場合はシステマティックレビューにメタアナリシスを伴わない場合もある。

システマティックレビューやメタアナリシスの実施方法については，その解説だけで成書になるほど，考慮すべきこと，学習すべきことが多くある。システマティックレビューを実施する際は，そのようなテキストを参照する他，報告ガイドラインである PRISMA（Preferred Reporting Items for Systematic Reviews and Meta-Analyses）の解説[4]を参照し，必要な知識を身に着けておく必要がある。ここでは，システマティックレビュー，メタアナリシスの概要について解説する。

（1）システマティックレビュー，メタアナリシスの対象と報告ガイドライン

システマティックレビュー，メタアナリシスの対象となるのは多くはランダム化比較試験デザイン（Randomized Controlled Trial；RCT）で実施された臨床試験，介入研究であるが，RCT 以外の介入研究を含む場合や，横断研究，ケースコントロール（症例対照）研究，コホート研

究等の観察研究を対象とするもの，質的研究や混合研究法を対象とするものも可能である。観察研究については MOOSE（Meta-analysis of observational studies in epidemiology）声明[5]，質的研究の統合については ENTREQ（Enhancing transparency in reporting the synthesis of qualitative research）[6] といった報告ガイドラインがあるので，参照するとよいだろう。

（2）システマティックレビュー，メタアナリシスの進め方

　第3章でも触れたとおり，システマティックレビューを含む文献検討は，分析対象を文献とした研究と見ることもできるため，進め方は新規にデータを収集する研究とほぼ同様であり，以下のようなステップで進めることができる。先に述べたようにシステマティックレビュー，メタアナリシスの対象となる研究のデザインは多岐にわたるが，知見の統合の仕方以外は概ね共通している（表14-3）。

　システマティックレビューは文献を対象とした研究であるため，研究目的に関連する研究が一定数行われ，結果を報告した論文がある程度蓄積していなければ，実施することはできない。本格的にプロトコルを作成する前に，簡易的に検索をして実施可能かどうかを確認しておくとよい。また，公表されているシステマティックレビュー以外にもすでに同じテーマで他の研究者がシステマティックレビューを始めている場合もある。システマティックレビューにおいては，事前にプロトコルを登録することが推奨されている。重複して同じテーマでシステマティックレ

表14-3　システマティックレビュー，メタアナリシスを進めるステップ

① レビューの目的を決定し，レビュークエスチョンをたてる。
② レビュープロトコル（計画書）を作成する。
③ レビュープロトコルを登録する。
④ 文献を検索，収集する。
⑤ 文献からデータを抽出する。
⑥ （可能であれば）データを量的に統合する。
⑦ 結果をまとめ，論文を執筆する。

ビューを行わないように，プロトコルの事前登録サイト（レジストリ）を検索しておくとよい。システマティックレビューのプロトコルの主要なレジストリとしては，PROSPERO（https：//www.crd.york.ac.uk/prospero/）と Open Science Framework（https：//osf.io/）がある。

　実現可能性があるかを確認し，先行して同じテーマで研究が進行していないことを確認したら，プロトコルを作成していく。プロトコル作成・報告のガイドラインとして，PRISMA-P（PRISMA for systematic review protocols）があり[7][8]，これを参考にプロトコルを作成するとよい。PRISMA-P で推奨されている，プロトコルの記載事項は表14-4 のとおりである。背景や目的の記述については一般的な研究と同様であるが，方法はシステマティックレビュー特有の記載事項が設定されている。

　プロトコルを作成したら，先に紹介した PROSPERO や Open Science Framework 等のレジストリにプロトコルを登録する。出版バイアスや都合の良い結論になるように分析することを避けるため，理想的には文献検索を始める前，遅くとも文献からデータを抽出する前に登録することが望ましい。

　プロトコルの登録が完了したら，文献を検索，収集していく。文献検索やスクリーニングの基本的な方法は第3章で説明したので，参照されたい。文献データベースで文献を系統的に漏れなく検索するには，専門的な知識・技術が必要となる。システマティックレビューを行う際は大学等の図書館の司書等の検索の専門家を研究グループに含めるか，少なくとも検索についてコンサルテーションを受けることが望ましい。また，PRISMA の拡張版として文献検索方法の記述方法に関するガイドラインである PRISMA-S（PRISMA for Statement for Reporting Literature Searches in Systematic Reviews）もあるので参考にするとよい[9][10]。文献を検索したら，ヒットした論文それぞれがレビューの適格基準を満たしているかを判定し，レビュー対象となる文献を選別していく。この段階では必要な文献を除外してしまうことや，逆に不必要な文献を組み入れてしまうといったミスを検出し，訂正するために，複数人で独立して

表14-4　PRISMA-P チェックリストの項目

表4　PRISMA-P 2015 チェックリスト：システマティック・レビューのプロトコールにおいて含まれることが推奨される項目[10]*

章／項目	番号#	チェックリスト項目
管理的情報		
タイトル（Title）		
特定（Identification）	1a	システマティック・レビューのプロトコールと明記する。
アップデート（Update）	1b	前のシステマティック・レビューのアップデートであるならば，そのように明記する。
登録（Registration）	2	登録がなされた場合，登録名称（例：PROSPERO）と登録番号を記載する。
著者（Authors）		
連絡先（Contact）	3a	すべてのプロトコール著者の名前，所属機関，電子メールを記載する。連絡著者の実際の住所を記載する。
貢献（Contributions）	3b	プロトコール著者の貢献を記載し，責任の所在を明確にする。
修正（Amendments）	4	以前に完成したあるいは公表されたプロトコールの修正を示す場合には，そのように特定できるようにし，変更点をリスト化する。別の方法とすれば，重要なプロトコール修正の文書化の計画を記載する。
支援（Support）		
資金源（Sources）	5a	レビューのための財政的あるいは他の支援元を示す。
主宰者（Sponsor）	5b	レビューの資金提供者と主宰者の名前を記載する。
主宰者または資金提供者の役割（Role of sponsor or funder）	5c	プロトコール開発の際に，資金提供者，主宰者，所属機関の役割があれば記載する。
はじめに		
論拠（Rationale）	6	レビューの論拠を既知の事実に照らして記載する。
目的（Objectives）	7	対処すべき明確なリサーチ・クエスチョンの記載を，参加者，介入，比較対照，アウトカムの PICO 形式で示す。
方法		
適格基準（Eligibility criteria）	8	適格基準として用いる研究の特性（例：PICO，研究デザイン，セッティング，研究期間）と報告の特性（例：考慮した年数，言語，発表状態）を明記する。
情報源（Information sources）	9	計画された検索におけるすべての情報源（例：データベース，著者への連絡，試験登録，その他の灰色文献）を記載する。
検索方法（Search strategy）	10	検索を再現できるように，少なくとも1つのデータベースについての電子的な検索式を用いるすべての制限も含めて詳細に記載する。
研究記録（Study records）		
データ管理（Data management）	11a	レビュー全体を通して，記録とデータを管理するために用いられる手法を説明する。
選択プロセス（Selection process）	11b	レビューの各段階（すなわち，スクリーニング，適格性，メタアナリシスに投入）を通して研究の選択（例：2人の独立したレビューアー）に用いられるプロセスを記載する。
データ収集プロセス（Data collection process）	11c	データ抽出法（例：パイロットフォームを用いる，独立して行う，二重で行う），ならびに研究実施者からのデータの入手・確認のすべてのプロセスを記述する。
データ項目（Data items）	12	データが求められるすべての変数（例：PICO 項目，資金源），すべての事前に計画されたデータの仮定，および単純化をリスト化して定義する。
アウトカムと優先順位付け（Outcomes and prioritization）	13	主要アウトカムと追加のアウトカムの優先順位付けを含め，データが求められるすべての結果を論拠に基づいてリスト化して定義する。
個別の研究のバイアス・リスク（Risk of bias in individual studies）	14	アウトカムレベル，研究レベル，あるいは両方で評価するかも含めて，個別研究のバイアス・リスク評価に用いる方法を記述する。この情報は，データ統合にどのように用いるかも記述する。
データ統合（Data synthesis）	15a	研究データを定量的に統合する基準を説明する。
	15b	データを統合するのが適する場合には，計画された要約尺度，データ取り扱い方法，結果の一致性の検証（例：I^2，Kendall の τ）も含めての統合方法を記載する。
	15c	提案されているすべての追加の分析（例：感度分析やサブグループ解析，メタ回帰）を記載する。
	15d	統合が適さない場合には，要約の形式を記載する。
メタバイアス（Meta-bias（es））	16	メタバイアス（例：出版バイアス，研究内の選択的報告）の評価方法を明記する。
累積エビデンスの信頼度（Confidence in cumulative evidence）	17	エビデンス総体の強さをどのように評価（例：GRADE）するかを記載する。

*このチェックリストは，各項目における重要な説明のために下記と合わせて読むことが強く推奨される：
Shamseer L, Moher D, Clarke M, Ghersi D, Liberati A, Petticrew M, Shekelle P, Stewart LA, and PRISMA-P Group. Preferred reporting items for systematic review and meta-analysis protocols（PRISMA-P）2015：elaboration and explanation. *BMJ* 2014；349：g7647. doi：10. 1136/bmj.g7647.

上岡（2019）[8] の表4を引用

選別を行うことが多い。選別作業は第3章で紹介した，Rayyan 等のツールが有用である。文献検索から最終的なレビュー対象の選択までのプロセスは PRISMA Flow Diagram と呼ばれる，フローチャートに示すのが一般的である。フローチャートのテンプレートが PRISMA のウェブサイトからダウンロードできるのでそれを活用するとよい。

システマティックレビューの対象となる文献を選定したら，必要なデータを文献から抽出し，データファイルを作成する。また，各文献のバイアスリスクも評価する。バイアスリスクの評価のチェックポイントとしては，コクランレビューのツール[11] が有名である。

バイアスリスクの評価まで行い，プロトコルに示したメタアナリシスが実行可能であると判断する基準を満たしたら，メタアナリシスを実施する。メタアナリシスの詳細な方法については，Cochrane Handbook for Systematic Reviews of Interventions[12] 等のテキストに譲るが，解析方法は，統合するアウトカムのデータ型に応じた効果指標と効果の統合の際の仮定によって決まる。アウトカムのデータ型は第5章や第7章で紹介した変数の尺度水準と同じ考え方で大まかには二値型（dichotomous），連続型（continuous），計数・率型（counts and rates），生存時間型（time-to-event）がある。このデータ型に応じて統合の際に用いる効果指標が変わる。二値型ではリスク比（相対危険度）やオッズ比，リスク差，連続型では平均差（Mean Difference；MD）や標準化平均差（Standardized Mean Difference；SMD），計数・率型は率比（rate ratio）や率差（rate difference），生存時間型ではハザード比が主な効果指標として用いられる。

効果の統合の際の仮定は大きく分けて，統合する効果が対象の研究間で共通していると仮定するか（固定効果モデル），研究間でばらつきがあると仮定するか（変量効果モデル）がある。

また，研究間の効果の異質性（Heterogeneity）を評価することも必要である。異質性を評価する指標としては，I^2 という指標がある。I^2 の値は効果の推定値に含まれる異質性に起因するばらつきの割合をパーセンテージで表したものであり，値が大きいほど研究間の効果の異質性が

大きいと評価される。

　これらの効果の統合指標や異質性の評価指標はコンピュータのソフトウェアを使用して計算することができる。主なものとしてはCochraneが提供しているメタアナリシス専用のソフトであるReview Manager（RevMan）や汎用的な統計ソフトであるR（EZR），SPSS（ver. 28以降），Stata等がある。これらのソフトウェアでは指標の計算以外にも，フォレストプロット等の解析結果のグラフ等を出力する機能もあるので，活用するとよい。これらの結果および，メタアナリシスに含めた研究のデザイン等をもとに，レビュークエスチョン，アウトカムごとにエビデンスの確からしさを評価していく。この評価の方法としてはGRADEアプローチ[13] が広く使われている。GRADEアプローチでは研究デザイン，バイアスリスク，研究間の結果の非一貫性，非直接性，不精確であること，出版バイアス等の観点からエビデンスの確からしさを評価するものであり，「高」「中」「低」「非常に低」の4段階に分類される。最後に，これらの結果を元に考察を進め，結論を導いていく。

5.　二次分析研究の進め方

　二次分析研究はデータ収集の仕方は異なるが，それ以外は概ね通常の量的研究の進め方と同様である。注意したいのは，二次分析は研究目的を達成するための手段であって，目的ではないという点である。近年利用可能なデータは増えてきてはいるが，自分の研究テーマに合致し，かつ質の高いデータを見つけられないことの方が多い。研究目的を達成するのに適切なデータがなければ，新規にデータを収集して研究を行ったほうがよい。

　二次分析に使用するデータは「3．保健医療系の研究で使用できる既存データ」で紹介したように，公的統計，行政・公的機関の保有する情報，データ・アーカイブ，診療情報等から探すことができる。二次分析のためにデータが提供されているものは，通常データの収集方法やどのようなデータ（変数）がどのような質問紙で収集されたかといったメタデータが公開されているので，それを参考に自分の研究目的に合致して

第14章　既存データによる研究法　| **309**

表14-5　二次分析研究のステップ

(1)	研究の目的，リサーチクエスチョンをたてる。
(2)	研究目的に合致したデータがあるか探す。
(3)	研究計画書を作成する。
(4)	倫理委員会の審査をうける。
(5)	データの利用申請を行う。
(6)	計画したとおりに解析を行う。
(7)	解析結果をまとめ，論文を執筆する。

いるかを検討する。

　二次分析研究は人を対象とする生命科学・医学系研究に関する倫理指針の対象とならず，倫理委員会による審査と承認を必要としない場合が多いが，診療情報を利用する場合等は必要となることもある。データ提供元の規定等に応じて，必要な場合は倫理委員会の審査・承認を受けてから研究を開始する必要がある。

　データの利用申請を行い，データを入手したら分析を行い，結果をまとめ成果を公表する（表14-5）。

6.　おわりに

　本章では既存データを利用した研究について解説した。公的統計や疾患登録等のデータは研究を始める前に研究テーマとして扱う健康問題の現状を知る上でも重要な情報であり，知りたい情報がどこにあるかを知っておくと，スムーズに研究を進めることができる。

　システマティックレビューやメタアナリシスでは既存の研究の結果を統合することで，より強固なエビデンスを得ることができる。二次分析のようにすでに行われた調査のデータを研究データとして使用することができれば，調査のための費用や労力，時間を大幅に削減できるため，新規の調査を企画する前に自分のテーマに合致したデータを探す価値は十分にある。

　また，データを利用するだけでなく，自分が行った調査，研究のデータを他の研究者が利用できるようにすることで，自分のデータが他の研究者の助けになることもある。研究費や調査にかけることができる時

間，労力には限りがあるため，データを共有して最大限活用することは重要である。

📖 学習の課題

1．e-Stat で関心のある統計の調査結果を閲覧してみよう。
2．文献データベースで関心のある分野のシステマティックレビューを検索・ダウンロードして，読んでみよう。
3．SSJ データアーカイブで関心のある分野のデータを検索してみよう。

引用文献

1）総務省政策統括官（統計制度担当），総務省統計局，独立行政法人統計センター．ミクロデータ利用．ミクロデータ利用ポータルサイト．https://www.e-stat.go.jp/microdata/micro（2024年2月29日最終アクセス）

2）国立研究開発法人国立がん研究センター．全国がん登録の情報の利用をご検討の皆様へ：［国立がん研究センター　がん情報サービス　医療関係者の方へ］．国立がん研究センター　がん情報サービス　医療関係者向けサイト．https://ganjoho.jp/med_pro/cancer_control/can_reg/national/datause/general.html（2024年2月29日最終アクセス）

3）前田幸男．世論調査データの行方—データ・アーカイブの役割．中央調査報．2004；（558）：4973-4976.

4）Page MJ, Moher D, Bossuyt PM, et al. PRISMA 2020 explanation and elaboration：updated guidance and exemplars for reporting systematic reviews. *BMJ*. 2021：n160. doi：10.1136/bmj.n160

5）Stroup DF, Berlin JA, Morton SC, et al. Meta-analysis of observational studies in epidemiology：a proposal for reporting. Meta-analysis Of Observational Studies in Epidemiology（MOOSE）group. JAMA. 2000；283(15)：2008-2012. doi：10.1001/jama.283.15.2008

第14章　既存データによる研究法　│　**311**

6) Tong A, Flemming K, McInnes E, Oliver S, Craig J. Enhancing transparency in reporting the synthesis of qualitative research : ENTREQ. *BMC Med Res Methodol.* 2012 ; 12(1) : 181. doi : 10.1186/1471-2288-12-181

7) Shamseer L, Moher D, Clarke M, et al. Preferred reporting items for systematic review and meta-analysis protocols (PRISMA-P) 2015 : elaboration and explanation. *BMJ.* 2015 ; 349 (jan02 1) : g7647-g7647. doi : 10.1136/bmj.g7647

8) 上岡洋晴，津谷喜一郎，折笠秀樹「PRISMA-P声明 (2015)：システマティック・レビューとメタアナリシスのプロトコールのための望ましい報告項目」の訳と解説. 薬理と治療. 2019；47(8)：1177-1185.

9) Rethlefsen ML, Kirtley S, Waffenschmidt S, et al. PRISMA-S : an extension to the PRISMA Statement for Reporting Literature Searches in Systematic Reviews. *Syst Rev.* 2021 ; 10(1) : 39. doi : 10.1186/s13643-020-01542-z

10) 上岡洋晴，眞喜志まり，佐山暁子他「PRISMA-S：システマティック・レビューにおける文献検索報告のための PRISMA声明拡張」の解説と日本語訳. 薬理と治療. 2021；49 (7)：1057-1079.

11) Sterne JAC, Savović J, Page MJ, et al. RoB 2 : a revised tool for assessing risk of bias in randomised trials. *BMJ.* 2019 : l4898. doi : 10.1136/bmj.l4898

12) Deeks JJ, Higgins JPT, Altman DG, eds. Chapter 10 : Analysing data and undertaking meta-analyses. In : *Cochrane Handbook for Systematic Reviews of Interventions.* 6.4. Cochrane ; 2023.
http : //www.training.cochrane.org/handbook (2024年2月25日最終アクセス)

13) Holger Schünemann, Jan Brożek, Gordon Guyatt, Andrew Oxman. Handbook for grading the quality of evidence and the strength of recommendations using the GRADE approach. 2013.
https : //gdt.gradepro.org/app/handbook/handbook.html (2024年2月25日 最 終アクセス)

15 | 研究成果の公表と共有

戸ヶ里　泰典

≪学習のポイント≫　調査研究は，公表して初めて意義が生じるといっても過言ではない。一般には調査報告書を作成することが期待されるが，学術研究において公表するとは，論文を執筆すること，学会で発表することが相当する。論文執筆から学術雑誌への投稿まで基礎的な知識を教授する。
≪キーワード≫　報告書，論文の書き方，投稿論文，査読

1. 学術論文の基礎

（1） 報告書と学術論文の違い

　調査データを収集したのちに，分析を行い，結果を出し，考察を行う作業が生じる。こうした調査研究の目的設定から方法選択，分析とその結果，考察に至るまでを整理したものが学術論文である。したがって，学術論文は学術的・科学的であること，そうした手続きに則って研究が進められて知見を得るに至ったことが伝わらなければならない。

　その一方で，調査対象者・参加者に対して，研究成果をフィードバックすることも必要である。調査実施にあたって，研究対象者・参加者は，自身の参加した調査結果について知る権利を有している。調査協力依頼の際には，調査報告書については，ウェブサイトでの公開あるいは，印刷して配布など，協力者に対して公表の方法を伝えておくことが研究倫理的にも必要となる。

　調査対象者・参加者は，学術的な客観的知見よりも，参加者・回答者として，量的研究の場合は自身の回答結果が全体の中でどの程度の位置になっていたかに関して知りたいと考える人が多い。例えば，学歴を聞かれた場合は，自分自身の最終学歴は全体のどの程度であったのか，疾

患を聞かれた場合は，どの程度自分が回答した疾患を患っている人がほかにもいたのか，などである。

したがって，参加者・回答者向けに報告書を作成する場合は，記述統計が中心のもので，グラフや順位データがふんだんに盛り込まれているほうが好まれる。図15-1に，「暮らしと生きる力に関する全国調査」の参加者向けの報告書例を示した。

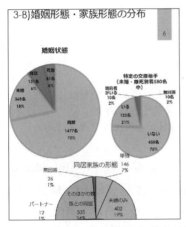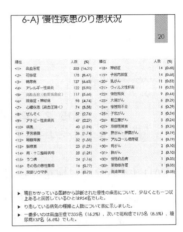

図15-1 研究参加者向け調査報告書の内容例（一部）
「暮らしと生きる力に関する全国調査」報告書より

報告書はできるだけ早いうちに対象者にフィードバックを行うことが望まれる。ウェブサイトには多くの人が自由にアクセスすることが可能であり，情報公開において汎用されている。調査実施の開始前からウェブサイトを設置し，対象者に向けて調査に関する実施説明をし，調査終了後には対象者をはじめ多くの人に対してウェブサイトを通じて調査結果を公表することが望まれる。調査ウェブサイトの例を図15-2に示した。

（2）実証研究論文の構造

データを収集し分析・総合する実証研究を論文化する場合は，学位論文であってもまた，看護・保健系だけでなく，社会科学系から自然科学系の幅広い領域で共通したルールで論文を構成する必要がある。いわゆ

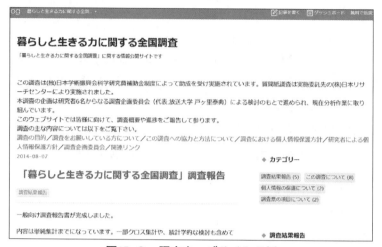

図15-2　調査ウェブサイトの例
「暮らしと生きる力に関する全国調査」ウェブサイトより

るIMRAD（イムラド）構造と呼ばれているもので，I（Introduction：緒言），M（Methods：方法），R（Results：結果），and D（Discussion：考察）の4部構成である。学術雑誌や論文を受け付ける機関によっては若干違う形を提唱している場合もあるが，学術論文では概ねこの4部あるいは4章の構成で論文は書かれる。卒業論文や修士論文はこの形で記載されることがほとんどだが，博士論文の場合は少し異なるケースもある。日本国内でも教育機関によって，あるいは同じ教育機関内でも研究分野によって博士論文の規程や設定はきわめて多様である。そのため，米国式でいう"dissertation"タイプの長大な博士論文を作成する場合は，一般に原著論文数本文の分量といわれているように，この4章にこだわる必要はない。むしろ，実証研究成果を報告する章内で，IMRADの4節構成をし，一つの研究的知見を提示する形になることになるだろう。

2. 論文執筆における基本的技術

(1) パラグラフ・ライティング

あらゆる型の論文執筆において必要な技術が，パラグラフ・ライティ

ングである。パラグラフとは日本語の段落のことで，段落とは文の「まとまり」のことを指す。いくつかの文が脈絡をもったまとまりをもっているのがパラグラフ（＝段落）である。論文は，このパラグラフがいくつか集まってつくり上げられている。パラグラフを構築し，そのパラグラフを重ねて配置することで論文全体を完成させることができる。実証研究論文の場合は，特に，緒言と考察の執筆で，このパラグラフ・ライティングの技法が必要になってくるだろう。

　1つのパラグラフにおけるそれぞれの文は，役割が大まかに決まっている。よく書けた文章のパラグラフをみてみると，ある共通した文の役割をもとに構成されていることがわかる。まずは例文を見てみよう（Box15-1）。

　パラグラフを構築する文の役割は大きく3つある[1]。1つがトピックセンテンス（主文，中心文）である。トピックセンテンスとは，そのパラグラフのなかで「言いたいこと」を述べる文のことで，たいていの場合は第一文にくる。1つの段落の話題を特定のトピック（主題）に限定させる役割をあわせもっている。Box15-1の例文では，修辞上2文に分

Box15-1　パラグラフ・ライティングの例

　こういう仕組みが完備してゆくことで，市民生活において逆にクオリティを大きく損なったものがある。いうまでもなく，《いのちの世話》を自力で行う能力の喪失である。いまこの国で，赤ちゃんを取り上げる腕前をもつひとは専門職を除きほぼゼロである。遺体の清拭や死化粧をするひと，できるひともほぼゼロである。調理において魚をさばけるひとも，家人の病や傷の応急手当てができるひとも格段に減った。子どもの具合が悪ければ，応急の処置を施さずにまっさきに病院へ連れていくことになった。ましてや災害時の排泄物の処理方法，雨水を飲料水に変える方法を知っているひとはほとんどいない。災害で食材の流通が止まったときも，じぶんたちで工夫して野山の植物を調理するのではなく配給を待つだけだ。

（鷲田清一『しんがりの思想　反リーダーシップ論』

角川書店：東京，2015より）

かれているが，「こういう仕組みが完備してゆくことで，市民生活において逆にクオリティを大きく損なったものがある。いうまでもなく，《いのちの世話》を自力で行う能力の喪失である。」の部分がトピックセンテンスとなる。

　２つめがサポートセンテンス（支持文，補助文）である。これは，トピックセンテンスの内容を具体的にした文である。言い換えたり説明したりして展開する文で，トピックセンテンスを補強する役割がある。Box15-1では，「いまこの国で，赤ちゃんを…。」「遺体の清拭や…。」「調理において…。」「子どもの具合が悪ければ…。」「ましてや災害時の…。」「災害で食材の流通が…。」と，６つのセンテンスがこのサポートセンテンスに相当する。

　３つめがコンクルーディングセンテンス（結論文，③）である。パラグラフのおわりに，読み手に「言いたいこと」をあらためて印象づける文である。トピックセンテンスと基本的には同じ内容になるが，結論文がこない段落構成もありうる。今回のBox15-1のパラグラフ例では，コンクルーディングセンテンスは省略されている。

　このように，文と文のつながりをもとにした構成は説得力をもち，読み手の理解を促す。その段落での「言いたいこと」をトピックセンテンスではっきりさせて，その根拠としてのサポートセンテンスを配する。こうして，役割をもった文を組み合わせて，ストーリーの流れをつくっていく。これがパラグラフ・ライティングの基本である。表15-1にパラグラフを構成する文の種類について整理をしたので併せて参照されたい。

（２）引用とは何か
①他者の言葉と自分の言葉
　自分の考えを文章にした「自分の言葉で書く」とはいったい何だろうか。論文の中で先行研究を整理するときには先行研究の著者が表現している内容を自分なりに整理すればよいではないか，と単純に考えがちだが，先行研究書の著者が言っていることの言葉尻をとらえればよいとい

第15章　研究成果の公表と共有 | **317**

表15-1　パラグラフを構成する文の種類

種類	内容
トピックセンテンス（主文・中心文）	その段落で「言いたいこと」を述べる文。一つの段落の中の話題を特定のトピック（主題）に限定させる役割ももつ。
サポートセンテンス（支持文・補助文）	トピックセンテンスを言い換えたり説明したりして展開する文。理由，例，事実，数値，引用情報などでトピックセンテンスを補強する役割をもつ。
コンクルーディングセンテンス（結論文）	段落の終わりに読み手に重要な点を改めて印象付ける文。内容はトピックセンテンスと同じ。結論文がこない段落構成もありうる。

うことではない。また自分に都合が良いように解釈して自説を展開するということも，ケースバイケースであるが，あまり良い評価につながらないことが多いだろう。調べた先行研究書の内容を踏まえた上で自分なりに表現することが重要である。ここで重要な技法が引用である。引用により他者の言葉を自分の言葉としていくことが必要になる。

②直接引用と間接引用

　引用には直接引用と間接引用という大きく二つの方法がある。直接引用とは他の文献における記述をそのまま記載することを指す。一般に引用というとこの直接引用をイメージするケースが多いかもしれない。引用にあたっては必ず，引用符（カギかっこ）でくくることが必要で，同時に引用元の情報も記載する必要がある。例えば，次のBox15-2のように記載できるだろう。

Box15-2　直接引用の例

　坂井は「他者の言葉や文章について，文言を一字一句変えずにそのままの形で自分の著述の中へ掲載することを『直接引用』と呼ぶ。もちろん，図版や図表，さらに資料そのものをそのままの形で自分の論文へ反映させるのも，直接引用である」（坂井，2017，p. 100）と述べている。

　間接引用とは，他の文献における記述を要約して記載することを指す。要約するとなると引用箇所の文脈にも基づいて厳密に扱う必要があ

るため，議論内容や論述内容を引用するケースは注意が必要である。都合の良い部分だけを切り取って，自説を補強することができてしまうので，自分の言葉なのか，引用元の著者の言葉なのか，自覚して引用をする必要がある。論拠として記述する目的では誤解を招く恐れがあるため，間接引用は人文学・社会科学系における論考を目的とした論文ではあまり見られない。むしろ自然科学系などの実証研究論文においてはほとんどが間接引用となっている。例えば次の Box15-3 のように記載される。

Box15-3　間接引用の例

　大規模縦断研究の結果から，年齢や疾患の有病状況，健康習慣を統計学的に調整しても，ストレス対処力概念 SOC が強いことが，慢性心疾患（Poppius et al., 1999），脳梗塞（Surtees et al., 2006），糖尿病（Kouvonen et al., 2008），うつ病（Sairenchi et al., 2011）の罹患率の低さを予測することが明らかになっている。

　看護・保健系の論文は，人文学・社会科学系の場合と自然科学系の場合にまたがることが多いため，どちらの方式をとるのか慎重に検討する必要がある。実証研究による先行研究で明らかになった知見（主に研究結果）を引用する場合は間接引用が，論拠として引用するという場合は直接引用が望ましいだろう。

③引用に基づいて自分の考えを表現する３つの方法

　他者の言葉を用いて自分の考えを表現する方法として，閉合的方法，類同的方法，連続的方法の３つがある[2]といわれている。

　閉合的方法とは，自分の考えの中で欠けている部分を，他者の考えを引用することで補うという方法である。自分の世界の中に閉じこもってしまっている場合は，新しい考えは補いようにも補えない。自分の考えの中に欠けている部分を見つけることがはじめの作業になる。閉合的方法による引用の例（Box15-4）に示す。

　この Box15-4 では，読み手は次のように受け取ることができる。つまり，筆者は，今回の論文で，「感情と理性は連関して機能する」とい

第15章　研究成果の公表と共有 | **319**

Box15-4　閉合的方法による引用の例

　古くから，感情と理性は対立するものと考えられてきていた。実際に，感情に流されることで理性的な判断ができないということが頻繁に起こる。しかしゴールマンが提唱した情動知能（EQ）（ゴールマン，1996）はこの考え方を覆す理論であるといえる。EQとは「(1)　情動を正確に知覚する能力，(2)　思考を促進するために情動を利用する能力，(3)　情動とその意味を理解する能力，(4)　自己の情動を管理したり他者の情動に対応する能力」（Mayer & Salovey, 1997）と定義されており，感情と理性は連関して機能することが前提となっている。

う知見に焦点をあてた。そして，筆者がもともともっていた「感情と理性は対立する」という知識は，少なくとも今回の研究において，あくまでも部分的な知識であることが論じられている。

　類同的方法とは，自分の考えと共通した他者の考えに関する引用のことである。閉合的方法が自分の考えに足りないものを補完する，という引用であったのに対し，類同的方法は自分の考えに似たものを引用することで，自分の考えを補強する，という引用である。類同的方法の例は次のようなものになる（Box15-5）。

Box15-5　類同的方法による引用の例

　今回の研究により，雇用が不安定になるほどストレス対処力SOCは低下する関係性が明らかになった。このことはフェルトらによるフィンランドの労働者における1年間の縦断研究結果（Feldt et al., 2001）と同様の結果であった。今回日本人労働者の5年間の追跡の結果においても明らかになったことから，この関係性は文化間でも一定の普遍性を有している可能性がある。

　この類同的方法は，実証研究論文の考察によく出てくる引用のパターンである。自分自身が明らかにしたことを，他の筆者もまた同じように言っていることで，自分の考えは間違いではなかったということを改めて確認する，という作業である。先行文献での知識と比較したりあてはめたりすることは重要な考察の作業である。

連続的方法とは，他者の言葉の引用というよりも，言葉の背景にある文脈そのものを引用するという方法で，少し高度な引用の技法といわれている。「他者のテーマや文脈の整え方を，『自分の言葉』の系列に取り込んで統合的に表現する引用方法」と定義されている。具体的な例は次のBox15-6のようになるだろう。

Box15-6　連続的方法による引用の例

近年では地理情報システム（geographic information systems, GIS）の技術進歩やデータの基盤整備の進展に伴い，GISを活用したマッピングによる見える化が容易に行われるようになった。また，こうしたマッピングに基づいて医療機関の受療行動が解析できるようになってきた。しかしGISの問題解決における有効性については近年に始まったものではなく，19世紀イングランドのブロード・ストリート（Broad Street）近くで発生したコレラの大発生に対し，地図情報を用いて原因の究明を行ったジョン・スノウの仕事内容（Snow, 1885）に見ることができる。

このBox15-6の場合は，19世紀の当時，当然コンピュータは未発達の段階であるのでマッピングや原因究明は手作業で行っていた。しかし今はコンピュータやGISを活用することで当時よりもより容易かつ精緻に作業でき，そこから導かれる結果も多様で様々な可能性が秘められている。つまり，この筆者は，地理情報を使うという発想は古くからあるが，それを現代技術でより発展させることができるようになっているということを表現したいために，このような引用の文が執筆されたのだろうと読み取ることができる。

これらの３つの方法のうち，効果的と思われる引用方法を自分で選択して論を展開していくことが求められる。他の人の言葉を引用することは，自分自身の言葉でないためによくないことである，とか，他の人の言葉を使うのは反則である，ということはレポートや論文では一切ない。むしろ先に示した技法を用いて積極的に引用をしながら文章を展開していくことが求められる。ただし引用箇所や引用元を明記することは著作権法上重要であるので遵守する必要がある。

3. 論文各部の内容

（1）緒言の構造と注意点

第4章で解説した研究計画書の記載内容における緒言と同様の内容になる。つまり，緒言では，「研究の背景」「文献レビュー」「研究枠組み」「研究目的」を記載する。特に研究目的は重要で，誰を対象に何を（何と何の関連を）明らかにするのか，何に関するモデルを探索するのか，できる限り具体的に記載する。大目的を掲げて，いくつかの小目的を掲げるような，構造化された形で示しても良い。

初学者が記載しがちなのは，特にレビューのところで，自分自身がいかに多くの論文を読んできたのかを誇示するかのように，文脈無視で不必要に多くの論文を引用するようなことである。また逆に，無理やり引用文献の数を稼ぐように，間接引用を逆手にとって「11-31)」のような形で多数の論文を極端にまとめて記載することも，好ましくない。また，自分が過去に行った研究を必要以上に細かく披露するような記載も慎んだほうが良いだろう。

（2）方法の構造

方法も，第4章で解説した研究計画書の方法の部分と同じである。ただし，初学者の場合は論文執筆の際に研究計画の段階から大きく変わっていることもあるので，緒言も含めて研究計画書のまま，ということはないだろう。方法のセクションの場合，特に変数の部分は，調査票を作成し，データを取ってから扱う変数を絞ったり新たにアレンジしたりすることが多く，研究計画のままで行くことは少ないだろう。

第4章にあるように，記載すべき内容は，「研究デザイン」「対象と方法」「介入内容（介入研究の場合）」「変数」「分析方法」のそれぞれである。方法の執筆の際には，いわゆる5W1Hを意識するとよいともいわれている。When（いつ）Where（どこで）は，研究のデザインや対象と方法の中で記載すべき内容である。Who（だれを）What（何を）は，研究の対象者が誰なのか，サンプリングはどうしたのか，何を測定した

のか，何を介入したのか，というような内容である。Why（なぜ）How（どのように）は，採用した手法や測定は一つ一つ根拠が必要であるので，根拠の説明をつける必要があること，また，データをどのように収集するだけでなく，どのように分析するのかについても記載が必要である。

（3）結果の構造
①図表の記載方法
　量的調査研究の結果セクションのメインの内容は図表である。図表は必ず通し番号をつけて表示する。表を作成する場合はExcelなどの表計算ソフトを用いて作成して，原稿文面に貼り付けることが多い。貼り付けるときは，投稿論文の場合は編集を加味して，図として貼り付けるよりも，Wordの表として貼り付けた上でフォームを改めて整理するよう指示があることが多い。学位論文の場合は指導教員の指示に従うこと。

　一つの修士論文では，明らかになる知見は限られているため，図表の数も7，8個程度というところになるだろう。図表があまりにも多い論文はそれだけで焦点が絞られていないということになる。何を明らかにする研究なのか，研究目的に沿って図表を絞る必要がある。

　表を作成する場合は示していく順番に気を付ける。多変量解析を行う観察研究の場合は，例えば，表1や表2というような段階では，対象者の分布や，研究で扱う多項目尺度の測定特性や，多項目尺度を作成した場合は因子分析の結果のあたりになるだろう。表3や表4は，説明変数（独立変数）と目的変数（従属変数）の二変量間の関係に関する基本的な統計結果，表5以降は多変量解析の結果，というような流れになることが多い。研究的に言いたいことは，様々な交絡要因を調整した多変量解析の結果であることが多いが，初めから提示するのではなくて，順を追って少しずつ関係性についての分析結果を示していく，という流れになる。

　図表の具体的な作りについてはルールがある。分野によっても若干異なるために，必ずしもこれでなければならない，ということはないが，

第15章　研究成果の公表と共有 | **323**

投稿先の雑誌によって準拠するルールが異なることもある。また，学位論文では指導教員の指示に従う必要があるが，概ね一般の学術論文における図表の作りをみていこう。

　表のレイアウト例については，Box15-7に示した。表は数値の一覧を示すことが多いので，表の内部の数値が何の数値を示しているのかを効率的に示していく工夫が必要である。そのためにも，見出しは重要である。表は行（横）と列（縦）から成るために，列の見出しと，行の見出しを明記する必要があり，列の見出しは上部に，行の見出しは左側（スタブともいう）に配置する。

　表は，それだけを見てもある程度の内容をくみ取ることができるように作成される必要がある。タイトルを工夫するとともに脚注を充実させることが重要である。脚注は一般に，全体注→特定注（記号注）→確率注の順で記載する。全体注とは表全体の読み方にかかる注を指す。特に，表内に略語が用いられている場合は，スペルアウトあるいは日本語の正式名称を記載する。特定注は，表内の特定の個所に記号あるいは数値を振り，その箇所に関する注を記載する。注に用いる記号や数値や文字については，順番を含めて投稿先の指示に従う必要がある。一般には肩数字やアルファベット，＊，†，§，¶などの記号が用いられる。確率注は有意確率に関する注で，通常はP値については小数点以下3桁まで示すが，相関行列の表など，有意確率に関する情報が大量に発生する場合は，アスタリスクを用い，「＊＜.05，＊＊＜.01，＊＊＊＜.001」などと記号と不等号で表現した内容の記号注を設けることで情報を付加する場合もある。時々，有意確率そのものに，アスタリスクをつけて注記する初学者もいるが，情報が重複しているため，有意確率のみ示せば十分である。

　また，見てわかるように最低限の横線のみで作成しており，縦線は用いない。行についても，空行を活用して表現しており，できるだけ少ない横線のみで作成する。

　図の記載方法については，Box15-8に示した。図のタイトル（キャプション）は，図の下部に記載することが多い。軸の意味，数字の単位な

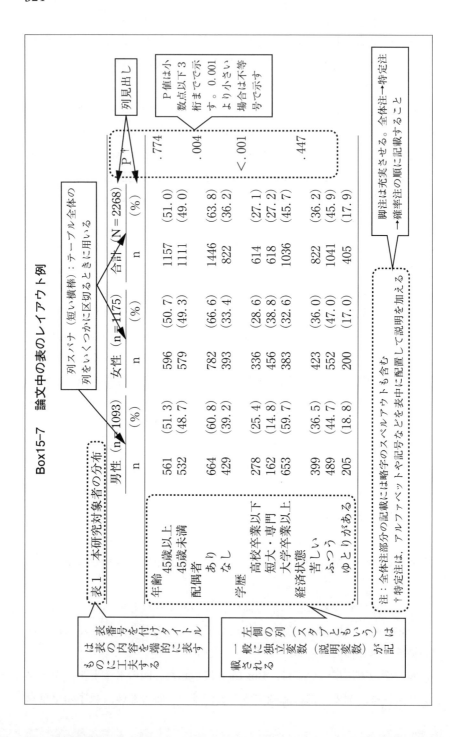

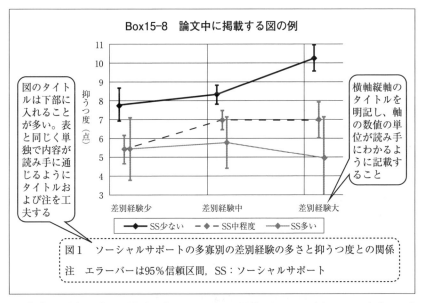

ど明確に示すことが原則である。一般には棒グラフや円グラフなどで示されるほうがわかりやすいが，学術論文における単純集計の分布については，グラフではなく，表で数値を示したほうが好ましい。グラフの作成は，効果的に表現できる一方で，レトリックを施しやすく，読み手に誤解を与えたり，作成者の恣意性を感じさせたりして，公平な評価につながりにくいと判断されることが多いだろう。

②どこまで文章で書くか

図表において，過度に，強調したい数値のフォントを変えたり，太字にしたり斜体にしたりすることは慎む必要がある。これも分析結果に対する恣意的な印象を与える恐れがあったり，意図的に誤解を与えようとしているというような悪い印象を与えることになる。できる限りシンプルに，必要な情報については脚注で記載するなどの工夫が必要である。その一方で，強調したい結果は，図表上よりも，本文中において言及するとよいだろう。結果の本文では基本的に掲載した図表の説明を行う。量的な調査研究の場合は図表に示していない結果を本文中に記載することはできる限り控えるほうが良いだろう。

（4）考察の構造

考察では，結果の解釈，実践的示唆，限界と課題の主に3つの内容で構成する（表15-2）。結果の解釈をする前に，今回の調査研究においてデータを収集したサンプルのバイアスについて考察をする場合もある。つまり，推測統計の結果を出したものの，サンプル自体が偏っている可能性がある場合は，正確な母集団の推測になっていない可能性もある。どの程度母集団からのずれが生じている可能性があるのか，一般住民調査や国勢調査など大規模な調査結果や，患者データなど得られにくいデータの場合は他の先行研究などと，対象者の属性や社会人口学的特性や，社会経済的地位，などの周辺情報を比較し，一般化しうるサンプルであったのか，偏りのあるサンプルであり解釈に注意が必要かどうか，などの考察を進めることが必要になる。

表15-2　実証研究論文の考察の構造

セクション	内容
本研究対象者データの一般化可能性	研究対象者データ（サンプル）の一般からの偏り（バイアス）がないのか，ある場合はどの程度気を付けて結果を読み解けばよいのかについて，主に属性・特性にかかる一般データや先行研究データを踏まえて記述する。
結果の解釈	主に研究目的に即して，考察すべき結果を列挙した上で（分析結果そのものではなく日本語で表現），仮説立案した場合は仮説を支持する結果か，そうでない場合は先行研究結果との比較をする。仮説や先行研究と異なる結果の場合はその理由を考察するが，無理せずにわからない場合はわからないとする。拡大解釈や新たなデータを出して新たな議論の展開は慎むこと。
実践への示唆	臨床実践や政策立案に向けてどのように役立つのか，そのための課題は何か，端的に記載。新たなデータや文献を引用することはほとんどない。あくまでも研究目的と明らかになった知見の範疇で考え，この部分が長大にならないようにする。
限界と課題	本研究のデザイン，サンプリングバイアス，セレクションバイアス，情報バイアス，交絡の観点から限界と課題を記載する。研究テーマに関する課題ではなく，方法論的な課題を記載する。限界ばかり記載するのは好ましくなく，本研究結果の再現性の検討を目指した次に研究を行う場合の課題を中心に記載する。

第15章　研究成果の公表と共有 | **327**

　結果解釈は，設定した研究目的に応じて結果が提示されていることから，目的の順に解釈を進めていく必要がある。執筆にあたっては，主たる考察すべき結果についていくつか挙げておいて，一つ一つ解釈を進めていく。ここで，初学者は有意確率を出したり，係数の値を記載したりすることがあるが，そうした表記は結果においてなされるのであって，考察ではあくまでも解釈をすることが必要である。特に，相関係数や回帰係数など，正負の値を有する係数の場合は表記に慎重になる必要がある。例えば，「ソーシャルサポートと抑うつ度との相関係数が$r = -0.35$（$p < .001$）で有意であった」と表記するのは結果の表記である。考察では，「ソーシャルサポートが多くなるほど抑うつ度が低くなる関連性が明らかになった」と日本語で，大きさ表現を踏まえつつこの場合は，負の関連の表現を日本語で行うことが必要である。

　また，結果の解釈では，先行研究における成果と比較することも必要である。すでに緒言において研究目的の設定にあたって，先行研究は踏まえていることは前提であるが，改めて，同じ知見になったのか，異なる知見になったのか，異なる場合はなぜ異なるのかについて，理由を考察する。考察はあくまでも今回の研究データから明らかになった部分についての解釈の範囲ですすめ，当初の想定と異なる結果になったことについて，全く関係のない他の研究データをもってきて無理やり説明するようなことは慎む必要がある。サンプリングや測定上のバイアスの観点で説明を試み，解釈が難しい場合は，わからないことを明記し，今後の課題であることを述べればよい。

　実践への示唆については，学問分野によっては記載しなくてもよい場合もあるが，看護系や保健系など，実践的な学問分野では知見は具体的に何に活用できるのかについて考察をすることが必要である。あくまでも今回の研究結果に基づく発想であって，あまりにも飛躍した内容にならないように注意が必要である。観察研究の知見の場合は例えば介入研究の手がかりを得たことや，政策立案に向けてのエビデンスの一つになっていく可能性などが記載されることになるだろう。

　限界と課題については，基本的にバイアスや交絡について記載する。

あまり限界を強調しすぎないことが大事である。もちろん多くのバイアスを含んでいることは間違いないが、元も子もないくらい限界だらけであることが強調されると、結果はいったい何の意味があったのかわからなくなってしまう。ここで記載する限界とは、当該研究結果の一般化や再現性を期するにあたっての限界であり、今後の課題と表裏一体であると理解するとよい。例えば、東京都内だけの結果であった場合は、それは限界であるので、関西や九州など、他の地域でも同様の調査を行い、結果の再現性を検討していくことが課題になるだろう。横断研究のデータであった場合は、縦断データを用いて、因果関係を改めて検証していくことが課題となるだろう。このように、限界というよりも方法論的な課題を強調して記載することが好ましい記載になるだろう。

　考察の記述で注意すべき点は、～と考える、～と考えられる、～と思われる、といったあいまいな表現を多用しないという点である。気づくと、「…の可能性があると考えられると思われる」など、類推に類推を重ねた茫漠とした表現になり、筆者が何を言わんとしているのかわからなくなる。はっきりしないことを言い切ることは憚られると思うかもしれないが、考察のセクションはそもそも考えに考えを重ねて述べるセクションであるので、わざわざ語尾に「考える」と記載しなくとも読み手は割引して読むので十分である。むしろそうした茫漠とした表現によって、考えた内容が読み手に明確に伝わらなくなるほうが問題と考えたほうが良いだろう。

（5）研究報告のための声明の活用

　観察研究の成果を報告するための基準として、STROBE（Strengthening the Reporting of Observational Studies in Epidemiology）声明がある。主に疫学研究に関する内容であるが、一定水準の情報を有する研究成果を執筆するガイドラインとして、看護系も含めて様々な領域で活用されている。このチェックリストを、論文投稿の際に添付するように求めている雑誌もある。日本語でも使用可能であるので、量的な観察研究の成果を報告する際には参照されたい（https://www.equator-network.

org/wp-content/uploads/2015/10/STROBE-Exp-JAPANESE.pdf）。

　同様に，介入研究についても，CONSORT（Consolidated Standards of Reporting Trials）声明が提示されており，活用されている。こちらは教育プログラム評価研究を含む介入研究を報告する際には，必見である。近年では，医学的アウトカムではなく，健康関連QOLなど，患者（当事者）側の自己申告によるアウトカム指標を用いた介入研究の指針として，CONSORT-PRO も提唱されている。CONSORT や CONSORT-PRO に沿って論文の執筆が行われることが期待される。日本語版は以下の URL から入手可能である。

CONSORT

　（https：//www.lifescience.co.jp/yk/jpt_online/consort/honyaku.pdf）

CONSPRT-PRO

　（https://www.lifescience.co.jp/pro/pro_pdf/PDF8.pdf）

　本章では質的研究の論文については，十分に説明できていない。こちらについては，関連する書籍を章末に示すので参考にされたい。なお，質的研究の報告に関してもいくつかの基準があり，雑誌によっても指定するものが様々であるが，概ね SRQR（Standards for Reporting Qualitative Research）にまとめられているだろう。こちらもウェブサイト（https：//quarin.jp/guideline/srqr）を参照されたい。

4．学会

（1）学会とは何か

　「学会」とは一般に，研究者が研究成果を発表しあい情報を共有しあうのと同時に研究内容について科学的な見地から議論をしあう場として理解されている。ただし，「○○学会」と名乗っていても，必ずしも学術団体ではない場合もあり，またそうした名乗りをすることに法的には特に制限はないことに注意する必要がある。

　日本国内で学術団体としての公的な位置づけにある学会は「日本学術会議協力学術団体」と言い，日本学術会議によって指定される団体を指す。指定の条件を Box15-9 に示した。日本学術会議協力学術研究団体

は，2024年の段階で2,100以上の団体があり，学会名鑑というサイト（https：//gakkai.scj.go.jp/）で検索することができる。

Box15-9　日本学術会議協力学術研究団体の条件

- 学術研究の向上発達を主たる目的として，その達成のための学術研究活動を行っていること
- 活動が研究者自身の運営により行われていること
- 構成員（個人会員）が100人以上であり，かつ研究者の割合が半数以上であること
- 学術研究（論文等）を掲載する機関誌を年１回継続して発行（電子発行を含む）していること

　日本国内で学術研究活動を行う場合は，こうした学会に所属することが，効率が良いだろう。定期的に刊行される学会誌において関連領域の情報を収集でき，年次学術集会に参加することを通じて，研究者ネットワークを広げることにつながる。自身の研究をこうした場で報告することで，研究の科学的妥当性を高める議論やコメントを得ることができると同時に，同様の関心をもつ研究者とのつながりができることになる。

　学会は非営利団体であることが原則で，社団法人やNPO法人など法人格を有しているケースもあるが，多くは任意団体の形で運営されている。運営費としては会員からの年会費が中心となっている。運営している理事や幹事などのコアメンバーは学会参加研究者から選出されるが，給与が発生することは稀で，多くは各研究者自身の研究活動の一環としてボランタリーに運営がなされている。

（2）学術集会と発表

　多くの学会は年に１度〜数度，学術集会あるいは学会，総会などと称する会議を持ち，そこで会員は研究成果を報告しあうと同時に，より洗練された知識へと昇華すべくディスカッションを行う。このことを学会発表と呼ぶ場合もある。学会発表にあたっては，事前に申し込みが必要であり（学会によっては演題申し込み金が発生するケースもある），申

し込みの際には，タイトルと抄録を作成する。申し込まれたタイトルや抄録は，多くの場合は学術集会の実行委員会等の組織で査読と呼ばれるチェックが入り，修正の要望がなされたり，場合によっては不採択の判定がなされる場合もある。学会で発表できるのは，著者全員が学会員に限るケースや，筆頭著者のみ学会員に限るケース，会員非会員を問わず発表できるケースなど，様々であり，発表を希望する場合は学術集会のウェブサイトなどで，自身に発表資格があるかどうかを確認することが必要である。

　学会発表の形式は口演（oral session）と示説（poster session）が主流である。口演は1〜2人の司会者の下で，5〜6題の類似領域の演題の発表がなされる。発表時間は，5〜6分という短いものから20分くらいの長さまで学会によって様々である。概ね司会者（座長と呼ぶ学会もある）の裁量で発表とディスカッションが進行していく。発表はPCと液晶プロジェクターを用いることが多いが学会によっては会場配布用に紙の配布資料を準備し持参するように指示するケースもある。

　示説は，伝統的には横90cmくらい×縦200cmくらいのパネルに，発表者が工夫をして報告内容の用紙を貼り付け，パネルの前に来た参加者に説明する形式である。A0サイズに拡大コピーして貼り付けたり，A3用紙で8枚とか10枚くらいに分けて貼り付けたり，発表者の自由である。示説であっても司会者がついて，短時間で説明しディスカッションを行う発表時間を設けるケースや，司会者はなく，コアタイムを設け，その時間帯には発表者はポスターの前に待機し参加者からの質疑に応じるという形式の場合もある。

　近年ではデジタルポスターセッションやe-ポスターセッションなどと称して，紙を貼り付けるパネルではなくて，デジタルスクリーンになったパネルが準備され，印刷することなしに表示させるシステムを採用するケースもある。また，小規模の口演のような形でスライドを液晶モニターに示して発表するスタイルをデジタルポスターと称したり，様々なケースがありうる。

　口演にせよ，示説にせよ，学会発表の時間はそれほど多くないことが

多いので，準備にあたってはエッセンスに絞り込むことが必要である。学会によっては，ラウンドテーブルディスカッションという形式を採用し，一つのテーマについて，発表者とファシリテーターがついて，45分から1時間くらい時間をかけて，数人〜10人程度の少人数で議論しあうような場を設けていることもある。時間をかけて意見交換をしたい場合はこうしたセッションにエントリーするとよいだろう。

（3）学会活動

　学会では，学術集会や学会誌だけでなく，様々な活動が行われている。学会の中でも分科会のような形で，○○研究会と称して，学習会や小規模のセミナーを開催するなどの活動をしていることがある。また，若手の会など，若手の研究者同士の親睦と研鑽の機会となる会を運営している学会もある。学会に所属し，主体的にこうした活動に参加していくこともまた重要であろう。

5. 論文投稿

（1）二重投稿とオーサーシップ

　日本語論文を執筆した場合は，学会誌に投稿し掲載を目指すことになる。英文誌の場合は，学会の定期刊行誌の場合もあるが，多くは出版社が学術雑誌の運営をしている。学術雑誌に投稿するにあたって，出版倫理と呼ばれる内容をふまえることが重要である。特に，剽窃や盗用，改ざんがあってはならないこと，二重投稿について，オーサーシップに関する内容が相当する。この点については，第2章の研究不正に関する部分で説明があるので，改めて確認をすること。

　ここでは，主に二重投稿とオーサーシップについて具体的な事例を通じて説明をする。二重投稿とは第2章に説明があるように，「著者自身によってすでに公表されていることを開示することなく，同一の情報を投稿し，発表すること」を指す。例えば，学術雑誌Aに投稿をしたが，査読に時間がかかったりする可能性があるので，保険のために学術雑誌Bにも同じ論文を投稿しておこう，と考えて投稿するのは二重投稿に相

当する。これはマナーともいえるが，学術雑誌は後で説明をするように査読・編集プロセスでボランタリーに研究者が査読に参加するなど，多くのコストをかけて審査を行っているため，これを同時に自身の保険のような形でいくつも投稿することは厳に慎む必要がある。

その一方で，「すでに公表された」という解釈が問題になるケースもある。よくあるケースは，学位論文内容の学術雑誌への投稿にかかる場合である。特に日本国内の大学に提出する博士論文は機関リポジトリで公開することが原則となっているため，この公開を，すでに公表された，と解釈してよいかどうか，という点が問題になる。この点は，各雑誌により取り扱いが様々になっていることに注意する必要がある。近年は，機関リポジトリで公開された論文や，学位論文として提出されただけの論文は，公表されたものとみなさずに，投稿を受け付けるとする雑誌や出版社が増えてきている傾向にある。投稿先の投稿規程や"for authors"の部分に記載してあるのでよく読んでから対応をする必要がある。なお，大学や研究科によっては，査読付雑誌に掲載された論文をもって学位論文とする機関もあり，そのような学位論文のさらなる投稿は当然ながら二重投稿になる。また，刻々と対応は変化していくので，まめにチェックしていくとよいだろう。また，多くの大学では，リポジトリで公開している学位論文からの投稿は受付をしないとする雑誌のケースを鑑み，学位論文のリポジトリへの公開猶予のルールを設けている教育機関もあるので，よく調べて対応していくことが望まれる。

オーサーシップとは，直訳では原著者の出所を意味するが，学術研究では，共著者の記載に関することを指す。複数の著者による論文の場合は，一般に筆頭著者（ファーストオーサー）から始まって，二番目，三番目と貢献の順に記載していくが，医学系などでは，最終著者が全体監督者の位置づけになり，筆頭著者に並んで重要な著者と考えられる傾向にある。また，雑誌によっては，筆頭著者とは別に，連絡担当著者（corresponding author）の指定を義務付けており，論文の投稿，査読，公表の過程で雑誌側と連絡を取り合う第一の責任者であり，出版後にも批判に対して答える研究者としての位置づけにされている場合も多くあ

る。

　研究グループの監督（general supervision），執筆補助（writing assistance），データ収集，学術的助言，研究デザイン・計画のチェック，被検者提供，技術編集，用語編集，校正などの貢献の場合は，多くは謝辞に記すことが多い。ただし，謝辞に記すときも，記される人から承諾を得ていることが必要である。

　このオーサーシップに不正があるとされるケースが近年は増えてきており，雑誌側が対応に追われている。近年では共著者の役割をすべて論文上に明記するように要請している雑誌も増えている。人文系や社会科学系の研究では単著を原則とする分野も多いが，自然科学系では，実験など，多くの人手により研究が実施されるために複数名の著者により論文が執筆されることが多い。さらに，投稿し掲載された論文の量の多さ，および後で説明するインパクトファクターに基づく質の高さが，学術研究機関としての評価に大きく影響するだけでなく，研究者の人事においても論文の内容でなく著者である論文の数を根拠に採用する傾向がある。医学系や看護・保健系の研究分野においても同様である。こうした理由から論文の共著になることで，自身の研究業績となることを踏まえて，その研究に十分に関与していないにもかかわらず共著者になる，というようなことが問題になってきた。

　オーサーシップについては，ICMJE（International Committee of Medical Journal Editors）と呼ばれる医学雑誌の編集者の会議において規定されたルールに則るのが標準となっている。このルールについては，第二章の表2-6「国際医学雑誌編集者委員会の投稿統一規定（2013年）」に記載があるので，参照すること。

　オーサーシップについては，具体的に次のようなケースが問題になる。①著者資格を満たしているにもかかわらず著者リストから除外されている人物（ゴーストオーサーシップ（幽霊著者）と呼ばれる）がいること。②研究にはほとんど／まったく関与していないのに著者リストの印象を高めるために加えられること。有名な人を著者に加えること（ゲストオーサーシップ／オノラリーオーサーシップ〈名誉著者〉と呼ば

る）。③主に業績のために同僚間でお互いの名前を含めるなどで加えること（ギフトオーサーシップと呼ばれる）。こうしたことがないように，院生の場合は，研究経験を有している指導教員などとよく相談をしてオーサーシップについて進めていくことが必要だろう。

（2）投稿論文の執筆スタイル

論文を投稿する際には，必ず投稿先の雑誌のウェブサイトなどで公表されている投稿規程・執筆要領，"for authors" のコンテンツを熟読してから作業を始める。したがって，まず，どの雑誌に投稿するのかについて決めておくことが必要である。投稿先については，院生の場合は指導教員とよく相談をして決定することが望まれる。

次に，各雑誌が準備している「論文の種類」のどれで投稿するのかを検討する。原著（original articles, research paper, など），短報（short communication, rapid communications），総説（review article），システマティックレビューなどの種類があり，それぞれの種類で，文字数が決められている。雑誌によっては，図表の数，引用文献の数も決められているケースもあるので，よく確認をすること。

原稿の作成にあたっては，各雑誌で投稿用の原稿フォーマットが指定されている場合もあるので，確認をすること。英文誌では，AMA（American medical association）や，APA（American psychological association），ASA（American sociological association）などの協会が出しているスタイルガイドに沿って作成すること，というような指示がある。その場合は，スタイルガイドを入手して，ガイドラインに沿って原稿を作成する必要がある。

（3）文献引用と引用文献リストの作成

引用のスタイルは多種多様であるが，看護・保健系の学術雑誌の多くは，バンクーバースタイルあるいはAPAスタイルが主流である。バンクーバースタイルの場合は，上付き番号か括弧に入れた番号を，引用箇所に記載する。引用文献リストでは，引用の順番に掲載し，同じ引用が

複数出てくる場合でも，引用番号はそのまま使用される。APAスタイルは，筆頭著者の姓のアルファベット順で並べていく方法で，文中では筆頭著者の姓と出版年が引用部に振られる。医学系雑誌でも採用している雑誌もあり，看護学系や人文・社会科学系の雑誌では多く採用されているスタイルである。

　なお，日本の場合は，英文雑誌の引用方法は，欧米の方法に従っているところが多いが，日本語の雑誌の引用方法になると，雑誌によってかなりばらつきがある。もし論文を投稿する場合は，雑誌の投稿規定に従うこと。APAに従っている雑誌の場合は，文中では筆頭著者の姓と出版年が引用部に振られる。例えばBox15-10の形で示される。

Box15-10　APAのスタイルに従っている雑誌の場合

＜本文の記載例＞

　Sense of coherence（SOC：首尾一貫感覚）とは，自分の生きている世界は首尾一貫している，もう少し平たく表現すれば筋道だっている，納得できる，腑に落ちる，という感覚である（山崎　2019）。

　山崎（2019）によれば，SOCは究極の健康要因として位置づけられた概念である。

＜文献リストの記載例＞

　山崎喜比古（2019）．ストレス対処・健康生成力SOCとは．山崎喜比古，戸ヶ里泰典，坂野純子編，ストレス対処力SOC，3-24，有信堂高文社，東京

　バンクーバースタイルのように，文中で引用部に番号が振られる形式のときは，Box15-11のような記載となる。なお，冒頭の「山崎によれば」は記載しなくても良い。

（4）タイトルとキーワード

　タイトルとは，論文の内容をいくつかの単語や句を組み合わせて表したものである。見た瞬間に内容が想像できて，読んでみたいと思わせるものである必要がある。一般的には，研究対象と，研究デザインがわかると良いといわれている。といっても，タイトルをつけるのは非常に難

第15章　研究成果の公表と共有 ｜ 337

Box15-11　バンクーバースタイルに従っている雑誌の場合

　Sense of coherence（SOC：首尾一貫感覚）とは，自分の生きている世界は首尾一貫している，もう少し平たく表現すれば筋道だっている，納得できる，腑に落ちる，という感覚[12]である。

　山崎によれば，SOCとは究極の健康要因として位置づけられた概念[12]である。

＜文献リストの記載例＞

　12）山崎喜比古：ストレス対処・健康生成力SOCとは，山崎喜比古，戸ヶ里泰典，坂野純子（編）：ストレス対処力SOC，3-24，有信堂高文社，東京，2019.

しい作業である。院生など初学者は論文を書き始める段階では仮タイトルとしておき，論文を書き上げた段階で，最終的に指導教員など研究経験者と相談しながら決定することが実際には多いであろう。タイトルは，自分が論文の中で何をしているのかを明確に示すことになる。しかし，初学者の場合は，自分がいったい研究の中で何をしているのかよくわからなくなってしまうことが多い。論文全体でいえることかもしれないが，殊にタイトルについては，客観的に自分の研究についてコメントをしてくれる誰かと相談しながら決めることが重要であろう。

　キーワードは，論文の索引付けに使用され，検索の際にヒットすることを踏まえて設定する必要がある。したがって，あまり用いられない珍しい用語，使われない用語は用いない。医学系雑誌の場合は，MeSH（メッシュ）用語が推奨されている。MeSH（Medical Subject Headings）とは，米国国立医学図書館（NLM）が1960年以降整備を続けているキーワード集である。PubMedというNLMが準備している文献データベースでは入力したキーワードがMeSHに変換されて検索される（シソーラス）システムになっている。MeSHはPubMedのサイト（https://www.ncbi.nlm.nih.gov/mesh/）からそのデータベースにアクセスすることができる。

（5）抄録（アブストラクト）の書き方

　論文を投稿・提出するときには必ず抄録をつけることになっている。抄録とは，論文や研究発表の内容を短くまとめたものを指す。短くといっても，どの程度かは，雑誌や学校の規定によってまちまちである。和文抄録の場合は，400字から600字を指定しているところが多いように見受けられる。いずれにせよ，作成にあたっては，まず，執筆・投稿規定をきちんと把握するところから始める必要がある。

　字数の確認ができたら，執筆を行う。一般的には構造化抄録といって，【目的】【方法】【結果】【結論】の４セクションが必要である。【目的】では，研究目的を一文で書く。規定で文字数に余裕があれば，研究背景について短く付け加えても良い。【方法】では研究デザインと研究対象とデータの収集方法を書く。【結果】では最重要な結果を４つか５つ程度書く。【結論】では，目的に対する回答になる結果の解釈と字数があれば，結果から得られた実践的な示唆も触れる。こうした見出しを用いず段落を分けない非構造化抄録を採用している雑誌もあるため，作成にあたっては注意すること。

　抄録執筆で重要な点は大きく二つある。１点目は，本文を読まなくてもわかるように内容を完結させることである。本文の図や表を見るように指示したり，説明のない略語を用いたりしない。抄録内では，一般的に良く使われる略語（人数を n，統計学的有意確率を p，相関係数を r とするなど）以外はできる限り略語は用いない。制限文字数を超えてしまうという場合でも，必ずはじめに出てくるときに正式名称と略称を並べて書いておくこと。例えば，日常生活動作（Activities of Daily Living；以下 ADL）など。

　２点目は，文字数の範囲内で，【方法】や【結果】では数字をきちんと示すということである。例えば，「外来受診患者を対象とした」ではなく，「外来受診患者320名を対象とした」とする。また，「看護師の対応の良さが患者満足度に関連した」ではなく「看護師の対応の良さが患者満足度に有意に関連した（ピアソンの r＝0.35，p＝0.002）」など，統計量や有意確率も示すことが必要である。

（6）査読とは

　学術雑誌に掲載されてはじめて研究成果が世の中に公表され，他の研究者だけでなく，実務者，患者，市民がその研究成果を参考とすることができる。しかし，学術雑誌側は，投稿された論文すべてを掲載するわけにはいかない。投稿されたもののうち，雑誌側の方で決めた文字数や体裁にきちんと合わせたものであるのか，また，研究そのものの水準がある程度の域に達しているものなのか，その研究領域にいる他の研究者に雑誌側が依頼し，チェックを行う。この作業は一般に査読と呼ばれている。チェックを行う研究者は，査読者と呼ばれている。査読は一般的には匿名で行われる。そして，論文の著者と査読者との間に利害関係がないように雑誌の編集委員のほうでうまく配慮して進められる。査読者が許可をすることにより，その論文は雑誌に掲載されることになる。一般に査読者は，関連領域の研究者が，当該領域の研究水準の維持向上を期してボランタリーに行うもので，英語では"peer review"（相互点検）と呼ぶ。査読者と投稿者の間のコミュニケーションは掲載に向けて論文をブラッシュアップしていく上で重要なものとなる。双方が敬意を払って進めていくことが必要である。

（7）APC と「ハゲタカ」ジャーナル

　近年ではオープンアクセスジャーナルといって，インターネット上で自由にダウンロードでき，入手できる形式の公表スタイルが重要とされている。日本国内では J-STAGE と呼ばれている，科学技術振興機構が運営する電子ジャーナルの無料公開システムがあり，多くの学会誌はこのシステムに参加しており，発刊された論文を無料でダウンロードして手に入れることができるようになっている。

　日本の学術誌は多くは非営利団体である学会が運営・発刊しており，政府の支援もあってこうした無料ダウンロードできる仕組みが整っている。しかし，海外の雑誌の場合は，多くは出版社が運営・発刊しており，学会から会員向けに委託されて運用しているケースもあるが，そうではない場合は，投稿者に対して APC（Article Processing Charge）と

称される，編集・印刷・掲載にかかる費用を求める雑誌もある。APC
は雑誌によっては高額（3,000～5,000米ドル相当）を設定している場合
もあるため，投稿の際には注意する必要がある。

　また，研究者は論文を掲載したいので，これを逆手にとって，高額な
APCを支払えば，ほぼ査読をすることなしに掲載に至る雑誌もあり，
こうした悪質な雑誌のことをハゲタカジャーナル（predatory journal）
と呼ばれている。こうしたジャーナルが増えることで，研究の正当性へ
の信頼が低下するとともに，こうした雑誌に掲載した著者に対する評価
の低下が引き起こされる。また，論文受理後に著者に対する不当な掲載
費用の請求，論文投稿および受理後の取り下げができない，など研究者
は著しい不利益を被ることになる。

　高額なAPCを徴収しても一定水準の査読・編集を行っているジャー
ナルも少なくないため，特に初学者はハゲタカジャーナルを見分けるの
は難しいかもしれない。ハゲタカジャーナルと思しき雑誌のリストアッ
プをしているサイト（https：//beallslist.net/）もある。一番良いのは，
“Think Check Submit”というサイトでチェックをすることであろう。
ここでは，投稿先についてのチェックリストが提供されていて，チェッ
クがつかない場合は投稿を控えたほうが良いとしている。日本語でも利
用可能であるので（https：//thinkchecksubmit.org/japanese/），特に英
文誌への投稿を考えている者は事前にチェックすることを勧める。

（8）インパクトファクターとその扱い方

　インパクトファクター（Journal Impact Factor™）とは，Journal Cita-
tion Reports（JCR）が毎年提供する学術雑誌の影響度を表す指標で，直
前の2年間に掲載したすべての論文の被引用件数を掲載論文数で割るこ
とで算出した値を指す（Box15-12）。つまり，インパクトファクター
は，雑誌に対して算出される値である。なお，インパクトファクターの
評価対象は“Web of Science”という雑誌データベースに収録している
雑誌に限られている。すべてのジャーナルがその対象となっていないこ
とにも注意が必要である。

一般に，インパクトファクターとは，その雑誌が，その研究分野に与える影響の強さであって，数値には絶対的な意味はなく，分野・領域の中で相対的に比較することで意味が出てくる。したがって，本来のインパクトファクターは，研究者が論文を投稿する雑誌選考や，研究機関による購読雑誌選定の目安の一つとして位置づけられたものであった。

しかし，インパクトファクターの意味はその後独り歩きし，JCRは推奨していないにもかかわらず，近年では研究者の研究業績，研究機関を評価するものとして使われる現状にある。インパクトファクターが低い雑誌が論文を掲載する価値が低いということではなく，インパクトファクターが高い雑誌に掲載された論文がすべて優れた論文ということではない。なお，インパクトファクターを参照するためにはJCRの有料契約が必要である。また，英語以外の言語雑誌でも登録されることもあるが，現在のところ英文誌における指標であると理解したほうが良いだろう。

Box15-12　インパクトファクターの計算法

ある年のインパクトファクター

$$= \frac{その年以前の2年間にそのジャーナルに掲載された論文のその年の被引用回数}{その年以前の2年間にそのジャーナルに掲載された論文数合計}$$

なお，JCRが発行するインパクトファクターは一定の精度があり信頼ある指標として定評があるが，近年ではさらに他の指標も開発されてきている。Eigen factor（EF），Article Influence Score（AI），Journal Citation Indicator（JCI）などである。

こうした様々な指標をふまえることも必要である一方で，論文一つ一つの価値は，必ずしもわかりやすいインパクトファクターなどの数字では十分には表現できるものではないことについてもよく踏まえた上で，先行研究にあたっていくことも肝要であろう。

学習の課題

1. パラグラフ・ライティングをする際のパラグラフの構造について，整理してみよう。
2. 学術論文の結果に掲載する図表の作りについて，自分の言葉でポイントを整理してみよう。
3. 学術論文の考察にはどのような構成で執筆する必要があるだろうか。
4. 関心がある研究領域の学会をインターネット上で検索し，学会の活動内容や学術集会，学会誌などのサイトにアクセスして情報を収集し整理してみよう。

引用文献

1) 滝浦真人：パラグラフで書く．滝浦真人，草光敏雄編『日本語アカデミックライティング』放送大学教育振興会，2017，pp118-130.
2) 坂井素思.「他者の言葉」で書く．滝浦真人，草光俊雄編『日本語アカデミックライティング』放送大学教育振興会，2017，pp99-117.

参考文献

- American Psychological Association. Publication manual of the American psychological association 7th Edition. American Psychological Association : Washington DC, 2020.
- アメリカ心理学会（著）前田樹海，江藤裕之，田中建彦（訳）『APA 論文作成マニュアル［第 2 版］』医学書院：東京，2013.
- American Medical Association. AMA manual of style : a guide for authors and editors 11th edition. Oxford University Press : New York, 2020.
- 滝浦真人，草光敏雄編『日本語アカデミックライティング』放送大学教育振興会，2017.
- 吉岡友治．『シカゴ・スタイルに学ぶ論理的に考え，書く技術：世界で通用する 20 の普遍的メソッド』草思社：東京，2015.
- 中山和弘他『系統看護学講座別巻　看護情報学』医学書院：東京．2021.
- 中村好一『基礎から学ぶ　楽しい学会発表・論文執筆　第 2 版』医学書院：東京，2021.
- DW・Byrne（著）木原正博，木原雅子（訳）『国際誌にアクセプトされる医学論文』メディカルサイエンスインターナショナル，2000.

索引

●索引語の配列は，五十音，アラビア数字，アルファベット順。ページ番号は，著者指定。

●あ行

アウトカム／インパクトのアセスメント　288
値　143
アンセルム・ストラウス　216
医学用語シソーラス　66
異質性　307
一元配置分散分析　152, 154
一次文献　61, 62
医中誌 web　65
一般性　237
意味づけ　199
芋づる式サンプリング　203
医薬品，医療機器等の品質，有効性及び安全性の確保等に関する法律　41
医薬品の臨床試験の実施の基準に関する省令（GCP 省令）　41
因果関係　79
因子妥当性　106
因子分析　102
インターネット調査　115, 120
インタビュアー　128
インタビュイー　128
インタビューガイド　113, 129, 201
インタビュー（面接）法　201
インパクトファクター　340
インパクト理論　291
インフォーマント　128, 134
インフォームド・アセント　49
インフォームド・コンセント　48, 132
引用　317, 318
後ろ向き（後方視的）研究　81
埋め込み　268
疫学　15
エスノグラフィー　207

エスノメソドロジー　207, 233
エディティング　115, 123
演繹重視　207
横断研究　79
応用者　225
オーサーシップ　54, 55, 332, 334
オープン化　222
オッズ比　73
オリジナル版 GTA　217
オンライン会議システム　139

●か行

ガーフィンケル　237
改ざん　53
解釈主義　16
回収率　88, 118
解説　60
解説論文　61
開拓研究　229
ガイドライン　60, 61
介入　120, 277
介入群　278
介入研究　14, 78, 277
概念　23, 91, 207
概念化・モデル化重視　207
概念図　209
概念生成　223
概念の関係づけ　225
概念名　224
外部者　205
会話分析　207, 233
科学　10
学術的意義　200
学術文献　60
学術論文　60, 61, 70

学説　14
学問　10
確率抽出　121
仮説　13, 84
仮説検証的研究　84
仮説モデル　207
語り　128
学会　329
カテゴリー　207
間隔尺度　99
観察記録　205
観察研究　14, 78
観察者　205
観察値　156
観察法　201, 204
関数　185
間接引用　317
キーワード検索　66
機関リポジトリ　333
記述　207
期待値　156
帰納重視　207
帰納的分析　200
木下康仁　216
帰無仮説　150
脚注　323
キャリーオーバー効果　110
九州帝国大学生体解剖事件　40
協働　241
寄与危険度　73
記録者　202
偶然誤差　87
区間推定　166
具体理論　217
クラスカル・ウォリス検定　152
クラスターランダム化比較試験　284

グラウンデッド・セオリー・アプローチ
　204
グラウンデッド・セオリー・アプローチ
　（GTA）　207, 216
グラウンデッド・セオリー（grounded the-
　ory）　218
クリティーク　59, 71
グループインタビュー　131, 201
グループダイナミズム（集団力学）　202
クロス表　156
クロンバックの α 係数　106
系統誤差　88
ケースコントロール研究　82
結果　70, 71
結果（Results）　70
結果図　217
結果追跡型ジョイント・ディスプレイ
　270
結合　267
欠損　287
欠損値補完　288
結論（Conclusion）　70
研究活動における不正行為への対応等に関
　するガイドライン　53
研究計画書　91, 321
研究する人間　218
研究対象者　198
研究テーマ　219
研究デザイン　321
研究不正　52, 53
研究目的　25
研究倫理委員会　120
研究倫理審査　91
健康行動理論　291
検索式　67
検出力　161, 286
現象学　233

原著論文　60, 64
検定統計量　151
検定力　161
厳密性　211
口演　331
効果の異質性　307
効果量　73, 162, 286
考察　70
考察（Discussion）　70
構成概念妥当性　106
構成主義　259
公正で責任ある研究　52
構造化面接法　128
構築主義　16
公的統計　299, 308
後方視的研究　81
合目的的サンプリング　203
交絡　89
功利主義　260
コーディング　115, 123, 124
コード　208
コード化　208
コードの変換　185
ゴールドスタンダード　106
コクランレビュー　62, 307
個人インタビュー　201
個人情報　50
個人情報の保護に関する法律（個人情報保護法）　42
個人情報保護法　303
固定効果モデル　307
コホート研究　82
混合研究法　258
混合研究法の基本型デザイン　264
混合研究法の動向　259
コンビニエントサンプル　86

●さ行
サービス利用計画　291
再現性　236
最小化法　280
最大の解析対象集団　287
最適化研究　229
最頻値　145
サックス　235
査読　60, 70, 71, 339
サブカテゴリー　227
サポートセンテンス　316
サラミ出版　54
参加観察　204
三重盲検　285
散布図　158
サンプリング　85, 203
サンプリングバイアス　88
サンプルサイズ　160, 163, 286
サンプルサイズ計算　286
サンプル数　160
サンプル（標本）　85
参与観察　204
参与者　205
時間的前後関係　278
自記式質問紙調査　115
自記式調査　115
時系列　80
思考のログ　212, 225
自己対照　283
四重盲検　285
システマティックレビュー　21, 62, 65, 67, 297, 303〜305, 307, 309, 310
示説　331
自然語検索　66
事前登録　121
シソーラス　66

シソーラス用語（統制語）　66
実験研究　278
実査　95, 115
実証主義　15
実践と理論のらせん的三重サイクル論
　　229
実践の理論化　229
質的研究　21, 81, 198, 259
質的研究法　199
質的研究方法論　216
質的データ　96, 151, 217
質的な統合　74
質問紙　108
質問紙調査　115
質問紙法　115
実用主義　17, 260
シナジー　262
社会学　233
社会調査方法論　15
社会的事実　238
社会的（実践的）意義　200
社会的弱者　45
社会的相互作用　317
社会的望ましさバイアス　89, 116
尺度水準　96, 100
尺度＜スケール＞　103
集合調査法　116
修正版グラウンデッド・セオリー・アプロ
　　ーチ　216
収束化　222
収束妥当性　106
従属変数　154
縦断研究　79
縦断的混合研究法デザインによるジョイン
　　ト・ディスプレイ　271
住民基本台帳　86, 121, 300
収斂デザイン　264

主題検索　66
出版バイアス　305
主要アウトカム　286
主要エンドポイント　286
主要評価項目　286
準実験研究　278
順序尺度　98, 151
ジョイント・ディスプレイ　260, 269
詳細記述重視　207
抄録　338
除外基準　64, 67
事例　199
事例分析法　204
新規発展研究　229
シンタックス　180
真のアウトカム　285
信頼関係　205
信頼区間　166
信頼限界　166
信頼性　106, 211
信頼性係数　106
推測統計　16
推定　166
スーパーバイザー　228
スクリーニング　67, 68
スコーピングレビュー　21
ストーリーライン　217
スノーボールサンプリング法　133
図表　322
正規分布　147
脆弱性（vulnerability）　45
精神保健　240
正の関連性　158
生物医学・行動学研究の被験者保護のため
　　の米国委員会　40
セオリー（理論）　204
セカンダリアウトカム　286

セカンダリエンドポイント　286
説明　267
説明的順次デザイン　265
説明変数　154
説明モデル　218
選挙人名簿　121, 300
全国がん登録　301
前後比較試験　278
選択基準　64, 67
選択バイアス　88, 118
前方視的研究　81
層化抽出　86
相関係数　159
操作的定義　29
総説　60
総説論文　61
層別無作為化　280
測定バイアス　89
組織計画　291
存在論　15, 16

●た行
第1種の過誤　161
第1種の過誤の確率　286
対応のある t 検定　152, 153
対応のない t 検定　153
第三変数　89
対照群　278
対象者　203
対照比較型ジョイント・ディスプレイ　269
代替アウトカム　285
代諾者　48
第2種の過誤　161
代表値　145
対立仮説　150
他記式調査　115

多元論的　260
多項目スケール　104
多重性の問題　155
多重代入法　288
多重比較　155
タスキギー事件　39, 45
多段抽出　86
脱落　88, 287
妥当性　106, 211, 250
ダブル・バーレル　109
多変量解析　322
多変量調整　90
探索的研究　84
探索的順次デザイン　265
単純無作為化　280
断面研究　79
置換ブロック法　280
逐語録　203
秩序　239
中央値　145
抽象的説明力　227
抽象度　225
調査ウェブサイト　313
調査記録　137
調査地被害　44
調査票　108
直接引用　317
緒言　70, 321
緒言（Introduction）　70
追跡研究　79
積み上げ　268
ディオバン事件　41, 52
定義　223, 224
データ　266
データ・アーカイブ　297, 301, 302, 308
データクリーニング　115, 118, 127
データ収集　96

データ収集法　201
データセッション　250
データ特性　220
データに根ざした（＝grounded on data）
　分析　218
データに根ざすことの原則　220
データファイル　124
テーマ　207
テーマティック・アナリシス　207
テーマ別統計量型ジョイント・ディスプレ
　イ　270
テクニカルレポート　60, 61
デザイン　77
デザインと理論のアセスメント　288
手続きダイアグラム　265
テューキーの方法　156
デュルケーム　237
点推定　166
電話調査　120
道具　242
統計解析ソフト　123
統計学的推測　149
統計ソフト　171
統計的仮説検定　149
統合　258
統合結果の表示　269
統合する理由　266
盗用　53
匿名医療保険等関連情報データベース
　（NDB）　301
匿名介護情報　301
独立したサンプルの t 検定　152
独立変数　154
図書　60, 61
度数分布表　171
トピックセンテンス　315
トライアンギュレーション　211

トランスクリプト　137, 246

●な行

ナイチンゲール　233
内部者　205
内容分析　207
仲間　228
生データ　208
ナラティブ　128
ニーズアセスメント　288
二次文献　61
二次分析　297, 298, 308, 309
二重出版　54
二重投稿　54, 332
二重盲検　285
日本社会学会倫理綱領にもとづく研究指針
　44
入力ルール　123
ニュルンベルク綱領　39
認識論　15, 16
捏造　53

●は行

バーニー・グレーザー　216
バイアス　88, 328
バイアスリスク　307
ハイデガー　243
パイロット研究　287
博士論文　333
ハゲタカジャーナル　340
パラグラフ・ライティング　314
パラダイム論争　259
ばらつき　146, 154
パラメータ　166
バリエーション　223, 224
バンクーバースタイル　335
バンクーバー方式　68

半構造化（半構成的）インタビュー　201

半構造化面接法　129

非確率抽出　121

非言語的データ　202

非構造化面接法　129

非参与観察　204

比尺度　99

ヒストグラム　145

ヒストリカルコントロール　283

被説明変数　154

人を対象とする医学系研究に関する倫理指針　41

人を対象とする生命科学・医学系研究に関する倫理指針　41, 120, 303, 309

批判的吟味　71

非無作為化比較試験　278

費用効果分析　294

標準的な健診・保健指導プログラム　288

標準偏差　146

費用と効率のアセスメント　288

費用便益分析　294

標本　121

フィールド　205

フィールドワーク　204, 234, 246

フォーカスグループ・インタビュー　202

フォーカスグループディスカッション　131

副次評価項目　286

複数回答　108

複数選択法　124

負の関連性　158

不偏分散　166

プラグマティズム　17

プラセボ介入　279

プラセボ効果　279

プログラム評価階層　288

プログラム評価研究　277

プログラム理論　291

プロセス　199, 217

プロセス評価　277

プロセスと実施のアセスメント　288

ブロックサイズ　280

プロトコル　304, 305, 307

文化人類学　204

文献　60〜64, 66〜71, 74

文献管理　68

文献管理ソフト　68

文献検索　27, 59, 61, 62

文献検索やスクリーニング　305

文献検討　59, 61〜64, 66, 70, 71, 74

文献データベース　61, 63〜66, 68, 305

文献の引用文献リスト　66

文献レビュー　62, 201, 321

分散　146

分析焦点者　219

分析テーマ　219

分析テーマ案　219

分析的距離　222

分析ワークシート　223

文脈　199

平均値　145, 171

ヘルシンキ宣言　39, 40

ベルモント・レポート　40, 41

変数　143

変数の計算　185

変数表　123, 124

変数名　124

弁別妥当性　106

変量効果モデル　307

報告ガイドライン　71

報告書　60, 313

方法（Methods）　70

方法や結果　70

訪問面接調査　120

母集団　85, 121, 149
母数　166
ポスト実証主義　259
ボンフェローニ法　155

● ま行
前向き（前方視的）研究　81
マッチング　90
マルチメソッド　258
見える化　218
無作為化　277, 279
名義尺度　74, 96, 297, 303, 304, 307～309
メタ推論　272
メタ分析　297
盲検化　277, 281
目的変数　154
モデル　24
モデレーター　202
モノメソッド　258

● や行
有意確率　150
有意水準　149
郵送調査　120
郵送法　115, 116
養護教諭　242
予測　80

● ら行
ライフヒストリー　207
ライフストーリー法　204
ランダム化　279
ランダム化比較試験　64, 303
ランダム化比較試験（RCT：Randomized
　Controlled Trial）　277
利益相反　47, 48, 93
利益相反（Conflict of interest：COI）　55

利益相反マネジメント　55
リサーチクエスチョン　20, 27, 263
リスク　38, 39, 46
リスク比　73
リッカートスケール　101, 111
リブナビ　66
リブナビプラス　66
留置調査　120
留置法　116
領域密着型理論　217
量的研究　81, 198, 259
量的データ　96, 151
量的な統合　74
理論　23, 207, 217
理論的サンプリング　133, 204
理論的飽和　204
理論的メモ　224
理論的メモ・ノート　226
理論の実践化　229
臨床研究法　41
臨床試験　14
倫理審査委員会　47, 48
倫理的配慮　203
レスポンデント・バリデーション　211
レビュークエスチョン　63
濾過項目　110

● わ行
割り付け管理システム　280

● （アラビア数字）
1-β エラー　286
731部隊　40

● （アルファベット）
Amos　172
APA スタイル　335

APA PsychInfo 65
CAQDAS（Computer-Assisted Qualitative Data Analysis Software） 209
CINAHL 65
CiNii 65
CiNii Research 65
Cochrane Library 65
Cohen's d 73
CONSORT 71, 72, 329
CONSORT 声明 288
COSMIN 72
e-Stat 299, 300, 310
Embase 65
Endnote Basic 69
ENTREQ 304
EQUATOR Network 71
EZR 171
FINER 59
formal theory（フォーマル理論） 217
Full Analysis Set；FAS 287
Google フォーム 117
GRADE アプローチ 308
grounded on data（データに根ざすこと）の原則 220
Heterogeneity 307
I^2 307
ICPSR 301, 302
ICT（情報通信技術） 203
IMRAD 70
IMRAD（イムラド）構造 314
Intention To Treat（ITT）の原則 287
ITT の原則 287
Japan Registry of Clinical Trials；jRCT 121
JILPT データ・アーカイブ 301, 302
KJ 法／質的統合法 207
MA 108

MAXQDA 209
Mendeley Reference Manager 69
MeSH 21, 337
MeSH（Medical Subject Headings）ターム 66
Microsoft Forms 117
MOOSE 304
Mplus 172
NVivo 209
Open Science Framework 305
PECO 19, 63
PICO 19, 63
PRECEDE-PROCEED モデル 288
PRISMA 303, 305, 307
PRISMA-P 305
PROSPERO 305
PubMed 21, 65, 337
QDA ソフト 209
R 171, 172, 308
R コマンダー 174
Randomized Controlled Trial；RCT 303
Rayyan 67, 68, 307
RCT 303
RCT：Randomized Controlled Trial 277
Review Manager（RevMan） 308
RevMan 308
Rikkyo University Data Archive（RUDA） 301
RUDA 302
SAS 172
satisficing 118
Social Science Japan Data Archive（SSJDA） 301
SPIRIT 声明 288
SPSS 171, 172, 308
SSJDA 302
STATA 172

Stata 308
STROBE 71, 72, 328
substantive theory 217
Theory Approach：M-GTA） 216
TREND 声明 288
UKDA 301, 302
Zotero 69
α エラー 286

分担執筆者紹介

(執筆の章順)

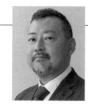

大北　全俊（おおきた・たけとし） ── 執筆章→2

1974年	大阪府に生まれる
1997年	京都大学法学部卒業
2004年	大阪大学大学院文学研究科・博士号取得（文学）
現在	滋賀医科大学教授
専攻	哲学　倫理学　生命倫理学
主な著書	ロボット・身体・テクノロジー：バイオサイエンスの時代における人間の未来（共著　大阪大学出版会） 少子超高齢社会の「幸福」と「正義」：倫理的に考える「医療の論点」（共編著　日本看護協会出版会）

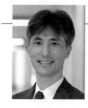

山崎　浩司（やまざき・ひろし） ── 執筆章→9・10

1970年	米国 Washington D.C. に生まれる
2006年	京都大学大学院人間・環境学研究科修了　博士（人間・環境学）
現在	静岡社会健康医学大学院大学教授
専攻	死生学　医療社会学　質的研究方法論
主な著書	『グリーフサポートと死生学』（共編著　放送大学教育振興会） 『死生学のフィールド』（共編著　放送大学教育振興会） 『よくわかる医療社会学』（共著　ミネルヴァ書房） 『質的研究法マッピング』（共著　新曜社） 『質的心理学辞典』（共著　新曜社） 『かんたん看護研究（改訂第2版）』（共著　南江堂）

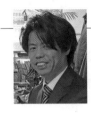

海老田　大五朗（えびた・だいごろう）　　執筆章→11

1975年	宮城県に生まれる
2005年	成城大学大学院文学研究科コミュニケーション学専攻博士課程後期単位取得退学
現在	新潟青陵大学教授，博士（文学）
専攻	エスノメソドロジー　コミュニケーション学　保健医療社会学　スポーツ社会学
主な著書	『柔道整復の社会学的記述』（2018年　勁草書房　単著） 『デザインから考える障害者福祉』（2020年　ラグーナ出版　単著） 『ワークプレイス・スタディーズ』（2017年　ハーベスト社　8章担当） 『概念分析の社会学2』（2016年　ナカニシヤ出版　13章担当） 『コミュニティビジネスで拓く地域と福祉』（2018年　ナカニシヤ出版　編著書）

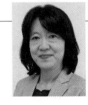

亀井　智子（かめい・ともこ）　　執筆章→12

東京都生まれ

1995年	昭和大学医学部公衆衛生学教室特別研究生修了・博士（医学）
現在	聖路加国際大学看護学部長・大学院教授
主な著書	高齢者看護学第3版，中央法規，2018 老年看護学概論／老年保健，メヂカルフレンド社，2020 認知障害をもつ高齢者の看護，メヂカルフレンド社，2020 根拠と事故防止からみた老年看護技術第4版，医学書院，2024. 看護情報学2024，医歯薬出版，2024. テレナーシングその理論と実践，照林社，2024.

編著者紹介

(執筆の章順)

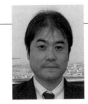

戸ヶ里　泰典（とがり・たいすけ）

執筆章→1・4・5・6・7・15

1975年　神奈川県に生まれる
2001年　金沢大学医学部保健学科看護学専攻卒業
2008年　東京大学大学院医学系研究科健康科学・看護学専攻博士後期課程修了
現在　　東京大学医学部付属病院看護部，山口大学大学院医学系研究科講師，放送大学准教授を経て2016年より放送大学教授。博士（保健学），看護師，保健師
専攻　　健康社会学，基礎看護学
主な著書『ストレス対処力SOC』（有信堂高文社，共編著）
　　　　『思春期のストレス対処力SOC』（有信堂高文社，共編著）
　　　　『健康生成力SOCと人生・社会』（有信堂高文社，編著）
　　　　『新・生き方としての健康科学』（有信堂高文社・共著）
　　　　『健康行動理論による研究と実践』（医学書院，共著）
　　　　『系統看護学講座　看護情報学』（医学書院，共著）
　　　　『標準保健師講座　公衆衛生看護技術』（医学書院，共著）
　　　　『（新訂）基礎看護学』（放送大学教育振興会，共編著）
　　　　『健康への力の探求』放送大学教育振興会，共編著）
　　　　『看護学概説』（放送大学教育振興会，共著）
　　　　『（新訂）健康と社会』（放送大学教育振興会，共編著）
　　　　"Asian Perspectives and Evidence on Health Promotion and Education"（Springer，共著）
　　　　"The Handbook of Salutogenesis"（Springer，共著）など

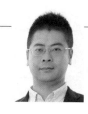

米倉　佑貴（よねくら・ゆうき）

執筆章→3・6・8
13・14

1982年	東京都に生まれる
2005年	東京大学医学部健康科学・看護学科卒
2007年	東京大学大学院医学系研究科健康科学・看護学専攻修士課程修了
2010年	東京大学大学院医学系研究科健康科学・看護学専攻博士後期課程　単位取得済退学
2011年	博士（保健学）取得（東京大学大学院医学系研究科）
2012年	東京大学社会科学研究所　助教
2014年	岩手医科大学衛生学公衆衛生学講座　助教
2016年	聖路加国際大学大学院　助教
現在	聖路加国際大学大学院　准教授
専攻	健康教育学，疫学

主な著書・訳書

『思春期のストレス対処力SOC』（分担執筆　有信堂　高文社）

『健康生成力SOCと人生・社会』（分担執筆　有信堂　高文社）

『生物統計学の道標：研究デザインから論文報告までをより深く理解するための24講』（分担執筆　厚生労働統計協会）

放送大学大学院教材　8911088-1-2511（ラジオ）

看護・保健系調査方法論

発　行　　2025年3月20日　第1刷
編著者　　戸ヶ里泰典・米倉佑貴
発行所　　一般財団法人　放送大学教育振興会
　　　　　〒105-0001　東京都港区虎ノ門1-14-1　郵政福祉琴平ビル
　　　　　電話　03（3502）2750

市販用は放送大学大学院教材と同じ内容です。定価はカバーに表示してあります。
落丁本・乱丁本はお取り替えいたします。

Printed in Japan　ISBN978-4-595-14214-7　C1347